Lebenslang beweglich und kraftvoll mit Tigerfeeling

Benita Cantieni

Lebenslang beweglich und kraftvoll mit Tigerfeeling

südwest

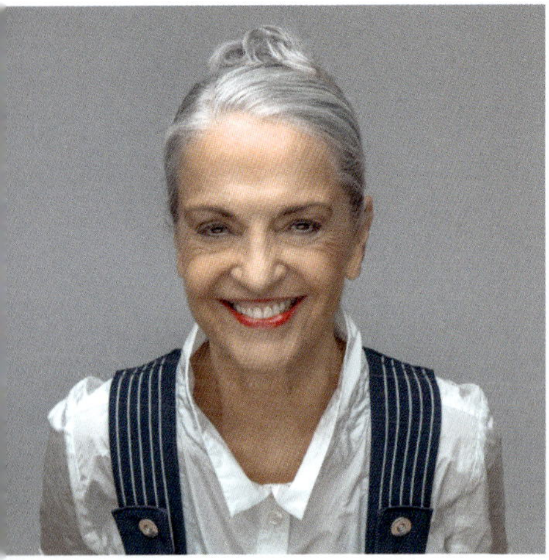
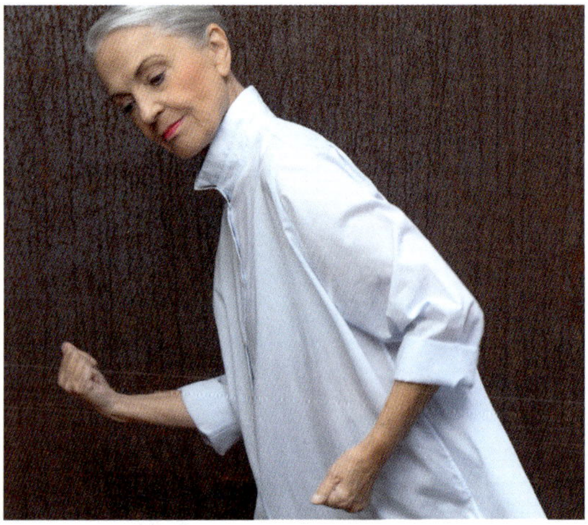

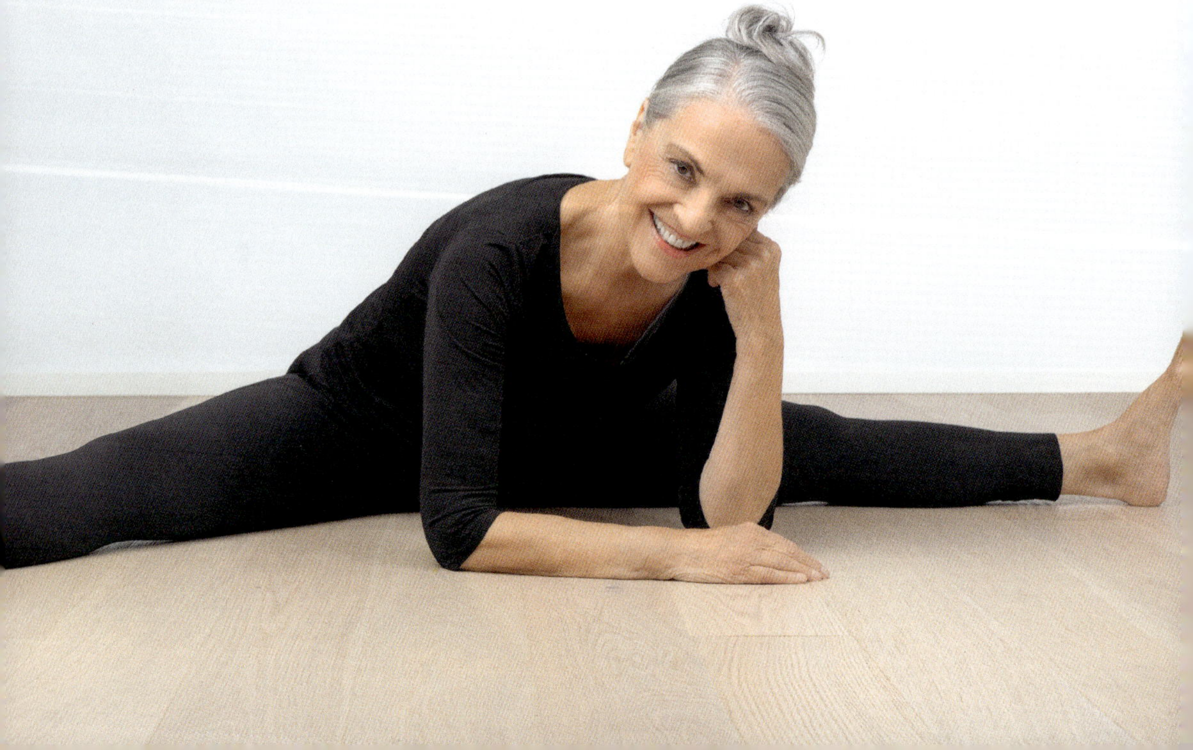

Kapitelübersicht

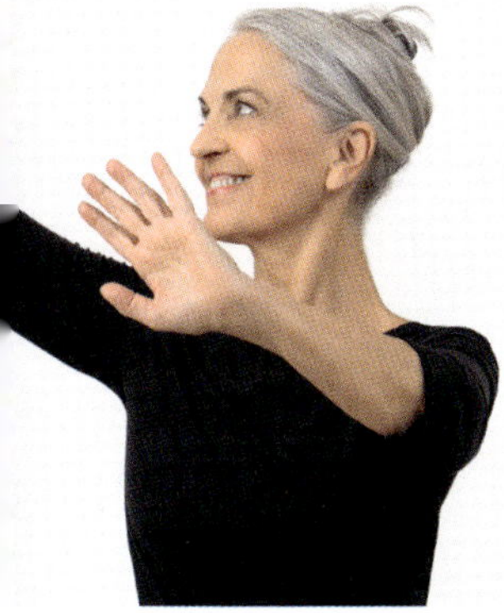

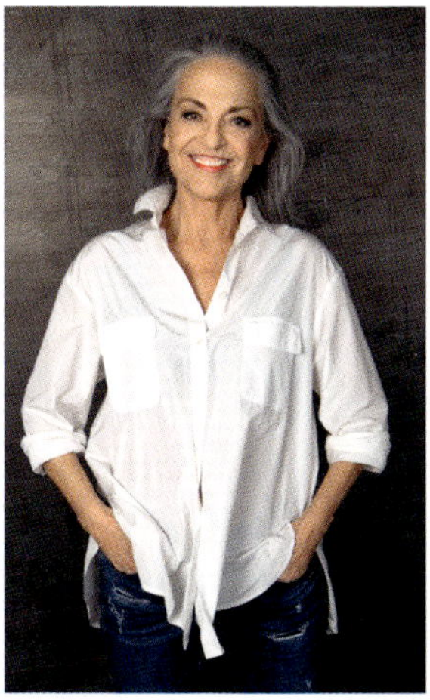

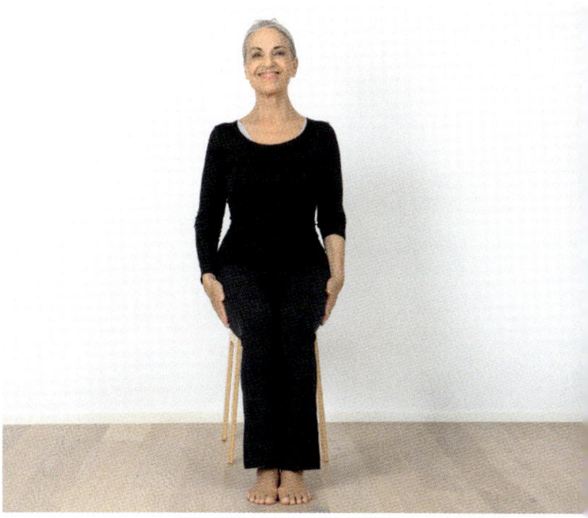

Für alle,
die für sich selbst
Sorge tragen

Vor-Vorwort

Liebe Leser*innen

ich führe Sie durch dieses Buch und die Übungsanleitungen nicht nur in Worten, sondern auch in Bildern. Selbst Modell sein für meine Methode – das ist etwas, das ich nie, niemals und auf absolut keinen Fall machen wollte. Zu klein, zu rund, Beine zu dick – und so weiter. Nun habe ich es doch gemacht. Für Sie! Viele meiner 45-jährigen oder 60-jährigen Kolleginnen hätten den Job gerne gemacht. Wie hätten Sie reagiert? So ganz ehrlich, mit Hand auf dem Herzen?

»Mit 45 oder 60 hätte ich das auch gekonnt« – das hätten Sie vielleicht gesagt. Oder gedacht. »Mit so einem jungen Modell lässt sich alles behaupten« – vielleicht. »Sie soll doch mal zeigen, ob sie das wirklich alles kann« – vielleicht.

CANTIENICA®-Instruktorinnen Ü70 sind an einer halben Hand abzuzählen. (Was haben die Leute auch mit dieser blöden Pensionierung, die macht doch nur alt!) So wurde in den Gesprächen mit meinem engen Team bald klar: Ich muss selbst vor die Kamera.

Hier ist das Resultat. Weil ich bekennend eitel bin, gestehe ich: Ich habe vier Wochen vor dem Fototermin die Waage konsultiert und das Essen an-

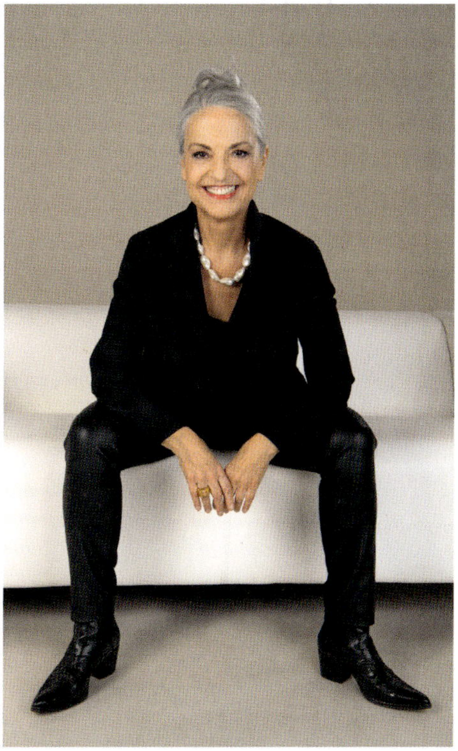

gepasst, damit ich auf den Fotos nicht voluminöser erscheine, als ich bin. Die Kamera kennt da keine Gnade. Es hat geklappt, auch dank dem Team auf der anderen Seite der Linse: Christian Martin Weiss und Sylwia Makris, beide Fotokünstler, die mich nicht auf jung trimmen wollten, die meine Makel nicht verstecken wollten. Sie fingen mich auf und ein und zeigen mich so, wie ich eben bin. Lassen Sie sich anstecken: Was ich kann, können Sie auch!

Vorwort

Es gibt so viele Versprechen, wie Schiefes gerade zu bekommen wäre und Schmerzendes kuriert werden könnte. Fitnessübungen mit und ohne Geräte stehen im Angebot, Superfood, Operationen, Bandagen, Schmerzmittel auch. Ich habe alles ausprobiert. Mein Weg ist geprägt von freudigen Überraschungen – und dann doch immer wiederkehrendem Frust, weil im Großen und Ganzen meine Probleme blieben oder sich an anderer Stelle zurückmeldeten.

Dann zauberte sich Benita Cantieni in mein Leben. Sie hätte gerne etwas früher auftauchen dürfen – zu spät war es nicht. Ich hatte mehr als fünf Jahrzehnte auf dem oft geröntgten Rücken.

Es war Ende 2020, ich recherchierte für den *stern*. Ein Mann um die 60 hatte sich bereit erklärt, mir von seinem schrecklichen Vater zu berichten, der ihn kleingemacht, geprügelt, gedemütigt hatte. Einen Knieschaden, einen Hüftschaden und eine krumme Körperhaltung trug der Mann davon. Auch berichtete er von einer Unterwürfigkeit in seiner Ehe, bei seinen Vorgesetzten, die eigentlich nie zu ihm gepasst hätte.

Als ich ihn kennenlernte, war dieser Mann aber so groß und aufrecht, dass man nur staunen konnte. Er liebte es, Tango zu tanzen. Er war ein selbstbewusster, schöner Tangomann. Seine Frau hatte er verlassen, seinem Vorgesetzten bot er die Stirn. Wie das kam? Er antwortete geradezu ehrfürchtig, fast ein bisschen verschwörerisch: »Benita Cantieni.« Er sagte: »Wir Tangoleute lieben sie. Sie richtet alle auf!«

Es gibt ja manchmal im Leben diese Momente, in denen es klick macht. Oder sogar peng. Meistens hat man sich dann verliebt. Ich hatte diesen Peng-Moment, als ich, wieder zurück von meinen Recherchen, online ein 12-Minuten-Training ausprobierte, das Benita Cantieni anleitete. Es war, als wäre ein Vorhang aufgegangen: Aha! Darum geht es also! Alles erschien mir so wahnsinnig schlüssig. Aufrichtung und Aufspannung als Kernthema. Dann: Werden die Knochen in ihre ideale Form gedehnt, nehmen auch Gelenke, Sehnen, Faszien, Muskeln und Bänder den Platz ein, an den sie naturgemäß hingehören. Beckenboden und Zwerchfell sind Zwischenebenen, Kraftstationen, sie müssen perfekt übereinander angeordnet sein.

Ich hatte schon vorher im Trainingsbereich vieles theoretisch begriffen, mich angestrengt, Übungen richtig und regelmäßig zu machen. Planks und Herabschauender Hund, Sit-ups, Kniebeugen, wackelige Faszienmassagen mit der Blackroll. Ich mochte – sofern Füße und Rücken mitspielten – Yoga, Joggen, Schwimmen, Bergsteigen, Radfahren, das machte mir Spaß. CANTIENICA® macht mir nicht nur Freude – es zeigt mir täglich neu, dass ein grundgesundes Lebensgefühl möglich ist.

Mir leuchteten die vielen, lustigen sprachlichen Bilder ein – von Wölkchen unter den Füßen über Schmetterlinge unter der Wirbelsäule. Die präzisen Übungen, die ich nun mindestens zweimal die Woche machte, hatten stets etwas Spielerisches und spürbare Wirkung. Eine Übungseinheit – und mein Körper fühlte sich durchflutet, durchatmet und so dynamisch an, als gäbe es nichts Schöneres, als gleich anschließend auch noch auf einen Berg zu steigen.

Als ich Benita Cantieni in Zürich persönlich traf, war ich nicht überrascht, wen ich da kennenlernte. Ich empfand sie als strahlend zugewandt, würdevoll und vor allem sehr jung geblieben (oder geworden?) in ihrer Anmut, mit ihrem scharfen Witz und ihrer Offenheit gegenüber allen Themen, die aufkamen. Sie erzählt ja, sie sei vier Zentimeter größer geworden, seit sie ihr eigenes Training absolviert. Sie sei jetzt nicht mehr 1,61, sondern 1,65 Meter groß. Sie wirkte auf mich noch viel größer. Ich selbst habe immerhin einen Zentimeter dazugewonnen – und ich bin wieder so lang gestreckt, wie es in meinem Pass steht. Vor allem aber laufe ich aufrechter und fröhlicher durch die Welt.

Es gibt eigentlich nur eine echte Gefahr bei CANTIENICA®, vor der hier gewarnt sei: zu glauben, man könnte wieder damit aufhören und sich gemütlich im Sofa statt in Richtung Himmel ausstrecken, weil sich doch alles gut anfühlt. Ich habe es ausprobiert. Lange dauerte es nicht, und ein Teil der Schmerzen war wieder da. Dranbleiben muss sein. Wie beim Zähneputzen, Gemüse essen, freundlich zu den Mitmenschen sein. Dieses Buch motiviert dazu. Als ich das Manuskript las, versprach ich mir selbst feierlich, den Benita-Cantieni-Spirit in meinem Leben stets zu hegen und zu pflegen. Weil er immer wieder einfach glücklich macht.

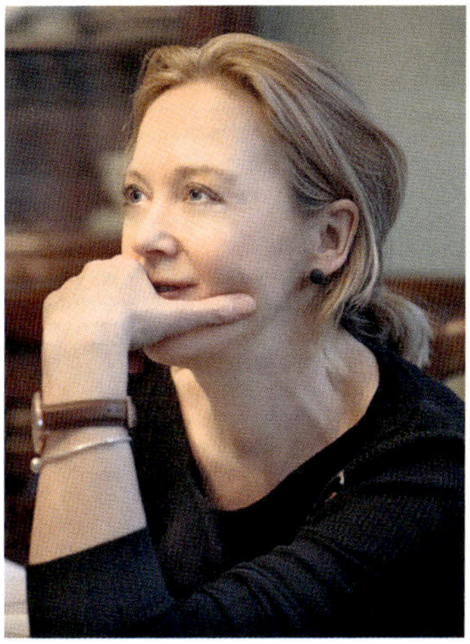

Nina Poelchau
Autorin, Journalistin,
Paar- und Gesprächstherapeutin
(auch online)
www.therapie-poelchau.de

1

Ich trete den Beweis an

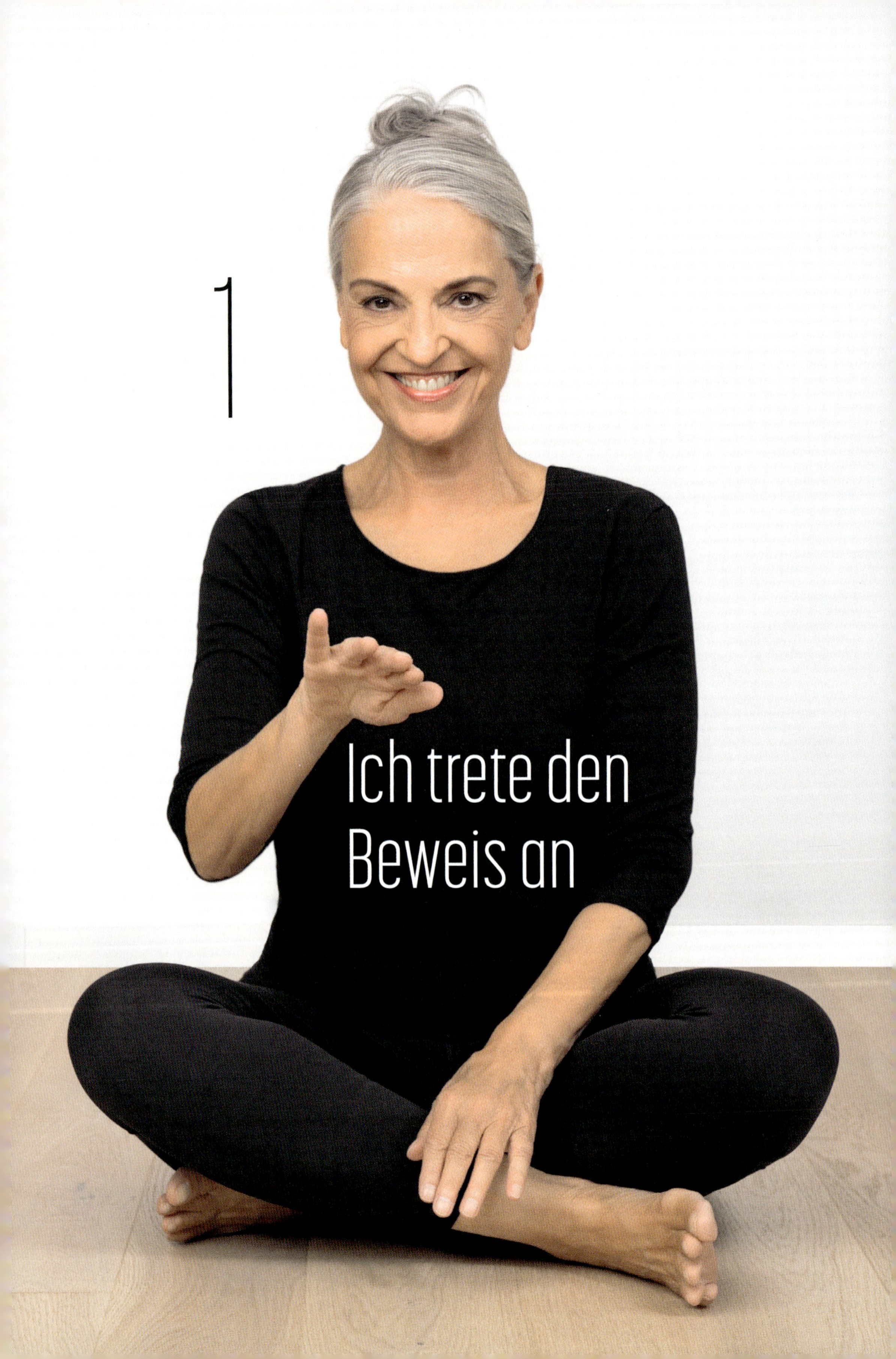

Warten Sie mal, bis Sie selbst 70 sind!« – »Sie haben gut reden, Sie sind noch so jung.« – »Wenn Sie in meinem Alter sind, werden Sie das auch anders sehen.« Wie oft habe ich solche Sätze in den letzten 25 Jahren gehört! Und jetzt? Jetzt bin ich gut über 70 und es geht mir körperlich besser als mit 60 und besser als mit 50 und besser als mit 40. Ich fühle mich fit und leistungsfähig. Ich bin beweglich und reaktionsschnell. Und wenn ich mal stürze, stehe ich wieder auf. Weil ich weiß, wie der Körper biomechanisch funktioniert und was er an Unterhaltsarbeit braucht, um funktionsfähig zu bleiben. Weil ich weiß, wie ich mich im Sturz schützen kann. Damit bin ich schon bei dem, was viele alternde Menschen als einen Nachteil, manchmal sogar als eine Beleidigung empfinden: Der Körper braucht regelmäßige Wartung. Je mehr Zeit in den Knochen steckt, umso mehr Zeit verdienen die Knochen.

Auch das muss klar sein: Ich altere auch. Ich bin grauhaarig, dünnhäutig. beschenkt mit vielen roten Äderchen, eine Art Natur-Tattoo der ungeliebten Art. Diese Tattoos wachsen an mir, seit ich 17 bin, egal, was ich dagegen unternehme. So genetisches Zeug halt, das ich nicht beeinflussen kann. Oder Vernachlässigungen, die sich nicht mehr umkehren lassen. Meinem Fleisch ist anzusehen, dass es in der Jugend nicht gebührend gefordert wurde (dazu später mehr). Doch auch das will gesagt sein: Die Form meines Körpers ist harmonischer als mit 20, und die ödemischen Beine sind auch deutlich besser als vor 20 Jahren.

Nina: *Kann das wahr sein? Oder ist es dieses: Wunder sind möglich, aber leider nur auf dem Papier? Ich kann nicht anders, ich bin skeptisch, ob das bei mir funktionieren kann. Dass es bei dir funktioniert, das ist zu sehen. Das muss ich zugeben …*
Benita: *Wie wär's mit Nachmachen? Ausprobieren? Trainieren? Erleben?*

Alles, was ich beeinflussen kann, beeinflusse ich. Mit dem Effekt, dass ich nicht abbaue, sondern immer noch zulege an Beweglichkeit, Kraft, Reaktionsgeschwindigkeit. Ich stehe heute länger auf einem Bein als mit 20. Ich fühle mich so wohl, dass mir die äußeren Zeichen der fortschreitenden Zeit wenig ausmachen. Manche stören mich nicht, andere ein bisschen. Einfach nicht so genau hinsehen. Da hilft die eingeschränkte Sehkraft. Anders gesagt: Dieses Buch will eine Herausforderung für Sie sein. Ich will Sie herausfordern, das Maximum aus Ihrem Körper herauszuholen. Damit die verbleibenden Jahre voll von Leben bleiben. Dieses Buch will Sie nicht schonen. Weil das nur alt macht.

»Schreiben Sie doch mal ein Buch für uns Ältere, mit weniger und nicht so anspruchsvollen Übungen.« – »Machen Sie doch mal ein Video für uns Ältere. Mit einfachen Übungen. Und vor allem langsamer.« – »In meinem Alter brauche ich doch weniger Training als ein junger Mensch.« – »Ich möchte ein sanftes Training, das mich nicht zu sehr fordert.« – »Wie viel muss ich in meinem Alter für Training noch aufbringen?« – »Ich wünsche mir etwas ganz Einfaches, so fünf Minuten, am liebsten morgens im Bett.« Ist das wirklich so, muss es so einfach sein? Ich sehe das anders, und ich trete dafür den Beweis an. Sie brauchen die anspruchsvollsten Übungen, die Sie kriegen können.

Ich zeige Ihnen Übungen,

- die Sie beweglich halten – oder machen. Der Körper reagiert in jedem Alter auf perfektes Training.
- die stark halten – oder machen. Damit Sie mühelos aufstehen können, auch in der Badewanne. (Falls wir je wieder mit gutem Gewissen baden.)
- mit denen Sie das Gleichgewicht halten – oder wiederfinden. Damit Sie sicher und aufrecht durch die Welt gehen und nie eine Gehhilfe brauchen.
- die Sie vor Stürzen schützen.
- die Sie vor Knochenbrüchen schützen, wenn Sie doch mal fallen. Das kann uns allen mal passieren. Doch brechen die Knochen viel leichter, wenn die Gelenke nicht mehr geschmeidig sind und wenn das fantastische Netzwerk aus Bändern, Faszien, Sehnen und Muskeln die Gelenke und die Knochen nicht mehr schützt.

Ewig so weiter?

Manchmal erwische ich mich auch mit Gedanken wie: »Das kann doch nicht ewig so weitergehen.« Was, wenn doch? Ich feierte dummerweise meinen 70. Geburtstag. So richtig groß, mit einem tagelangen Fest und 250 Gästen zwischen 4 und 88. Es war der schönste Geburtstag meines Lebens. Meine Eitelkeit wurde auch reich beschenkt. »Ich schätzte dich auf höchstens 60.« »Ohne die grauen Haare könntest du glatt als Mittvierzigerin durchgehen.« »70 ist das neue 50 …« Und so weiter. Eine Woche später war die Pandemie da. Nun kannten ganz viele Menschen mein Alter, und dahin war es mit meinem Jüngerscheinen. Ich wurde quasi über Nacht und auf Anordnung der Behörden alt. Richtig alt. Ich wurde angefleht, doch bitte zu Hause zu bleiben. Essen sollte ich nur noch liefern lassen, keine Kontakte zur Außenwelt – »in deinem Alter ... in Ihrem Alter ... Sie sind doch besonders gefährdet ... schützen Sie sich ... wir wollen doch nur dein Bestes«.

Nina: *Wenn einem alle einreden, man sei dumm, dann fühlt man sich dumm. Kann das beim Alt-Gefühl auch so sein? Aber ich merke doch, wie ich mich aus der Hocke hochwuchten muss. Das war früher anders, herrlich geschmeidig.*
Benita: *Was hast du getan, um »herrlich geschmeidig« zu bleiben? Die meisten Menschen halten den eigenen Körper für einen Selbstläufer und merken erst, dass er ›herrlich geschmeidig‹ war, wenn er es nicht mehr ist. Mein Versprechen ist just das: Trag deinem Körper Sorge. Pflege ihn, und er bleibt herrlich geschmeidig.*

Ich lernte im Schnellverfahren: Alt ist alt. Da wird nur mit einem Maß gemessen. 70 ist 70 und 70 ist alt, hat gefälligst alt zu sein. Ja, 70 kann alt sein, 70 und 75 und 80 können auch jung sein. So schloss ich halt die Türe – und erfand hinter geschlossener Türe meine CANTIENICA®-Welt neu. Ich baute mit meinem Team aus dem Homeoffice und aus dem Stand Tutorials für Onlinetraining für die CANTIENICA® Körper in Evolution-Kund*innen. Wir liefen zu großer Form auf und motivierten die Menschen in Shutdown und Lockdown, das Gute in der Krise zu sehen und zu nutzen. Mehr oder weniger erfolgreich: Just die plus-minus gleichaltrigen Kund*innen versanken mehrheitlich in Resignation. Verständlich. Es war eine furchtbare Zeit. Wer vorher schon wenige Kontakte hatte, musste in ein Loch fallen. Umso wichtiger war für mich das regelmäßige Training. Es ist immer auch Training für Seele und Geist. Also: Resignation macht mindestens so alt wie Schonung. Trainingsecke einrichten, Anleitung lesen, Matte ausrollen, Smartphone oder iPad einrichten, Zoom öffnen und mitmachen.

Trainieren zu Hause? »Geht nicht, da schaut der Mann zu.« Soll er doch mitmachen! »Niemals. Er hatte nie etwas übrig für Sport.« – »Verkriechen Sie sich mit der Trainingsmatte ins Schlafzimmer. Oder ins Büro. Oder in den Dachstock.« – »Ich traue mir das nicht zu mit dem Smartphone« – oder dem Computer oder dem Laptop. »Ich hab's nicht so mit dem elektronischen Zeug.« Auch das finde ich sehr schade, dass sich viele Ü70 aus falsch verstandener Scham digital nichts zutrauen.

Nina: *»Ich hab's nicht so mit dem elektronischen Zeug« – das könnte von mir stammen. Ausreden! Verständlich, aber Ausreden!*

Rebellisch sein!

Wir haben auch die Körperwelt für die CANTIENICA® Körper in Evolution Lizenznehmer*innen runderneuert. Es entstanden neue Unterrichtsformen, es entstanden Anleitungen, um sich selbst zu coachen, da die berührenden Hilfestellungen im Direktunterricht entfielen. Mich trieb die Frage um: Wie kann ich den trainierenden Menschen eine Sicherheit geben, dass sie die Übungen richtig machen? Die Antworten finden Sie nun auch in diesem Buch: Anleitungen zum Selbstcoaching, damit Sie eindeutig spüren, sehen und wissen: So stimmt's. So muss es sich anfühlen. Das wird auch Ihr Selbstvertrauen stärken. Und hoffentlich Ihre Selbstliebe … Selbstliebe … Selbstliebe …

Ich schweife ab. Nein, das ist keine Alterserscheinung, ich konnte schon immer vom Hundertsten ins Tausendste denken, und ich finde immer zurück: jung sein, wenn die Gesellschaft vorschreibt, man habe gefälligst alt zu sein. Im Homeoffice, in den Teamsitzungen, in Livestream-Lektionen, in der Kreativität fühlte ich mich gefordert und jung. Sobald ich mit der physischen Pandemie-Welt zusammenkam, hielt mir diese einen Spiegel vor, in dem ich mich nicht erkannte. Da beschloss ich, eine Charaktereigenschaft, die ich nach außen immer gern verbarg, endlich anzunehmen und fortan auszuleben: das Rebellisch-Sein.

Altersrebellin. Alte Rebellin. Rebellische Alte. Machen Sie mit! Begleiten Sie mich auf diesem Weg der Rebellion. Es ist ein Weg voller Wunder. Ich wählte den Slogan »Körper in Evolution« mit Bedacht: Die Art, wie ich altere, ist meine Entscheidung. Ich entscheide, ob ich meine Physis fit halte oder in den Tag hineinschlurfe und an Leib und Seele resigniere. Die Lebenserwartung hat sich in den letzten 100 Jahren drastisch erhöht, wir dürfen oder müssen damit rechnen, 100 zu werden. Die Vorstellung, dass ich die 30 Jahre zwischen 73 und 103 an einem Rollator oder in einem Rollstuhl verdöse – un-vor-stell-bar. Also, Evolution in die eigene Hand nehmen, Evolution beschleunigen, Evolution bewusst »machen«. Das verlangt die Welt zurzeit auf allen Gebieten von uns, Klimaveränderung,

Friedensverständnis, Zusammenleben in der globalisierten Welt, Pandemien, Katastrophen – da kommen wir mit Schulterzucken und »kann man nichts machen« höchstens schneller an unser aller Ende.

»Sie sagen es ja selbst, wozu soll ich fit sein, wenn doch alles den Bach runtergeht?«, das höre ich zuweilen auch als Antwort. Fit sein, um aktiv Welt zu gestalten, das ist mein Entwurf. Machen Sie mit. Gestalten Sie Ihre Evolution. Sie werden es nicht bereuen. Das Zu-Hause-Sein in meinem Körper, das Wohlfühlen ohne Schmerzen, die Fähigkeit, zu joggen, zu laufen, zu schwimmen und zu tanzen, die Fähigkeit, Arien zu schmettern, das stärkt auch meine Seele, und natürlich meinen Geist. Ich bin in meinem Gehirn genauso zu Hause wie in meinem Körper. Die Freundschaft mit Knochen, Gelenken, Faszien und Muskeln macht mich »grundfroh«, ich habe Kraft für das Leben und seine Herausforderungen.

Wenn Sie sich schon täglich und lustvoll und so selbstverständlich bewegen, wie Sie essen, trinken, schlafen, wenn Sie nie Schmerzen haben, wenn Sie nicht kleiner werden, wenn Sie das, was Sie machen, mit Lust machen: Machen Sie um Himmels willen weiter und verschenken Sie dieses Buch!

Haben Sie hin und wieder nach dem Tennisspielen Schmerzen in Fuß, Knie, Hüfte, so lohnt sich die Lektüre und das Umsetzen der Übungen. Sie werden herausfinden, wie Sie diese Schmerzen verursachen und eben auch verhindern können. Bestimmt können Sie mit Tipps in diesem Buch Ihr Spiel verbessern oder die Erholungszeit verkürzen oder die Atmung optimieren.

Freundin Gretchen aus Kalifornien liebt Tai-Chi und Schwimmen. »Ich brauche es zum Leben«, präzisiert sie. Sie reist mit 78 viel und gern und sucht sich in einer Stadt zuerst die Schwimmbäder heraus. Sie hat sich mit meiner Methode ernsthaft beschäftigt und ihre Grundhaltung beim Tai-Chi und im Schwimmen mit meinen biomechanischen Grundsätzen so optimiert, dass sie beides noch lieber, noch leichter, noch nachhaltiger und vor allem schmerzfrei macht.

CANTIENICA® Körper in Evolution ist kein Vergnügungssport, auch wenn das Training vergnüglich ist. Es ist die »Grundversorgung« für einen leistungs- und lebensfähigen Körper, das Wartungsprogramm. Sie können in jedem Alter damit anfangen. Der Körper ist lernfähig, solange wir leben. Knochen sind formbar, solange wir leben. Knochen und Knorpel sind regenerierbar, solange wir leben. Bänder, Sehnen, Muskeln, Faszien verändern sich bereitwillig mit den Knochen, solange wir leben.

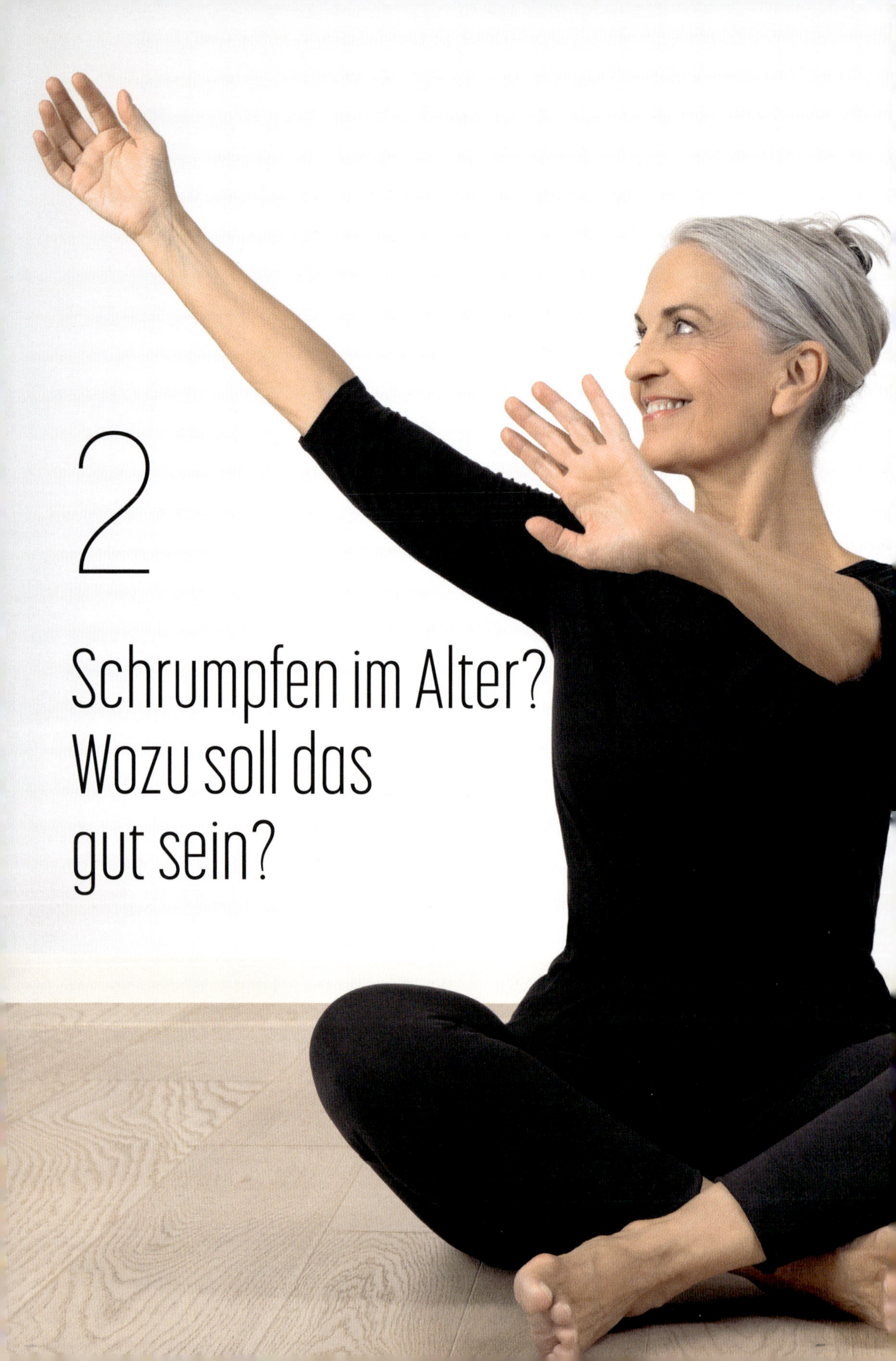

2

Schrumpfen im Alter? Wozu soll das gut sein?

In meiner ersten Lebenshälfte schrumpfte ich, wie es sich gehört. Ich war eine der Klassenbesten unter den Schrumpfern. Anständig gab ich zwischen 25 und 47 ein paar Zentimeter ab, mehr, als die Gesellschaft erwartete. Ich hatte für mein Schrumpfen auch eine fabelhafte Begründung, die mir zuverlässig Mitgefühl einbrachte, wenn ich sagte: »Ich leide an Skoliose. Da kann man nichts machen.«

Nina: *Das habe ich auch so gelernt. Skoliose ist Skoliose, denn Knochen sind hart und starr und unbeeinflussbar.*
Benita: *Welch eine Beleidigung für die Knochen! Bei jedem Bruch, der wieder zusammenwächst, beweist der Knochen: Ich bin lebendig. Solange die Skoliose von außen betrachtet wird, ist sie nicht zu beeinflussen. Die Veränderung kommt von innen. Ich zeige den Menschen, wie sie die Knochen aus dem Körperinneren neu ausformen, unterstützt von Bändern, Faszien und Muskeln. Zentral sind die horizontalen Muskelschalen, die ich als die wichtigsten Zwischenstockwerke im Hochhaus Mensch bezeichne: der Beckenboden und das Zwerchfell. Sie sind die wichtigen Stützstrukturen.*

Die Skoliose versaute mir die Jugend – und schenkt mir ein glückliches Alter. Sie wurde diagnostiziert, als ich sechs war. Die sei unheilbar, sagte der Dorfarzt. »Unheilbar, hörst du!«, wiederholte die Mutter. Sie widersprach Ärzten nie. Unheilbar ist auch die immer noch vorherrschende Meinung. Erst vor Kurzem sagte ein Spezialist eindringlich und mit seinem Zeigefinger sehr nahe an meinem Brustkorb: »Skoliose ist angeboren. Man kann sie nur durch Korsetts und Operationen begradigen, und diese Begradigungen sind auch nicht von Dauer.«

Im Familienalltag gab es keine Rücksicht auf meine Verkrümmung, ich musste anpacken im Haushalt. Das war in der Mitte des letzten Jahrhunderts Sitte, vielleicht erinnern Sie sich. Doch wenn ich etwas unternehmen wollte, von dem ich mir Spaß erhoffte, etwa Fußballspielen mit den Jungs, Gummitwist mit den Mädchen, so ging das nicht: »Das kannst du nicht«, »Lass das«, »Das ist nichts für dich«. So blieben die Muskeln, Sehnen, Faszien unterfordert. Eine Hypothek fürs Leben, was der Körper in Kindheit und Jugend verpasst, kann nur schwer nachgeholt werden. Ich muss für meine Muskeln hart arbeiten, und sie werden nie aussehen wie bei Menschen, die ihre Muskeln in der Kindheit und Jugend natürlich herausforderten.

Die Rebellin gab klein bei, wurde zur Tagträumerin, schrieb heimlich Gedichte, zeichnete nachts mit Taschenlampe unter der Decke, dachte sich große Karrieren aus. Ich machte dann ordentlich Karriere, die 80er-, 90er-Jahre des letzten Jahrhunderts und die Nullerjahre waren für wagemutige Frauen ein Selbstbedienungsladen, ich zeigte, was ich konnte, dass ich konnte, dass ich wollte, und es öffneten sich Türen, von denen ich als Kind und Jugendliche unter der Decke nicht zu träumen gewagt hätte. Mode, Journalismus, Chefredaktionen in der Schweiz und in Deutschland, ich volontierte in Welten des schönen Scheins auf den höchsten Hochhackigen – und war jahrelang auf Schmerzmitteln.

Als ich meine Sammlung von »MeToos« der traumatisierenden Art vervollständigt hatte, stieg ich um auf flache Schuhe und sehr kurze graue Haare und durchlief meine Menopause innerhalb von ein paar Tagen. Ohne Symptome, jedoch mit vielen Ahas: Ich verändere mein Aussehen, und es verändert sich meine Welt.

Die Schmerzen blieben. Die Wirbelsäule wurde krummer und krummer. Ein Hüftgelenk war hinüber. »Ersetzen«, sagte der Arzt, »ich besorge Ihnen einen Termin. Das rechte Kiefergelenk machen wir auch gleich.« Und früher oder später »helfe« der Wirbelsäule nur eine Versteifung. Ich erzähle das, damit Sie nicht denken müssen: »Die hatte einfach Glück und gute Gene. Mir bringt das doch nichts mehr.« Ich erzähle das, um Ihnen zu sagen: Was ich kann, können Sie auch. Sie müssen es nur wollen. Die Rebellin antwortete dem Arzt oder vielmehr sich selbst: »Was soll ich mit künstlichen Knochen und Gelenken, wenn ich meine eigenen nicht artgerecht gebrauchen kann?« Dieser Grundgedanke bezeichnet die Seele meiner Methode: Gehe in Dialog mit deinem Körper, erkunde ihn, erforsche ihn, und er wird zu deinem besten Lehrer.

Nina: *Tinnitus, Blasenschwäche, Migräne – ich kenne so viele, die wirklich, wirklich versucht haben, mit ihrem Körper in Dialog zu gehen. Und ihn zu bitten, zu überzeugen, den Ärger zu lassen. Aber es hat nichts genutzt.*

Benita: *Das sind jetzt ausgerechnet drei Beispiele, bei denen ich widerspreche. Tinnitus entsteht sehr oft durch Fehlhaltung, und diese ist korrigierbar. Migräne ebenfalls. Mit der Blase habe ich eine intensive Geschichte: Ich erkannte mit fünf Jahren, dass ich mich selbst krank machen kann, wenn ich das Pipi lange im Körper zurückhalte. Und wenn*

ich krank war, wurde ich nicht geschlagen. Nun konnte die Blase das und schützte mich oft prophylaktisch und ohne Gewinn für mich. Ich ging mit ihr in Dialog, und sie antwortete. Ich habe viel von ihr gelernt. Und wenn sie, geschwächt durch viele Entzündungen in Kindheit und Jugend und sexuell sehr aktiven Jahren, sich wieder entzündet, bin ich ihr nicht böse und gehe wieder in Dialog.
Ein anderes Beispiel, das bestätigt, was du sagst: Meine Schilddrüse gab eines Tages den Geist auf, funktionierte nicht mehr.
Sie hatte mir tausend Signale geschickt, ich habe sie nicht gehört. Zwei Ärzte auch nicht, ich schien ihnen zu fit und aktiv, um ein Schilddrüsenproblem zu haben. Denke ich, ich hätte mich vor dem Hashimoto retten können, wenn ich damals gewusst hätte, was ich heute weiß? Sehr wahrscheinlich. Habe ich deswegen ein schlechtes Gewissen? Nein. Es ist, wie es ist.
Ich behaupte nicht, dass sich alle Krankheiten durch Körperdialog heilen lassen! Ich spreche hier vom Bewegungskörper, von Knochen, Bändern, Sehnen, Faszien, Bandscheiben!, Muskeln. Ich spreche von der Hardware.

Nicht haben, sondern machen

Auf der Suche war ich schon mein ganzes Leben lang. Wenn Sie immer nur Schmerzen haben, tagaus, tagein, gibt es drei Möglichkeiten, damit umzugehen. Genauer gesagt: Ich sah für mich drei Möglichkeiten.
Möglichkeit eins: Allen anderen geht es gut. Nur ich bin unfähig, gesund zu sein. Das darf niemand wissen. Ich bin tapfer.
Möglichkeit zwei: Das ist halt so. Alle haben ihr Päckli zu tragen. Wieso soll es mir besser gehen?! Dafür gibt es doch all die Schmerzmedikamente. Die wurden nicht nur für mich entwickelt. Hab dich nicht so.
Möglichkeit drei: Das kann nicht sein. Es muss einen Ausweg geben.

Ich schwankte phasenweise zwischen den Möglichkeiten eins und zwei, immer hoffend auf Möglichkeit drei. Möglichkeit drei jagte mich durch viele Therapien, ich probierte dies und das und jenes sowieso. Die besten Methoden zeigten mir, wie ich mit dem, was war, möglichst gut leben konnte. Auf die Idee, dass die Heilung in mir steckt, immer schon, auf diese Idee kam ich erst mit 43. Und auch nur mit einem kräftigen Anstoß von außen. Der Arzt Christian Larsen sagte den Satz, der meine Welt bewegte: »Was, wenn du die Skoliose nicht hast, sondern machst?« Christian entwickelte zu der Zeit die Spiraldynamik-Methode, und wir testeten, ob meine »Empirie der biomechanischen Logik« mit seiner akademisch-therapeutischen Arbeit zusammenpasste. (Es passte der Rebellin in mir nicht. Spiraldynamik ist Therapie. Ich, selbst Vollblut-Autodidaktin, wollte und will immer noch Laien in die Fähigkeit bringen, ihren eigenen Körper in Selbstverantwortung gesund zu erhalten.)

»Was, wenn du die Skoliose machst?« Das bedeutete: Ich kann sie rückgängig machen. Ich stellte mir vor, dass ich hinter der Skoliose gerade war, und folgte dieser Vorstellung. Bis ich gerade war. Genau das versuche ich den Menschen weiterzugeben: Spüre genau hin, spüre, was hinter der krummen Wirbelsäule ist, hinter der Hüftarthrose, hinter dem schmerzenden Knie, hinter dem Bandscheibenschaden, hinter dem erschlafften Zwerchfell, hinter den hängenden Organen. Finde heraus, was dein Körper braucht, wie du ihn in den Zustand vor der Entwicklung, vor dem Zustand, vor den Beschwerden begleiten kannst, wie du deine Leichtigkeit, deine Schmerzfreiheit, dein Körperglück finden und erhalten kannst. Für diese Begleitung habe ich meine Methode entwickelt. Sie folgt strikter biomechanischer Logik und lässt gleichzeitig Raum für die Einmaligkeit jedes Menschen.

Ich habe mir auch die Körpergröße zurückgeholt, die in meinem Bauplan angelegt war, und bin wild entschlossen, die Länge zu halten, bis zu meinem letzten Atemzug. Diese Länge ist ja nicht nur Eitelkeit: Sie ist Prävention. Im aufgerichteten Körper sind die Organe und die Röhrensysteme gut geschützt und gestützt.

Aufrichtung und Haltung

Wer schrumpft, schädigt nicht nur das Knochenskelett. Durch das Stauchen des Körpers zerknittert mit der Zeit die Speiseröhre. Schlucken wird schwieriger, saures Aufstoßen dafür häufiger. Wer schrumpft, schädigt die Luftröhre. Das Zwerchfell erschlafft. Zwerchfellbrüchen geht meistens die Erschlaffung der Haltung voraus. Wer schrumpft, verursacht Druck im Körper von oben nach unten. Das schädigt die Organe im Unterleib, die Blase, die Harnröhre, den Darm, die Gebärmutter erschlafft. Alles drückt auf den Beckenboden. Der ist überfordert und gibt nach. Bei Männern reagiert die Prostata mit Vergrößerung auf den Druck des eigenen Körpers von oben nach unten. Blutkreislauf und Herz werden durch die eigene Last belastet. Die Faszien trocknen aus. Die Knochen ebenfalls, sie werden brüchig. Organfett, Tumorgewebe sind ebenfalls sehr oft Folgen von körpereigener Haltlosigkeit.

Zu viel des Guten? So wichtig können Aufrichtung und Haltung und Beweglichkeit und Kraft nicht sein? Doch. So wichtig sind sie. Unendlich wichtig. Ich setze noch einen drauf: Demenz und Alzheimer geht immer der Verlust von Beweglichkeit voraus.

Nina: *Oder umgekehrt?*
Benita: *Eben nicht. Erst fällt der Kopf nach vorne. Dann rundet sich der Rücken. Das Gleichgewicht wird zur wackligen Angelegenheit, der Gang wird unsicher. Der Stock muss her. Die Gehhilfe. Das Gehirn leistet »Meisterwerk Kreuzgang« nicht mehr und – schrumpft. Ich werde das noch beweisen, du wirst sehen!*

Sehen Sie sich in Ihrer unmittelbaren Umgebung um. Sie haben Karl-Friedrich ein paar Monate nicht gesehen, und jetzt geht er plötzlich am Stock. Kopf nach vorne geneigt, Rücken rund, Brustkorb steif. Gang schwerfällig und schwankend. Und vergesslich ist er geworden! Maria-Lara war doch im letzten Sommer noch fit, und jetzt geht sie nur noch mit Rollator aus dem Haus. Sie weiß um ihre beginnende Demenz und leidet sehr darunter. Und so weiter.

Werden Sie Vorbild

Die guten Beispiele gibt es auch, und die machen Sie jetzt zu Ihren Vorbildern. An denen messen Sie sich. Sehen Sie sich bewusst nach Menschen um, die eine gute Haltung haben, die aufrecht gehen, mit schwingendem Gang und Anmut. Imitieren Sie diese Menschen! Imitation gehört zu unserer Natur. Die Gewohnheiten, die Ihnen jetzt anhaften, haben Sie auch imitierend übernommen. In der Kindheit imitierten Sie Mama oder Papa oder ein Geschwister. Später die coole Mitschülerin oder den selbstsicheren Jungen in der Klasse über Ihnen. Wir finden in jeder Generation Vorbilder, die uns mehr oder weniger unbewusst beeinflussen. Im Alter ist es nach meiner Beobachtung zur Gewohnheit geworden, die Gewohnheiten der anderen zu übernehmen. Werden Sie selbst zum Vorbild für andere.

Sie können fast mühelos die alt machenden Gewohnheiten überschreiben mit jung machenden, jung haltenden Gewohnheiten. Ich stecke andere mit dem größten Vergnügen an, so habe ich Freundinnen und Freunde im gleichen Alter, die mitmachen, die mit mir reisen und tanzen und durch die Wälder streifen. Ich mag es, wenn ich bewundernde Blicke spüre oder auf meine Haltung angesprochen werde.

Ich war mit einem Freund Abendessen. Er ist ein paar Jahre jünger als ich. Wir verließen das Bistro, schlenderten Arm in Arm über die schöne Brücke über die Limmat, den Zürcher Hausfluss. Es begann zu regnen. Wir hatten keine Schirme dabei. Ich: »Schau, da kommt unsere Tram. Die kriegen wir.« Ich sprinte los, erwische die Straßenbahn, stehe auf dem Trittbrett, mein Herz rast begeistert, es liebt Sprints, und der Freund? Er schreitet gemächlich über die Brücke, seine Haare und sein Sakko tropfnass. Ich steige nicht in die Tram, warte auf den Freund. Wir sind beide irritiert und lassen es uns nicht anmerken. Ich hätte daran denken müssen: Mit seinem mehrfach operierten Knie und der Hüftarthrose kann er nicht mehr sprinten.

Ich habe es nicht geschafft, diesen Freund für meine Methode zu begeistern. Ich passe mich seiner Gangart an, wenn wir zusammen sind. Aus Liebe. Doch weckt es bei mir die Körperrebellin, sobald ich wieder ungehemmt kann, sprinte ich auch nachts durch Zürich.

Neulich in der Waschküche. Novembersonntag, kalt. Ich komme aus dem Wald, muss meine Wäsche aufhängen. »Was, du joggst noch?!«, sagt die zwölf Jahre jüngere Nachbarin. Ich schaue auf meine Uhr. »Es ist doch erst vier Uhr und noch nicht dunkel.« Es dauerte eine ganze Weile, bis ich realisierte: Sie meinte nicht die Tageszeit, sondern das Joggen an sich – in meinem Alter.

Längst im Rollstuhl?

Es betrübt mich, wenn ich Menschen nicht motivieren kann, ihre Körper optimal zu warten. Mir ist bewusst, dass Prävention nicht beweisbar ist. Ich kann nicht beweisen, dass ich ohne mein Training längst im Rollstuhl säße. Doch ich weiß, dass es so ist. Ich war bis 43 ein Wrack. Und ja, es war und ist ein Engagement. Arbeit mag ich nicht sagen, mir macht das Training große Freude. Die Zeit, die ich investiere, hole ich tausendfach wieder rein – mit Sprints und Lust an Bewegung und einem jungen Gang.

Nina: *Orthopäden haben mir vom Joggen abgeraten, weil so viel Gewicht auf die Knochen donnere – und man die Gelenke zusammenstauche. Wie joggst du?*
Benita: *So, wie der Körper joggt, wenn er so gewartet wird, wie ich es hier beschreibe. Ich jogge (gehe, springe, laufe, tanze) vom*

*Boden weg, mit aufgerichteter Wirbelsäule, die keine Stöße dämpfen muss. Mit offenen Gelenkspalten, gepuffert von »Airbags aus gesunden Knorpeln«. Ich jogge im Wissen, dass ich die Schwerkraft nicht von meiner Existenz überzeugen muss, dass sie mich trägt. Es ist das Grundprinzip meiner Methode: Denke die Aufrichtung als Mensch fertig. Bleibe aufrecht in allem, was du tust. Ich bin nicht schlank und nicht groß. Ich habe das Körperformat, das eigentlich nicht als »geländegängig« gilt. Ich jogge ohne Belastung. Durch die bewusste Aufspannung lande ich mit lediglich 42 Prozent meines Eigengewichtes auf den Fersen. Und ich bin kein Einzelfall. 440 Lizenzpartner*innen von CANTIENICA® Körper in Evolution verkörpern dieses Leichtlaufen und geben es an ihre Patient*innen und Kund*innen weiter.*

Der »Running Gag«: Das lässt sich biomechanisch leicht messen, ich habe mehrere Auswertungen, doch geht die »Schul-Biomechanik« davon aus, das Normale habe auch erstrebenswert zu sein, mein Gang sei als pathologisch zu betrachten.

Fortlaufende Wartung

Jene Nachbarin hatte sich kurz für meine Methode interessiert, weil sie nach dem Golfspiel Schmerzen in der Lendenwirbelsäule verspürte. Wie oft höre ich das von Golfern! Wie viele in die Jahre gekommenen Golfer golfen mit einer künstlichen Hüfte! Meine Nachbarin war vom Training begeistert und schnell schmerzfrei. Wie viele Trainierende fand sie, das genüge, setzte das Training ab, die Schmerzen kamen zurück, akuter Bandscheibenvorfall. Nun hat sie drei Lendenwirbel versteift, Physiotherapie statt Golf. Der Ehemann der Nachbarin hat als Folge seines geliebten Golfspiels eine Knieprothese rechts, eine Hüftgelenkprothese links, »alles fantastisch, kaum mehr Schmerzen, und Golf geht immer noch«, sagt er, und er steht da wie ein Krummsäbel, Kopf vorgereckt, Rücken bucklig, Becken vorgeschoben.

Auch auf die Gefahr hin, dass ich Sie abschrecke: Wir alle haben in unseren Körpern lebenslänglich. Und wenn Bandscheiben einmal wissen, wie sie aus ihrer Hülle schlüpfen und die Nerven belästigen können, so »können« die Bandscheiben das immer wieder, wenn wir in die entsprechende Haltung und die Bewegungsmuster zurückfallen. Die Physiotherapien wissen das und leben davon, dass Sie wiederkommen und wieder und wieder.

Ich erhielt folgende Zuschrift: »Ich hatte einen Gebärmutterprolaps. Beim Prolaps senkt sich die Gebärmutter mitunter so stark, dass sie durch die Vagina austreten kann. Meine Ärztin empfahl mir Ihr Beckenbodentraining. Ich besuchte einige Monate regelmäßige Lektionen. Die Gebärmutter war wieder an ihrem Ort und ich glücklich. Jetzt, drei Monate später, ist die Gebärmutter wieder arg gesenkt, eine Operation ist unumgänglich. Das ist sehr enttäuschend.«

Ich frage zurück: »Wie haben Sie in den drei Monaten weitertrainiert?«

»Gar nicht. Es war ja wieder gut. Genau das ärgert mich doch, dass der Trainingserfolg nicht anhielt.«

»Der Trainingserfolg« ist kein Selbstläufer. Das verspreche ich auch nicht. Eine Gebärmutter, die sich senkt, weil ihre Besitzerin mit ihrer Haltung sie nach unten rausdrückt, senkt sich wieder, wenn die Besitzerin sie mit ihrer Haltung nach unten rausdrückt …

Ich verspreche Ihnen, mit dem Minimum an fortlaufender Wartung den größtmöglichen Effekt zu erzielen. Auf die Gefahr hin, dass Sie wie Claire sagen: »Wirklich Spaß macht mir das Training nicht. Den Spaß habe ich hinterher. Ich fühle mich nach jedem Training sauwohl. Daran denke ich, wenn ich mich mal motivieren muss, an das Sauwohl.«

Nina: *Wann ist eine Operation eben doch unvermeidbar? Ein Band in meinem Sprunggelenk ist gerissen. Ich schaffe es nicht, länger als zehn Sekunden auf einem Bein zu stehen.*
Benita: *Bänder reißen beim Unfallereignis selten komplett durch. Meistens sind da noch Verbindungen. Ist der Körper trainiert und wird er angemessen weitertrainiert, können sich Bänder, Sehnen, Muskeln selbst reparieren. Dauert der Zustand an ohne Training, kann sich ein Band nach und nach ganz durchtrennen. Eine Operation ist dann sinnvoll. Mein Plädoyer: Trainiere vor der Operation, trainiere nach der Operation – und die OP gelingt.*

Leichtigkeit atmen

Es klingt nur paradox: Der Atem unterstützt die Aufspannung und verhindert Druck von oben nach unten. Vielleicht haben Sie durch Imitation oder angestrengtes Üben gelernt, in den Bauch zu atmen. Ich auch. Ab heute können Sie mit dem Bauch atmen, eigentlich mit dem ganzen Körper, von unten nach oben. Hier drei Atemübungen, die Sie zum Gähnen bringen. Das aufgespannte Gähnen wird Ihren Vagusnerv augenblicklich entspannen, und mit dem Parasympathikus entspannen Sie sich auch mental.

Sitzend: Am vorderen Rand eines Hockers sitzen, direkt auf den Sitzbeinhöckern ausgerichtet. Die Fersen hüftschmal, die Beine parallel. Handrücken auf die Oberschenkel legen. Das Kreuzbein in den Körper einladen und mit allen anderen Wirbeln zum Kronenpunkt denken. Vom rechten Sitzbeinhöcker zur linken Achselhöhle atmen, beim Ausatmen die Achselhöhle nach vorne oben drehen. Am linken Sitzbeinhöcker einatmen, den Atem diagonal durch den Körper zur rechten Achselhöhle lenken, die Achselhöhle »aufdrehen«. Wiederholen, so oft Sie mögen.

Die Finger vor dem Brustkorb verschränken. Einatmen durch die Nase, die Ellbogen mit einem unendlich langen Einatmen zu den Seiten dehnen. Durch den Mund ausatmen. Dreimal. Das, was sich im Herzraum ausdehnt, ist – Ihr Zwerchfell. Fingerstellung wechseln. Mund weit öffnen. Durch den Mund einatmen. Das Einatmen verwandelt sich in ein Gähnen. Ellbogen während des Gähnens weiter auseinanderziehen. Ausatmen. Die energetisierende Entspannung genießen.

Stehend: Finger hinter dem Kopf verschränken. Körper über den Fersen auf- und ausrichten, Kreuzbein einholen, zum Kronenpunkt dehnen. An linker Ferse einatmen, zur rechten Achselhöhle hin ausatmen, Achselhöhle nach vorne oben drehen. Von der rechten Ferse zur linken Achselhöhle. Augenlider schließen. Zunge entspannt aufrichten, Lippen entspannen. Der Atem kommt durch die Nase und geht durch den Mund. Die Augäpfel in den Augenhöhlen aufplustern und wieder entspannen. Die Glaskörper auf einer Kreislinie linksherum um den Schädel drehen, bis sich Gähnen einstellt. Beim Gähnen Ellbogen zu den Seiten spannen. Fingerstellung wechseln, diagonal atmen, nach rechts wiederholen.

Liegend: Beine behutsam ausstrecken, parallel ausrichten. Hände über der Brust oder hinter dem Kopf verschränken. Ellbogen auseinanderdehnen, Mund weit aufmachen, beherzt einatmen durch diesen Riesenmund, Gähnen auskosten. Kommt das Gähnen leicht und angenehm, klappt das Augapfelkreisen auch im Liegen: Augenlider schließen, Augäpfel oder Augenlinsen linksherum drehen, Gähnen abholen. Fingerstellung wechseln, rechtsherum wiederholen.

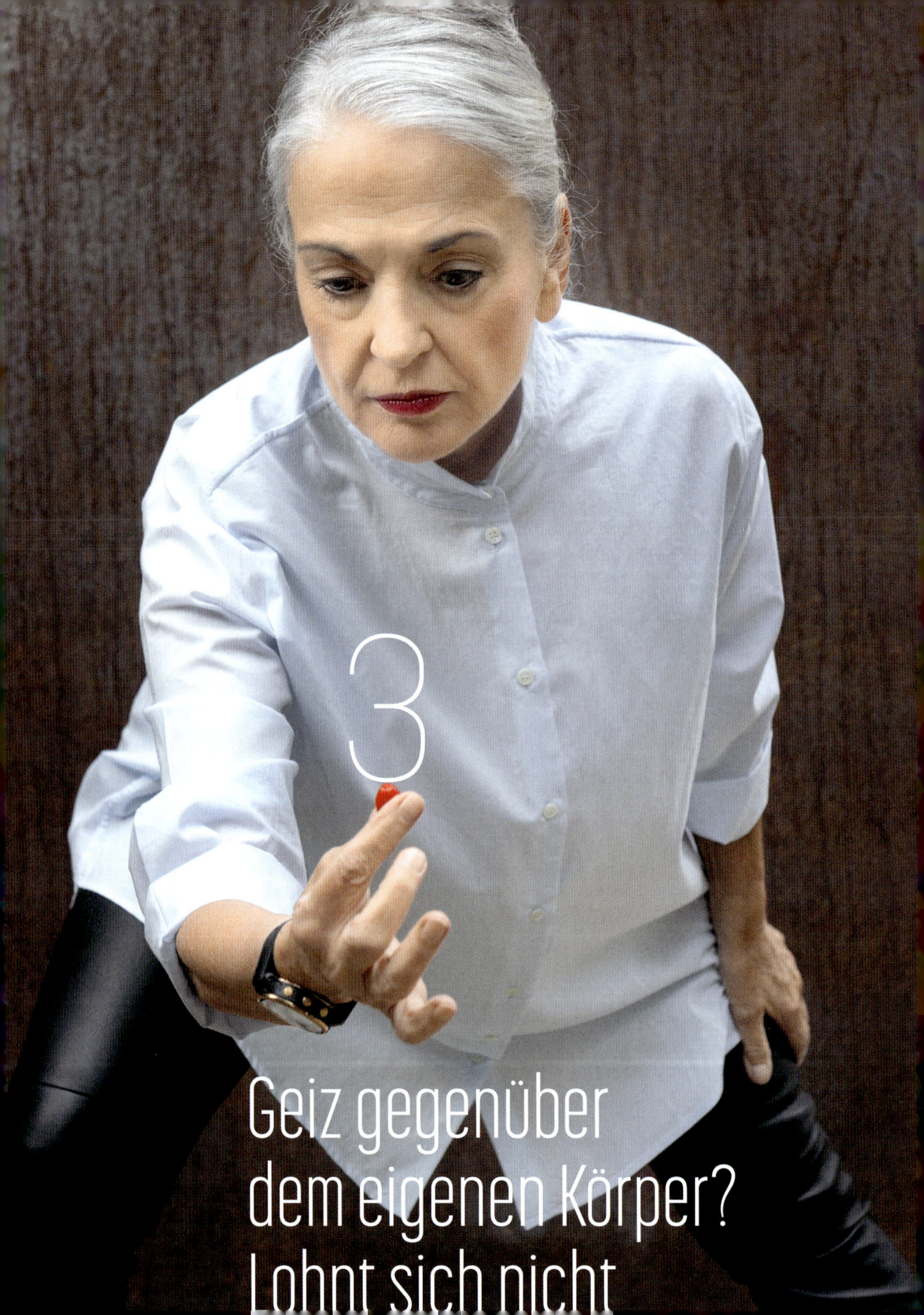

3

Geiz gegenüber dem eigenen Körper? Lohnt sich nicht

Seien Sie sich selbst und Ihrem Körper gegenüber großzügig. Das lohnt sich.

Marga ist knapp vor 80. »Zeig mir doch bitte diese Übung gegen Makuladegeneration«, sagt sie während eines Treffens bei Espresso und frischen Feigen.

»Es gibt nicht die eine Übung gegen Makuladegeneration«, antworte ich. »Es ist mit den Augen wie mit dem übrigen Körper auch. Sie müssen grundlegend gewartet werden.« Die Makula liegt in der Netzhaut und ist für das scharfe Sehen zuständig. Das Hochleistungszentrum im Auge erneuert ständig die Zellen. Im Alter nimmt diese Erneuerung ab, die Sehkraft nimmt ab. Diese Augenkrankheit ist noch wenig erforscht.

»Ich möchte aber nur eine Übung, die kannst du mir doch zeigen.«

»Okay. Richte dich auf und aus. Sauge mit dem Quergewölbe an den Füßen Murmeln ein, pulsiere gleichzeitig die Makula oder die gelben Flecken hinten in der Netzhaut im gleichen Rhythmus zueinander.«

»Das verstehe ich nicht. Wie soll das gehen?«, sagt Marga.

»Eben. Das Auge ist ein Kosmos, ein fantastischer Kosmos. Du musst diesen Kosmos erobern, wenn du ihn verändern willst. Zuerst die Knochen am Schädel ausdehnen, die Augenhöhlen formen. Dann werden die Faszien und Muskeln trainiert. Schließlich durchwandert deine Wahrnehmung den Augapfel. Du begegnest deiner Retina, diesem Wunderwerk. Und jetzt kannst du die winzigen Makula-Punkte treffen.«

»Geht es denn nicht einfacher?«

»Es wird sehr einfach, wenn du das Augentraining erlernt hast. Ab da kannst du mühelos kleine Sequenzen in den Alltag einbauen. Bis dahin ist es nicht einfach.«

Erwischt: Ich wählte das Beispiel mit der Makula auch, um Sie zu beeindrucken. Ich hätte genauso gut vergleichbare Beispiele für den Rücken, den Fuß, die Schultern, den Beckenboden nennen können.

Marga sieht mich schmollend an.

»Dein Geigenspiel war auch nicht von der ersten Minute an virtuos. Du hast Zeit und Energie investiert, du hast Noten gelernt, Taktgefühl entwickelt, deine rhythmischen Fähigkeiten trainiert, um so großartig zu spielen. Wieso bist du dem Instrument aller Instrumente, deinem Körper, gegenüber so geizig?«

»Geizig?« Marga hat die Brauen am Haaransatz, die Augen aufgerissen.

»Ja. Geizig.« Beinahe hätte ich »ihr Alten« gesagt, konnte es knapp verhindern. »Ich höre das so oft von Menschen, ich höre es ab 65. ›Geht es denn nicht mit weniger?‹ Nein. Geht es nicht.«

Wer Ihnen *die* eine Übung gegen Rückenschmerzen verspricht, lügt Sie an. Punkt. Wer Ihnen »die drei besten Übungen gegen Falten« andreht, ebenfalls.

Der Körper ist ein Netzwerk

Alles ist mit allem verbunden. Alles beeinflusst alles. Der Schmerz im linken Knie kommt vielleicht von der rechten Leiste. Seit die Leiste rechts schmerzt, weichen Sie auf das linke Bein aus. Die Kopfschmerzen haben Sie doch genau, seit Sie dieses angeblich so tolle Stützkissen benutzen. Das Kissen schwächt Ihre Halsmuskeln. Die Halswirbel haben zu wenig Halt und scheuern an den Nerven.

Und die Stuhlinkontinenz, die ist eigentlich immer ausgeprägt, wenn Sie lange gesessen sind. Nach dem Konzert. Nach dem Bridgespiel. Nein, das Sitzen an sich ist nicht schuld an der Verschlimmerung. Es geht um das Wie Ihres Sitzens. Good news, falls Sie dieses Thema betrifft! Es gibt das, was ich eine »Haltungs-Stuhlinkontinenz« nenne, und die können Sie mit dem Training in diesem Buch schnell und nachhaltig beheben.

Drei Beispiele. Ich könnte seitenlang weitermachen. Das ist nicht mehr nötig, denn Sie haben dieses Buch gekauft und bis hierher gelesen. Ich verspreche Ihnen: Sie werden Ihren Körper neu kennen- und lieben lernen. Sie werden entdecken, wie Sie mit kleinen Veränderungen Ihrer Haltung und Ihrer Bewegungen im Alltag den großen Unterschied machen können, wie Sie Ihr Wohlbefinden herstellen und aufrechterhalten können. Ohne Schmerzmittel. Ohne Schmerzpflaster. Ohne Schmerzen.

Und bitte, sagen Sie jetzt nicht: »Das schaffe ich doch allein nicht!« Sie haben sich allein krumm und schlaff gemacht. Sie können sich auch selbst aufrichten. Es geht viel leichter als das Krummwerden, und es macht Freude statt Kummer. Es richtet auf, Körper und Seele.

Nina: *Ich frage mich: Warum boykottieren wir uns, wenn wir uns eigentlich etwas sehr Gutes und Wertvolles schenken könnten? Ist es einfach Bequemlichkeit, dass wir in fünf Minuten fertig sein wollen? Ob mit der Gymnastik oder mit dem Kochen? Oder sitzt das Problem tiefer: Wir sind es uns nicht wert, Zeit und Achtsamkeit in uns selbst zu investieren. Wenn das stimmt, dann, liebe Benita: Wie löst man den Knoten?*

Benita: *Das frage ich mich auch! Und antworte: dranbleiben. Sich anfangs zwingen. Den notwendigen Schmerz aushalten, der kurz aufblitzt, wenn wir unsere Komfortzone verlassen. Die Körperarbeit antwortet sofort und unmittelbar mit Wohlbefinden, Leichtigkeit, Schmerzfreiheit. Ich verspreche auch: Das Training wird zum Selbstläufer. Der Körper verlangt danach wie nach Essen, Trinken, Schlaf. Und ich kann überall trainieren, ohne Zubehör. Die Zubereitung einer frischen, gesunden Mahlzeit macht mehr Arbeit – einkaufen, zubereiten, kochen, abwaschen.*

Ich verzog mich nach Lanzarote, um dieses Manuskript termingerecht fertig zu kriegen. Ich fiel mit dem Sonnenaufgang in die Laufschuhe und joggte mindestens eine Stunde lang – über Stock und Stein. Es war felsig. So karg mir die Natur hier erschien, ich entdeckte immer etwas: den Regenbogen über dem Berg, die Steinskulptur am Weg, die Kotkügelchen, zu denen weit und breit kein passender Hase zu sehen war, die Minipflänzchen. Ich bin beim Laufen stets darauf angewiesen, dass meine Füße und Fußgelenke genau wissen, was sie zu tun haben: austarieren, abfedern, stützen, ausgleichen. Am Ende des Morgenlaufs massierte ich die Fußsohlen am steinwilden Strand.

Nina: *Klingt wie aus der Urlaubswerbung. Ich habe einen Spreizfuß, der mir durch Vorfußschmerzen beim längeren Laufen die Tränen in die Augen schießen lässt. Das fühlt sich gar nicht gesund an. Ich habe zig Einlagen im Schrank, alle wirken höchstens ein bisschen – oder es tut dann an einer anderen Stelle weh. Was rätst du einer, deren Fußgewölbe durchgedrückt ist?*

Benita: *Du hast keinen Spreizfuß, du machst einen Spreizfuß. Bevor du mir aber einen Schuh überziehst – die köstliche Wahrheit dahinter ist: Du kannst deinen Fuß sanieren. Durch Kräftigung der Muskeln an der Fußsohle. Wir besitzen unglaubliche Kraftpakete an der Sohle, zusammen mit dem fantastischen Sehnennetz formen sie einen ›inneren Schuh‹. So eingebettet, kommen die Fußknochen wieder in ihre Ordnung, Hallucis aller Art (Hallux valgus ist der häufigste, rigidus und varus) werden mit dieser Fußarbeit repariert. Senkfuß, Spreizfuß, Hohlfuß ebenfalls.*

Um den Senkfuß nicht mehr zu senken, ist es wichtig, die Aufspannung über den Fersen zu verstehen und – umzusetzen. Solange das Körpergewicht auf dem Fuß lastet, kann er sich nicht erneuern. Der Druck muss weg. Das ist auch der erste Schritt in jeder Übung.
Schuheinlagen entmündigen den körpereigenen Schuh. Sie sollen die Muskeln ersetzen. Was bleibt da den Muskeln anderes übrig, als noch mehr zu erschlaffen?
Um das Laufen aus gesunden Füßen und für gesunde Füße zu erlernen, gibt es das Buch LAUFEN MIT TIGERFEELING.
*Viele CANTIENICA®-Lizenznehmer*innen bieten Workshops für den Körper in Bewegung an.*

Was ich Ihnen sagen will: Joggen ist für den Körper mit 70 so lustvoll und leicht wie mit 20 und 40. Der einzige Unterschied für mich ist: Ich richte mich ausschließlich nach meinem Wohlbefinden und spule keine Kilometer nach Plan ab. Mit dem Effekt, dass ich mich oft selbst überrasche und dann mühelos 90 Minuten oder zwei Stunden jogge.

Liebe Leserin, lieber Leser, ich wünsche mir so sehr, dass ich Sie anstecken kann mit meiner Bewegungsfreude: Trauen Sie sich. Entscheiden Sie sich für mehr Leben im Leben.

»In der Schule mussten wir heute auf einem Bein stehen«, berichtete vor Kurzem Nachbar Linus, elf Jahre alt. »Die Lehrerin sagte, die meisten 50-Jährigen könnten das keine zehn Sekunden mehr. Ich sagte, meine Nachbarin sei ururalt und könne das noch viel länger. Außerdem mache sie mühelos den Spagat. Benita, du bist jetzt der Star in der Anatomiestunde.«

Ururalt, soso …

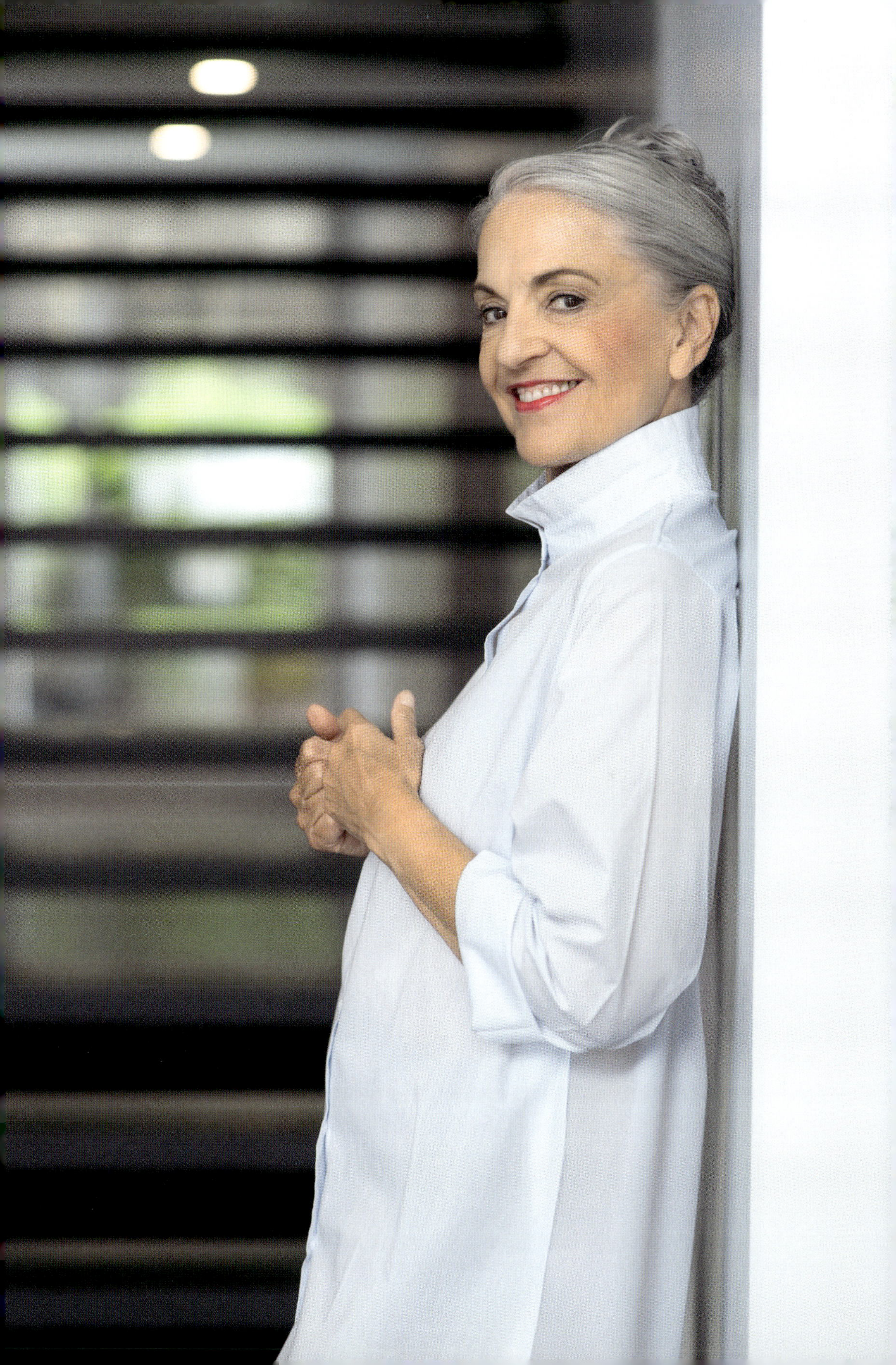

4

In Freundschaft mit der Schwerkraft

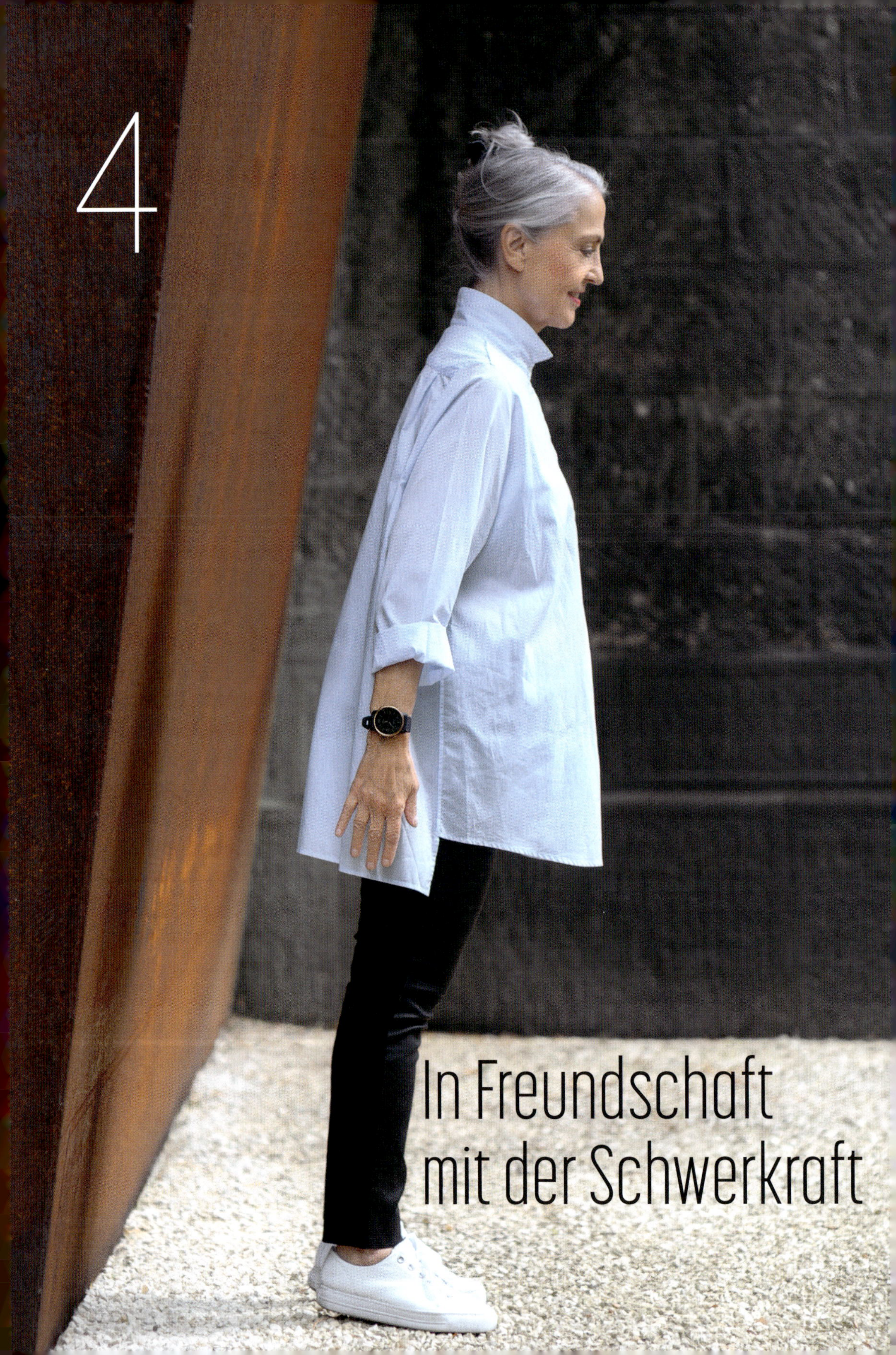

Wie ist Ihr Verhältnis zur Schwerkraft? »Erdanziehung. Sagt doch alles.« – »Sie zieht mich runter. Mehr und mehr.« – »Einbahnstraße. Zieht mich runter. Täglich mehr.« Dieser Gehirnwäsche oder Gesellschaftshypnose wurden wir alle unterzogen. Wenn es mit der alterslosen Aufrichtung klappen soll, müssen Sie diese Einstellung zur Schwerkraft überschreiben: Die Gravität richtet Sie auf. Schrumpfen ist eine Entscheidung – Achtung – wider die Schwerkraft. Wir sind, gravitätisch betrachtet, der Baum, nicht der Apfel. Die noch akzeptierte Anatomie unterstützt das Missverständnis Schwerkraft. Sie zählt den Menschen von oben nach unten. Ich hänge irgendwie vom Scheitel aus nach unten. Der oberste Halswirbel ist der erste Wirbel, der unterste Lendenwirbel der letzte. In diesem Denkmodell sind wir eine hilflose Hängesäule, werden zum Wurzelgemüse, das sich erden muss, und es wird unsere Natur unterschlagen: Die Aufrichtung auf zwei Beine, die Aufspannung zum aufrechten Menschen. Die Entwicklung des Meisterwerks kontralateraler Gang. Dazu später mehr.

Kindern wird zugestanden, dass sie mit der Schwerkraft wachsen, eigentlich dank der Schwerkraft. Knochen, Faszien, Bänder, Sehnen, Muskeln sind Ergebnisse der Schwerkraft. Wir verdanken unseren Bewegungskörper der Schwerkraft. Und dann, praktisch am Tag unseres Ausgewachsen-Seins, soll sich diese Schwerkraft in Schrumpfkraft verwandeln? Welch ein Paradox. So unsinnig funktioniert Natur nie. Die Schwerkraft ist das Ordnungsprinzip für Ihren Körper. Bewegen Sie sich in diesem Ordnungssystem wieder, wie Sie es als Kind taten, und die Schwerkraft verliert ihren Schrecken. Augenblicklich.

Los geht's!

Bereit? Okay. Aufstehen. Denken Sie sich vom Boden weg. Stellen Sie sich Wolken unter den Füßen vor. Ziehen Sie die Unterschenkel weg von den Füßen, Richtung Kopf. Ziehen Sie die Oberschenkel weg von den Unterschenkeln. Stellen Sie sich vor, dass Sie Ihr Becken 5 Zentimeter höher halten können.

Spüren Sie, wie der Torso der Vorstellung folgt und sich aufspannt, wie der Brustkorb der Idee folgt und höher schwebt. Ihm, dem Brustkorb, steht ja auch ein wundersamer Gleitschirm vor, das Zwerchfell, dazu später mehr. Jetzt müssen Sie nur noch dem Kopf die Erlaubnis geben, ins Schweben zu kommen. Die Schwerkraft ist an Ihrem Kopf nämlich genauso kräftig wie an Ihren Füßen. Nun taufen Sie die Kraft in Leichtkraft oder Streckkraft um, und fertig ist die Aufspannung.

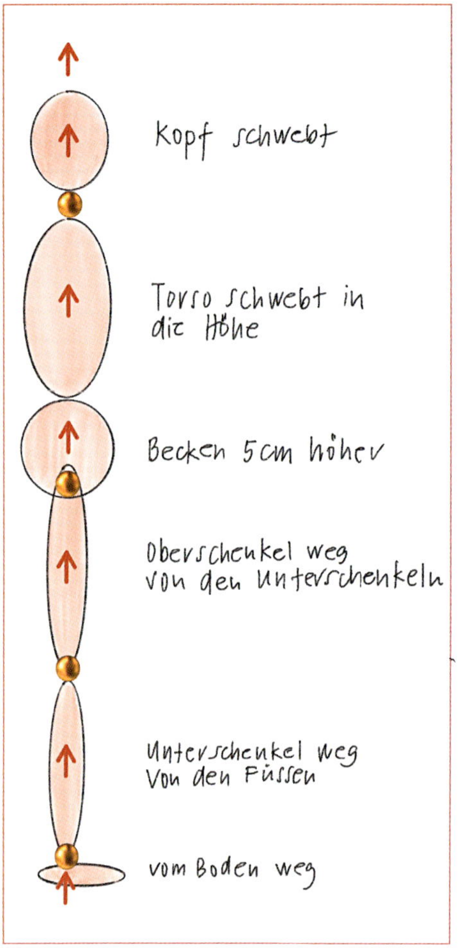

Denken Sie sich vom Boden weg. Immer. Überall. Jederzeit.

Falls Ihnen diese Grundübung im Stand noch schwerfällt: Stellen Sie sich an Ihr Bett, die Unterschenkel in gutem Kontakt mit dem Bettrand. Das gibt Ihnen Halt für den Anfang.

Bereit für Akt zwei in der Umkehr der »Gehirnwäsche Schwerkraft«? Nehmen Sie Ihr Kreuzbein wahr. Laden Sie dieses Kreuzbein ein, die ihm eigentlich zustehende Aufgabe als Chefwirbel wahrzunehmen. Holen Sie das Kreuzbein tiefer in Ihren Körper, weg von den Beckenschaufeln. Denken Sie das Kreuzbein lang und nach oben. Von diesem neu ausgerichteten Kreuzbein richten sich nun alle 24 kleineren Wirbel auf, einer über dem anderen als wahre Säule. Fünf Lendenwirbel, zwölf Brustwirbel, sieben Halswirbel.

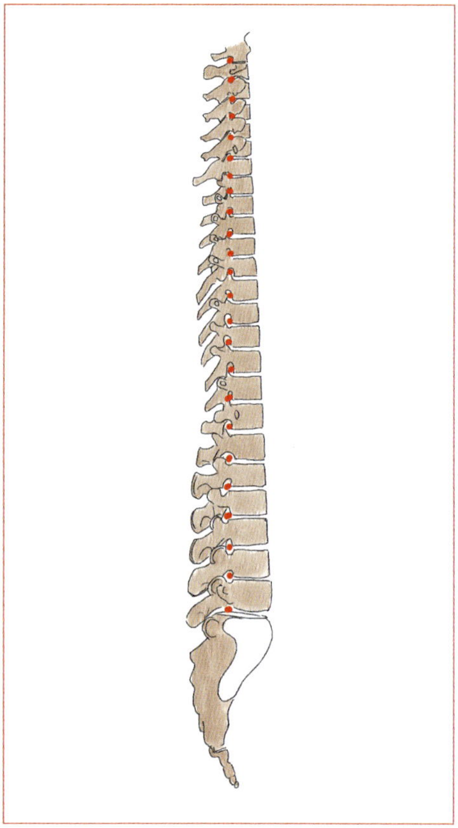

Die rote Linie im Wirbelkanal stellt den Spinalkanal dar. Er soll gerade verlaufen.

Nehmen Sie sich Zeit für die Wahrnehmung. Freuen Sie sich über jede noch so kleine Sensation, die Sie spüren, und übersehen Sie großzügig, was noch nicht funktioniert. Das ist wichtig: Gehen Sie liebevoll mit sich um. Nehmen Sie jede noch so kleine Veränderung wahr, übersehen Sie, was noch nicht geht. So lernt der Körper am liebsten, durch Ermutigung. Ahaaaaa!

Ermutigung und Wiederholung. Veränderung geschieht durch Training. Am Anfang werden Sie wahrscheinlich – Ausnahmen gibt es immer – deutliche Veränderungen spüren und sehen. Danach wird es wahrscheinlich – Sie wissen schon, Ausnahmen gibt es immer – leicht abflachen, vielleicht stellt sich ein sogenanntes Plateau-Phänomen ein: Die Entwicklung scheint zu stagnieren. Das ist wahrscheinlich – Ausnahmen! – eine Zeit, in der sich ein regelrechter Quantensprung vorbereitet. Bleiben Sie dran. Bleiben Sie dran. Bleiben Sie dran.

Mit der Zeit werden auch diese Phasen von vermeintlichem Stillstand und sich knochentief vorbereitender Weiterentwicklung zu einer Erfahrung, mit der Sie gut umgehen können. Mir fallen diese Phasen gar nicht mehr auf. Ich weiß einfach, dass meine Körperweisheit wächst und wächst. Na ja, bis die Dummheit einen Purzelbaum schlägt. Eines Morgens, immer noch auf Lanzarote, machte ich mich in Barfußschuhen auf den Morgenlauf. Guck in die Luft, Felsstolper, autsch. Dann schaute ich der hochgelagerten linken Großzehe beim Blauwerden zu und freute mich, dass mich nichts mehr vom Schreiben ablenkt. Die Stauchung heilte schnell. Eis drauf, hochlagern, und nach zwei Tagen lief ich wieder über Stock und Stein. Auch das ist ein Vorteil des fitten Körpers: Er repariert sich schnell. Dranbleiben. Dranbleiben. Dranbleiben!

5

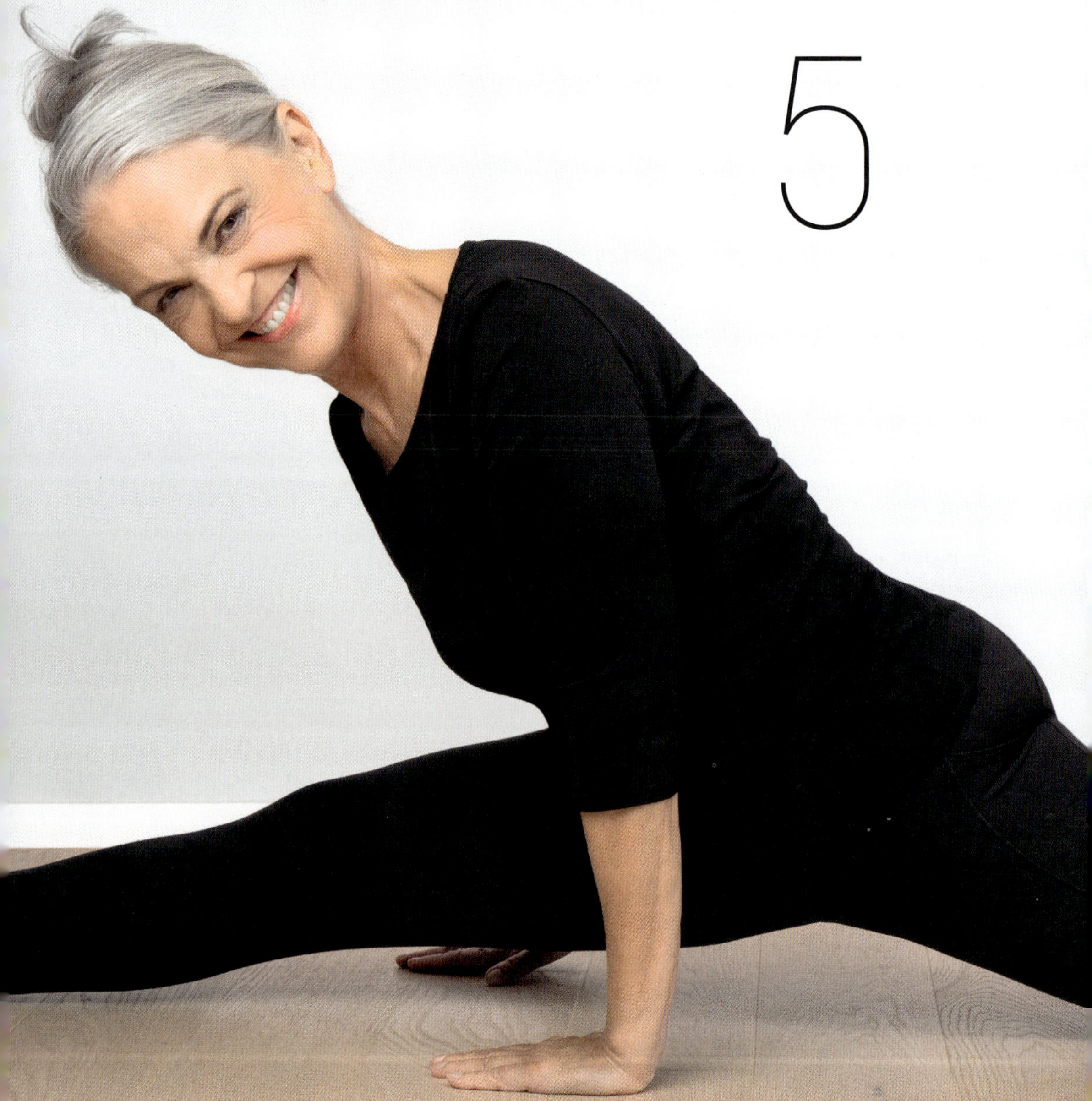

Die Knochen lieben Länge, Länge, Länge. Sie antworten mit Dichte, Dichte, Dichte

Vom Boden wegdenken ist ab heute Ihre Natur. Ihre wahre Natur. So bringen Sie die Knochen in die optimale Aufspannung. Diese optimale Aufspannung mit langen Knochen hat Vorteile. Für die Knochen selbst. Sie werden ihrer Natur entsprechend gedehnt, besser durchblutet, gut genährt und bleiben – jung. Die Knochenintelligenz wird derzeit erforscht, und es zeigt sich, dass nebst Knochenhaut, Kalzium, Knochenmark, Blutgefäßen und Nerven ein einzigartiges System Informationen durch die Knochen leitet. Mich fasziniert außerdem das Singen der Knochen: Wenn ich mich auf die Knochenatmung konzentriere, spürhöre ich dieses Singen. Immer deutlicher. Ich höre Ihr Schwerkraft-Areal stöhnen: »Knochensingen, wie soll das denn gehen?!« Ich war auch ahnungslos, bis es mich heimsuchte.

Das aufgespannte Knochengerüst ist die Voraussetzung für gesunde Gelenke. Es entsteht Raum zwischen den Gelenkteilen. In diesem Zwischenraum kann Gelenkflüssigkeit zirkulieren und die Knorpelschichten gesund erhalten. Ich weiß, das klingt einfach. Es ist so atemberaubend einfach: Im schrumpfenden Körper schrumpfen die Gelenkzwischenräume. Es entstehen Schäden an den Knochen. Sie erinnern sich, ich kann mitreden: Ausgeprägte Arthrosen am rechten Hüftgelenk und am rechten Kiefergelenk. Dann entdeckte ich die brutal schöne Einfachheit der Biomechanik meines Körpers. Mein Hüftgelenk ist vollkommen regeneriert, das Kiefergelenk ist wieder vollkommen intakt.

Nina: *Wieso höre ich immer: Arthrose ist absolut nicht umkehrbar? Man kann höchstens einen Stillstand erreichen? Was mir freilich auffällt: Meinem linken Hüftgelenk wurde auch aufgrund der Arthrose noch ein Jahr prognostiziert im Jahr 2016 – ich habe es immer noch und es macht mir keine Probleme mehr.*

Benita: *In einer Anatomie-Welt, die den Körper von oben nach unten betrachtet, ist das so. Der Körper kennt nur den einen Weg, nach unten. Das Bein muss auf dem Fuß lasten, das Becken auf dem Bein, das Bein auf dem Fuß, der Brustkorb auf dem Becken auf dem Bein auf dem Fuß, der Kopf auf dem Atlas, dem Brustkorb, dem Becken, dem Bein, dem Fuß. Diese Haltung geht auf Kosten der Gelenke und der Knorpel. Solange diese Haltung beibehalten wird, bleiben arthrotische Gelenke arthrotisch.*

Setze um, was ich in diesem Buch anleite, die Aufrichtung vom Boden weg, die Bewegung vom Boden weg. So werden die Spalten in den Gelenken wieder Spalten. Die Knorpelflüssigkeit zirkuliert, repariert den beschädigten Knorpel, bildet neuen Knorpel.

Wahrscheinlich funktioniert mein Kiefergelenk besser denn je in meinem Leben. Ich hatte als Kind Kieferstarren, Kieferschmerzen, Schluck- und Sprechbeschwerden. Alles weg. Es klingt unglaublich, und ich verstehe alle, die sich schwertun damit, das alles zu glauben. Sie können sich auch gerne mit der größten Skepsis an die Übungen machen. Stellen Sie sich vor, dass es funktionieren *könnte,* und es wird funktionieren. Versprochen. Das aufgespannte Knochengerüst bringt alle Strukturen, die mit diesem Gerüst zusammenarbeiten, in Aktionsbereitschaft: die Perioste (Knochenhäute), die Sehnen, die Bänder, die Faszien, die Muskeln. Sie alle kommen in eine Grunddehnung, die sie meiner Ansicht nach erst voll funktionsfähig machen. Die Aufspannung der Knochen bewirkt, dass alle Strukturen gleichberechtigt zusammenarbeiten. Nichts ist verkürzt, nichts ist überdehnt, nichts wird zur Kompensation gezwungen.

Drei Prototypen

Frau 1: Sie hat mühsam gelernt, in den Bauch zu atmen, und zieht bei jedem Atemzug gewohnheitsmäßig die Schultern hoch. Das zieht auch die Schulterblätter mit nach oben vorne. Die Schlüsselbeine werden an der Bauchseite nach unten gedrückt. Das Brustbein muss ausweichen, es versinkt mit den Jahren. Der Busen hängt, der Bauch legt sich in Falten. Der Rücken wird rund, oft garniert vom sogenannten »Witwenbuckel«. Frau 1 kommt schnell außer Atem. Sie hat oft Schmerzen in den Schultern, den Armen und mit den Jahren auch in den Handgelenken und Händen.

Durch den runden Rücken drückt der Oberkörper auf den Unterkörper. Das Becken weicht aus. Die Kniesehnen werden als verkürzt empfunden, der untere Rücken und das Becken sind gestaucht. Die vorderen Oberschenkel stehen dominant vor, und in der Leiste bildet sich ein Dauerknick, wahrscheinlich tendieren die Beine zum X: Im »unbewussten« Stand berühren sich die Oberschenkel unmittelbar über den Knien fast oder ganz. Der Rücken steckt in der Hose, Kreuzbein und Steißbein werden kurz gehalten und rund gesessen. Der Kopf ist in diesem Stereotyp zu weit vorne, das Kinn wirkt doppelt, die

Halsmuskeln sind vorne schlaff, hinten am Hals zeigen sich Jahrringe, die dort nichts zu suchen haben. Ist Frau 1 eher klein und möchte dieses Sich-klein-Fühlen ausgleichen, so reckt sie das Kinn hoch. Der Kopf fällt in den Nacken, der Hals altert vorschnell.

Wenn Frau 1 sehr schlank ist, zeigt sich das alles nicht auf den ersten Blick. Füllige Frauen sehen den Faltenwurf an Hals, Dekolleté, Busen, Bauch. Hier die Motivation für die füllige Frau 1: Sie werden die Veränderung schnell und deutlich sehen! Der Rücken begradigt sich, die Vorderseite wird angehoben, die Taille »wächst«, der Hängebauch verschwindet manchmal augenblicklich, wenn der Torso in die ideale Streckung über den Fersen kommt, in der nichts auf Kosten von etwas anderem geht. Der Popo sieht weniger gestaucht aus, die Leiste wird länger, die Bauchmuskeln vernetzen sich neu.

Superschlanken empfehle ich, sich in der Länge zu messen, bevor sie mit dem Training beginnen. Und ein Messband anzulegen, um den sich vergrößernden Brustumfang zu beobachten, wenn sich das Zwerchfell ausdehnt und der Busen höher steigt. Vorher-Nachher-Fotos lohnen sich für alle.

Mann 1 ist mit Frau 1 vergleichbar, allerdings kommt seine Rundung aus dem Becken: Er hat früh gelernt, die Pobacken zusammenzuziehen und nie mehr loszulassen. Das sperrt die Beckenknochen ein, die Beckengelenke werden steif. Die Psoasmuskeln werden kurz gehalten und verkümmern. Die Knie stehen immer vor den Füßen. Die Gewohnheit wirkt sich auf den oberen Rücken und die Kopfhaltung aus. Der Brustkorb wird rund und schwer. Diese Kombination kann Probleme mit den Lendenwirbeln auslösen, Bandscheibenverletzungen, Hexenschüsse etc. sind häufig in diesem Muster. Auch Mann 1 lässt sein Steißbein verkümmern und das Kreuzbein hält er fest.

Lanzarote. Frühstück. Mann 1 schreitet gerade an mir vorbei zum Buffet. Er hat O-Beine, und seine Arme rudern heftig an den hochgezogenen Schultern. Es sieht anstrengend aus.

Frau 2: Hier geht das körperliche Ungemach vom Becken aus. Frau 2 schiebt ihr Becken vor, dadurch wird es chronisch in einer Kippung gehalten, mit angespannten Beckenschließmuskeln und den queren Bauchmuskeln. Der untere Rücken steht flach und gestaucht. Um Haltung bemüht, werden die Schulterblätter nach oben und zusammengezogen. Dadurch wird auch der obere Rücken flach. Vorne stehen die Rippen vor. Kombiniert sich dieses Embodiment (*Embodiment* heißt wörtlich übersetzt »Verkörperung«. Jeder Mensch »verkörpert« seine Emotionen, bewusst oder unbewusst) mit Bauchatmung, so staucht sich der Torso, er wirkt – und ist es auch meistens – verspannt und angestrengt. X-Beine passen in dieses Haltungsmuster. Häufige Beschwerden sind diffuse Kreuzschmerzen, Arthrose der Hüftgelenke, Schmerzen zwischen den Schulterblättern und Kurzatmigkeit.

Mann 2 fällt in ein ähnliches Muster, vor allem, wenn er in kurzem, gedrungenem Knochenstand Krafttraining macht. Wer den eigenen Körper nicht versteht und nicht kennt, pumpt mit Gewichten die äußeren, verpackenden Muskeln auf. Knochen und Gelenke sind in einem zu engen Korsett eingezwängt und nehmen mit den Jahren Schaden. Wenn Mann 2 das Training aufgibt, oft, weil ihm alles wehtut und er das auf das Training an sich schiebt, statt auf die Qualität beziehungsweise die fehlende Qualität seines Trainings, so ist das oft zuerst eine Entlastung.

Ohne Training verlieren die gestauchten Knochen und Gelenke den Muskelschutz. Mann 2 schrumpft schnell und gründlich, mit den logischen Gelenkschäden als Folge. Ich kann vielen dieser ehedem viel größeren Männern plötzlich gleichauf in die Augen schauen – oder sogar von oben herab. Ich kenne viele Schrumpfmänner mit Knie- und/oder Hüftprothesen, sehr viele.

Frau 3 gewöhnte sich ein Hohlkreuz an, mit durchgestreckten Knien, in ihren jungen Jahren oft gefördert durch hochhackige Schuhe. Sie bemüht sich um Haltung, jedoch nicht aus den Knochen, sondern aus den Muskeln. Das Resultat ist meist chronische Verspannung am Rücken und am Nacken. Mit den Jahren schieben sich die einzelnen Gelenke der Schulteranteile ineinander. Auch die Beckenseiten stehen eng und starr. Schmerzen in den Kreuzbeingelenken sind häufig. Verspannungen der Kiefergelenke, nächtliches Knirschen, Spannungskopfschmerzen kennt Frau 3 wahrscheinlich gut.

Mann 3 kennt ebenfalls das Muster mit durchgeknallten Knien, angezogenen Zehen, nach hinten geschobenem Becken, nach oben gekipptem Brustkorb. Der Kopf fällt nach hinten, er hält sich mit breitem, kurzem Nacken. Die Balance zum hohlen Kreuz muss oft ein großer Bauch kompensieren, eine richtige Trommel. Da ist keine Beweglichkeit mehr im Becken, schon gar nicht in der Brustwirbelsäule, höchstens die Arme und Beine bemühen sich forsch um die Fortbewegung. Und er schnarcht, der Mann 3.

Das sind Stereotypen, sie möchten beschreiben, dass jede Haltung in Kettenreaktionen den ganzen Körper beeinflusst. Die Haltung, für die ich Sie begeistern möchte, macht das auch, jedoch ausschließlich positiv: Durch die Aufrichtung vom Boden weg gewinnen die Knochen Länge, die Gelenke Raum, die Muskeln Dehnung. Becken, Brustkorb, Schädel stehen frei. Alles am Körper pulsiert und fließt, Gelenke arbeiten miteinander. Die Muskeln spezialisieren sich auf Dehnung nach oben, Dehnung nach unten, Dehnung gleichzeitig nach oben und unten. Die Faszien versorgen das System mit neuer Flüssigkeit. Die Lymphen werden vom Pulsieren in den Faszien und Bändern und Muskeln stimuliert. Die Nerven sowieso. Das ozeanische Prinzip ist auch in uns wirksam – wir bestehen ja auch vor allem aus Wasser. Ein Säugling zu 80 bis 85 Prozent, ein Erwachsener angeblich »nur« noch aus 75 Prozent. Ich bin überzeugt, dass diese Reduktion nicht sein muss, dass wir in jedem Alter den »Wasserstand« eines Kindes wieder erreichen können.

Falls Sie immer noch nicht überzeugt sind, hier das Killerargument für artgerechte Haltung: Sie macht schön, sie ist schön. Vertrauen Sie Ihrem Auge, Ihrem Spiegelbild. Das biomechanisch perfekt Umgesetzte ist immer schöner als das, was vorher war. Immer. Immer. Immer. Spürbar. Sichtbar. Messbar. Viele Menschen müssen regelrecht lernen, die Leichtigkeit und Schönheit des aufgerichteten Körpers zu ertragen. Die plötzliche Abwesenheit von Schmerz, Druck, Schwere macht Menschen Angst. Ich weiß nicht, weshalb das so ist. Gehen Sie den inneren Stimmen, die Sie krumm und klein halten möchten, nicht auf den Leim. Wagen Sie das unvertraute Körperglück, es ist unendlich viel angenehmer als das vertraute Körperelend. Leichtigkeit braucht Mut. Nur am Anfang.

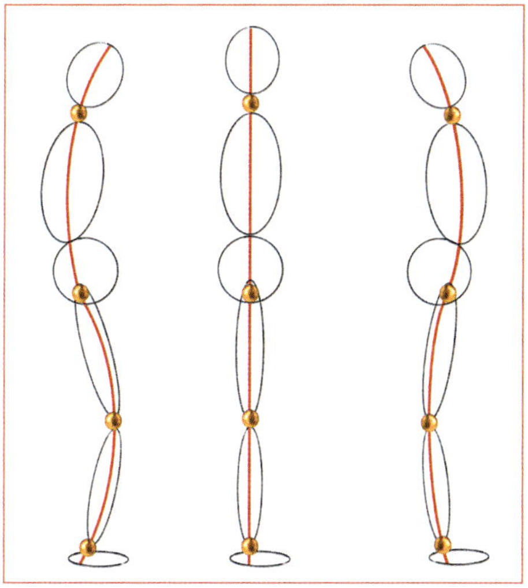

Links: Becken nach vorne gekippt.
Mitte: Aufgerichtete Haltung.
Rechts: Becken nach hinten gekippt.

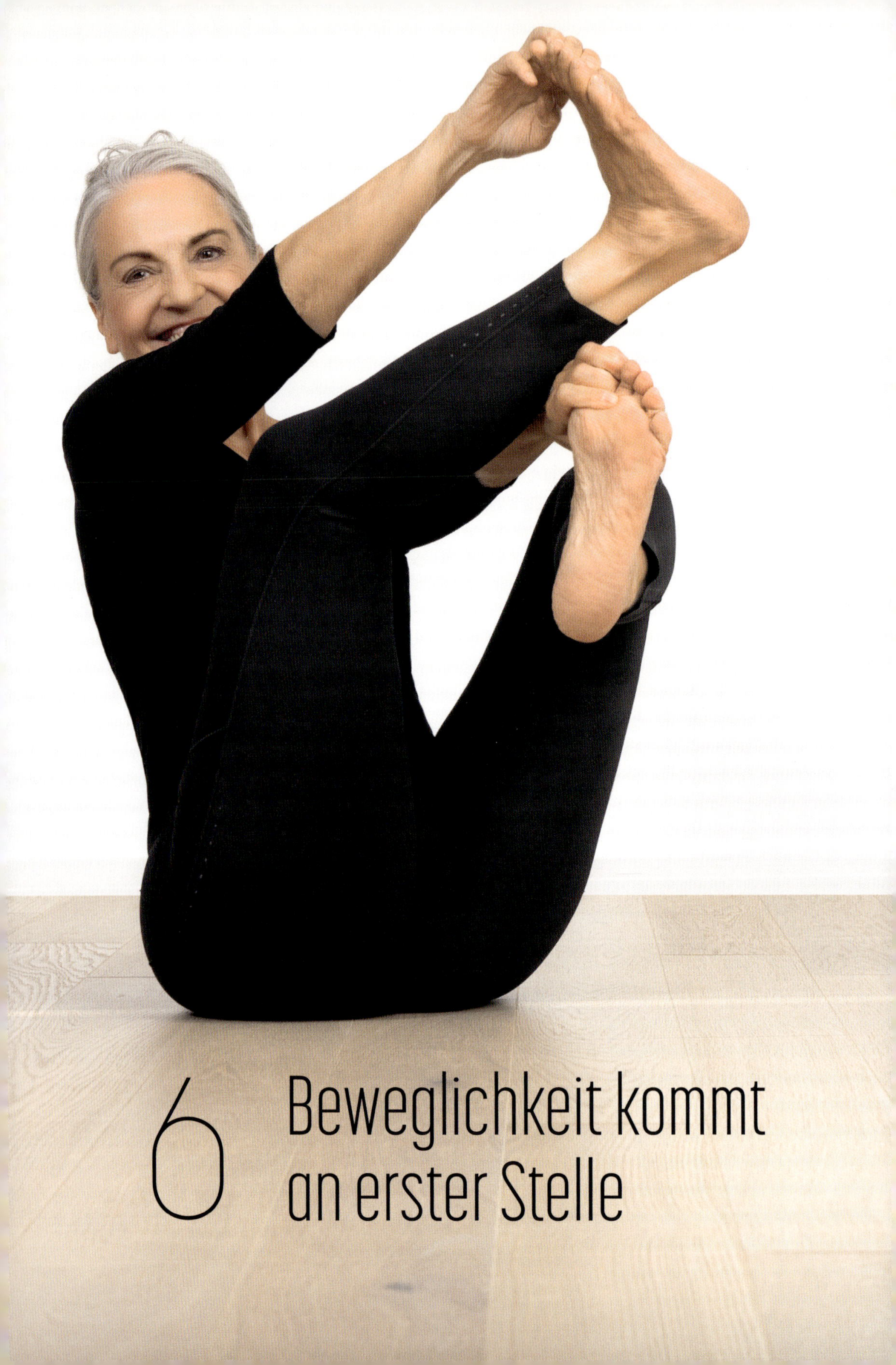

6 Beweglichkeit kommt an erster Stelle

Ich finde Beweglichkeit die wichtigste Voraussetzung für die Gesundheit des Bewegungskörpers. Sie ist Voraussetzung für Resilienz im Alltag. Mir geht es um eine vivatomisch, also biomechanisch definierte Beweglichkeit, eine durch Knochen, Sehnen, Bänder, Faszien gehaltene, gestützte, geschützte Beweglichkeit. Sie ist auch die Voraussetzung für das Gleichgewicht. Durch die Aufspannung der Knochen werden die Gelenke automatisch in Bewegungsbereitschaft versetzt. Ich gebe Ihnen drei zentrale Beispiele.

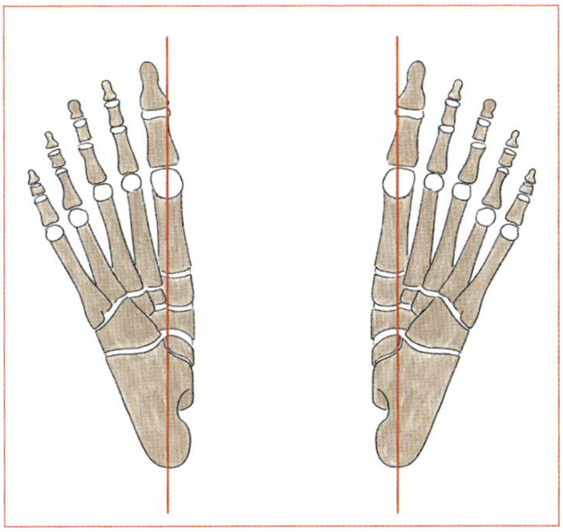

Die ideale Fußhaltung zeigt sich als V.

Beispiel 1: Durch die Ausrichtung der Beinachsen am perfekt positionierten Becken werden die Fuß-, Knie- und Beckengelenke ideal ausgerichtet. Die Beckenknochen stehen unten schmal, oben weit, geschützt und gestützt durch die tief liegenden Beckenbodenmuskeln. Das Kreuzbeingelenk ist frei und offen. So grundgeschützt durch die grundgedehnten Bänder, Sehnen, Muskeln und Faszien kann Beweglichkeit sicher und nachhaltig trainiert werden.

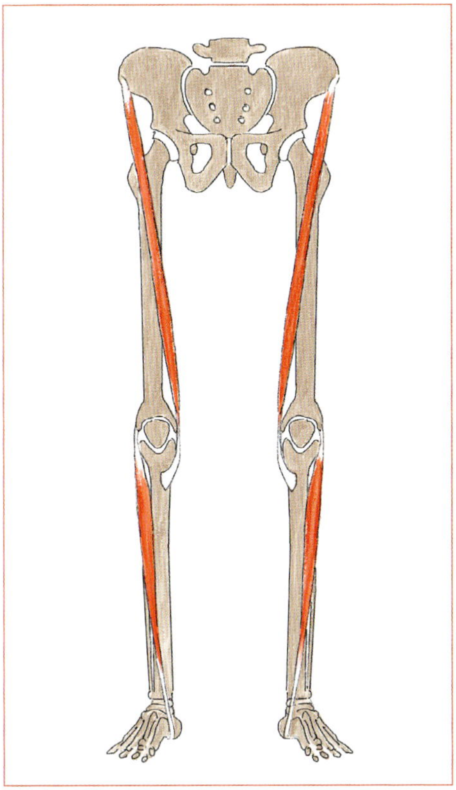

Von den Füßen aus kann die Beinachse ausgerichtet werden.

Beispiel 2: Wir spannen das Zwerchfell bei jedem Atemzug auf, nach oben, zu den Seiten, diagonal. Das Zwerchfell wird wieder elastisch und dehnbar. Seine Ausdehnungen bei jedem Atemzug aktivieren die Knorpelanteile der Rippen, die Zwischenrippenmuskeln.

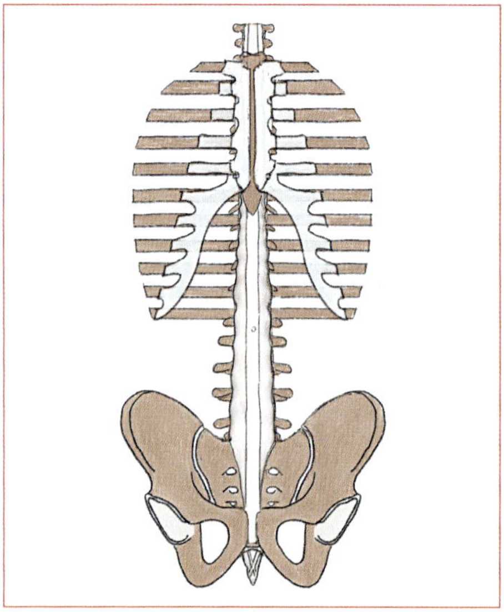

Die Knochen geben die Form. Längsbänder und Faszien die Stabilität. Die Muskeln die Kraft.

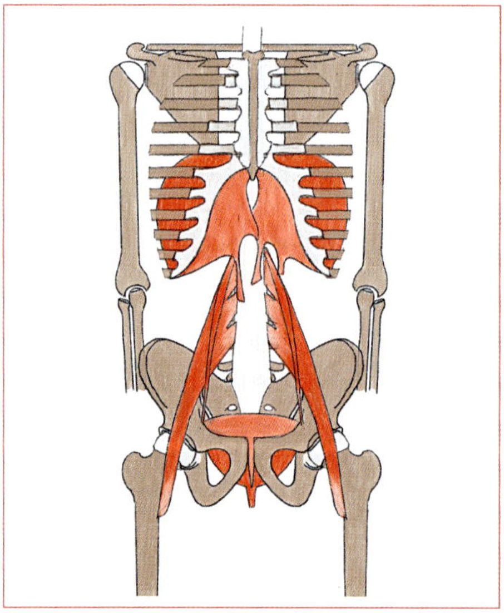

In den auf- und ausgerichteten Knochen können die Muskeln ihre Arbeit perfekt verrichten. Von unten nach oben: Organheberschale, Psoasmuskeln, Zwerchfell.

Der starke und zugleich flexible Brustkorb ist für die Beweglichkeit der Brustwirbelsäule ausschlaggebend. Auch die Schulterblätter, das Schultergelenk und die Arme sind auf den Halt aus dem Brustkorb angewiesen, um in der Bewegungsfreiheit in die Kraft zu kommen.

Beispiel 3: Die Knochen werden vom Boden weg lotrecht ausgerichtet und mit ihren Streck- und Haltestrukturen trainiert. So entsteht eine Mittelachse, die gleichzeitig stabil und beweglich ist. Die Mikrobewegungen ermöglichen ein unentwegtes Pulsieren der Wirbelsäule und des Rückenmarks. Diese vibrierende Mitte hält uns im Gleichgewicht und in Reaktionsfähigkeit.

Das Muster dieser Vernetzungen setzt sich fort – in Zehen, Füßen, Sprunggelenken. In Fingern, Handgelenken, Ellbogen, Oberarmkugeln, Schulterpfanne, Schulterdach. Im Atlas und im Schädelgelenk, in Augenhöhlen und Ohrmuscheln. Zuerst wird die Hardware sauber sortiert, dann wird die Beweglichkeit trainiert. Argumente für diese hohe Gewichtung der Beweglichkeit möchten Sie? Aber gerne: Die Beweglichkeit hält das Achsenskelett fit für den bereits erwähnten kontralateralen Gang oder, umgangssprachlich, Kreuzgang. Sie krabbelten mal begeistert auf allen vieren herum, um dieses evolutionäre Kunststück in die Tat umzusetzen. So richtig »lernen« müssen wir das ja nicht, es ist nach den Millionen Jahren in uns drin und will sich verwirklichen. Wie der Flug des Vogels, das Gleiten der Fische im Wasser. Sie krabbelten eine Weile, und dann stellten Sie sich auf – und fielen wieder hin. Und standen wieder auf, bis Sie sich auf zwei Beinen halten und bewegen konnten. Sie gingen übrigens mit konischen Fersen und fantastisch mit Muskeln ausgestatteten Füßen auf Entdeckungsreise. Der Plattfuß und die Hornhaut kamen erst sehr viel später.

Nina: *Und nun sind sie da und gehen nicht mehr weg – halt, das ist ›oldschool‹, aber trotzdem, sorry: Wie sollen Plattfuß und Hornhaut wieder verschwinden?*
Benita: *Durch artgerechte Haltung und Bewegung. Der Plattfuß verschwindet, wenn du dich über den Fersen auf- und ausrichtest, vom Boden weg gehst, nicht mehr »aus den Knien«und aus den Leisten gehst. Die Hornhaut braucht maximal drei Wochen. Umkehrschluss: Wenn es nicht funktioniert, machst du etwas falsch oder vom Richtigen zu wenig. Nun hast du mich doch dazu gebracht, »falsch« und »richtig« zu sagen.*

Falls Sie vergessen haben, mit welcher Begeisterung Sie diese ersten Fußreisen angingen, beobachten Sie die Enkel oder Urenkel, eigene oder fremde, und lassen Sie sich anstecken: Der rechte Fuß geht vorwärts, über Kreuz schwingt der linke Arm nach vorne, die Brustwirbelsäule dreht sich bei jedem Schritt und das Köpfchen bewegt sich immer entgegengerichtet zum Brustkorb. Das ist, kindlich einfach erklärt, der kontralaterale Gang.

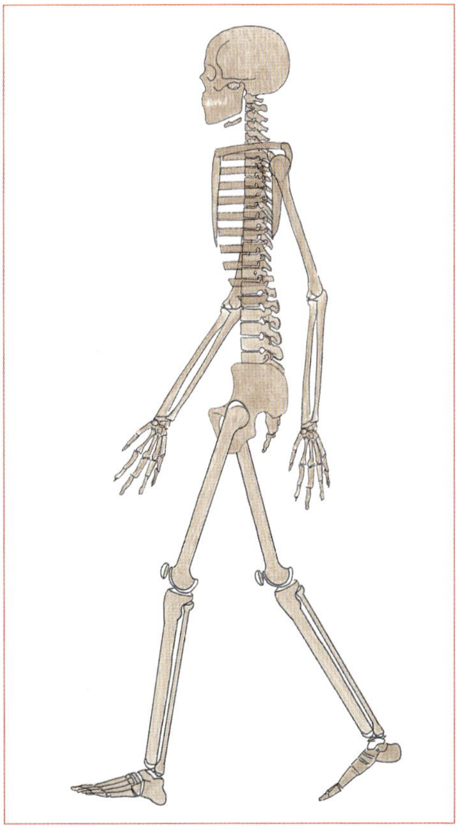

Das Idealskelett im perfekten Gang

In dieser Zeit der Aufrichtung macht das Gehirn eines Kindes die größten Sprünge. In dieser Zeit entwickelt sich das Kind mit überwältigender Kraft. Es wird über den Körper klug und schnell und geschickt. Wenn der Mensch diese Körperkoordination verliert, altert er so schnell, wie das Kind dazulernt, nur leider in die falsche Richtung: Die kognitiven Fähigkeiten nehmen ab. Der Gang wird schwerfällig. Die Bewegungen werden unsicher. Ich bin überzeugt, dass unsere Gehirnaktivität träge wird, wenn die Freude und Lust am Kreuzgang abnimmt. In dem Maße, in dem es durch die Entwicklung der Bewegungskunst in der Kindheit zunimmt.

Beweise? Ich arbeite daran. Sehen Sie sich um: Am Rollator ist noch niemand geschickter, schneller, lebensfroher geworden. Mir ist noch kein Mensch begegnet, der an Demenz oder Alzheimer leidet und den Kreuzgang noch beherrscht. Ich bemühe den armen Karl-Friedrich noch mal, Entschuldigung, Karl-Friedrich. Erst wurde sein Gang schwerfällig. Sein Brustkorb wurde steif, die Arme standen plötzlich steif vom Körper ab und ruderten unkoordiniert. Dann wurde das Becken unbeweglich. Er begann beim Gehen zu schwanken, von links nach rechts und links und rechts, als hätte sein Körper keine Mitte und keine Achsen mehr. Das Schwanken wurde immer mehr. Und eines Tages bewegten sich nur noch die Beine schlurfend vorwärts. Das tägliche Sudoku nützte ihm da gar nichts. Er alterte durch den Körper. Da kann das Gehirn allein nicht dagegenhalten. Bei Maria-Lara war es genauso. Nur fiel es weniger auf, weil sie sehr schlank und feingliedrig ist, und nicht so groß und füllig wie Karl-Friedrich.

Der Verlust dieses diagonalen, kontralateralen, gegenläufigen, kreuzgängischen, spiralig verschraubten Bewegungswunderwerks ist eine Tragödie. Eine Menschheitstragödie. Eine Tragödie, die durch den Einbau von künstlichen Gelenken nicht weniger tragisch wird. Außer Sie trainieren die Gelenke und den Kreuzgang wieder von Grund auf. Bei und mit Menschen, die den Mut hatten und haben, den notwendigen Schmerz auszuhalten, habe ich wundersame Verjüngungen erlebt, mit den eigenen lendenlahmen Gelenken, mit kaputten Gelenken, mit ersetzten Gelenken.

Nina: *Das klingt zu schön, um wahr zu sein. Reicht dafür ein Buch? Oder braucht es eine persönliche Trainerin, einen persönlichen Trainer?*

Benita: *Dieses ist mein 26. Buch zur Methode. Das bedeutet dann* *wohl: Es gibt viele Menschen, die gern und gut aus Büchern lernen. Besonders in der Generation, die ich mit diesem Buch ansprechen darf (meine eigene ...). Für visuelle Menschen gibt es Onlinekurse und Videos on demand. Für vorwiegend kinästhetisch Empfindende ist Training mit direkter Anleitung und Berührung unschlagbar. Viele Menschen kombinieren die Möglichkeiten. Und ich freue mich, wenn nun alle Leser*innen auf die Liste der Anbieter*innen klicken und Kurse besuchen! In einem Buch kann ich nur eine Auswahl von Übungen anbieten. Im direkten Coaching gibt es sehr viel mehr Übungen, die vor allem auch maßgeschneidert werden können auf deine Bedürfnisse.*

Der Kreuzgang-TÜV

Jede Übung in diesem Buch musste und muss durch meinen Kreuzgang-TÜV: Unterstützt die Übung die Diagonalen des Kreuzgangs? Fördert die Übung das Zusammenspiel der Gelenke? Befeuert die Übung das Gehirn? Um diese über Kreuz funktionierenden Achsenstrukturen zu wecken, zu fördern, zu steigern, baute ich Diagonalen in vielen Varianten in die Übungen und Bewegungsabläufe ein.

Ich gebe Ihnen ein einfaches Beispiel, damit Sie gleich spüren können, was gemeint ist. Sie können diese Übung im Sitzen ausprobieren. Rutschen Sie ganz an den vorderen Rand des Stuhles oder Hockers, bis die ganzen Oberschenkel frei stehen und nur noch das Becken auf der Sitzfläche ist. Die Füße hüftschmal, die Knie über den Fersen. Wolken unter den Füßen. Ich werde ab jetzt in jede Kennenlernübung neue Details einfügen. Sie wachsen schnell hinein. Sie finden bei den Übungen vivatomische Illustrationen, damit Sie – hoffentlich – verstehen, was in Ihrem Körper passieren soll.

Handrücken auf die Oberschenkel legen und die Arme vollkommen entspannen, einfach hängen lassen. Holen Sie das Kreuzbein tiefer in den Körper und lenken Sie es mit allen anderen Wirbeln zum Kronenpunkt. Durch diese Aufrichtung sollten Sie am unteren Ende Ihres Sitzfleisches zwei Kochen spüren, einen links am Becken, einen rechts. Das sind die Sitzbeinhöcker. Über diese Sitzbeinhöcker entsteht ein direkter Zugang zum wichtigsten Bereich des Beckenbodens, dem Levator ani, auf Deutsch Anusheber und Organheber auf Vivatomisch (Vivatomie® ist ein geschützter Begriff und bezeichnet meine Alternative zur Anatomie: das

Sezieren des Lebendigen durch Beobachtung).

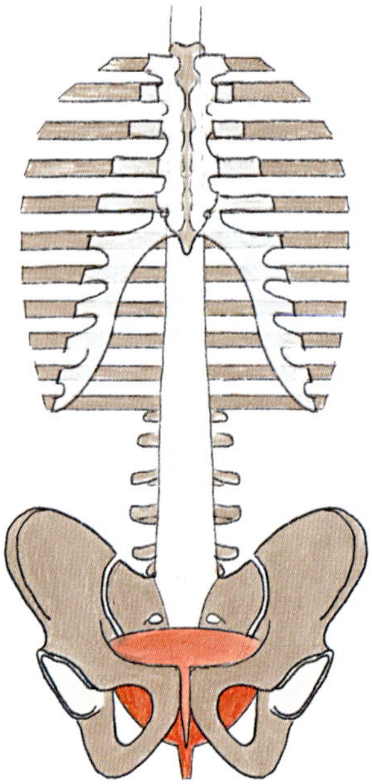

Die rote Schale schematisiert die tief liegende und wichtigste Beckenbodenschicht.

Es gibt nun verschiedene Möglichkeiten, diese beiden Sitzbeinhöcker sanft und effizient in Bewegung zu setzen, um die Beckenknochen perfekt zu richten und den Organheber wie ein Sprungtuch zu aktivieren und aufzuspannen.

Möglichkeit 1: Die Sitzbeinhöcker hoch- und zueinanderziehen. Sie können das? Prima. Sie sind entweder ein Körpergenie oder beschäftigen sich schon mit CANTIENICA® Körper in Evolution. Sie spüren nichts? Probieren Sie **Möglichkeit 2.** Stellen Sie sich wieder die Wolken unter den Fußsohlen vor und stupsen Sie die Wolken punktuell unter dem Großzehengrundgelenk und der Fersenmitte in den Boden, senkrecht, im Tempo, das es braucht, um das Wort »Stups« zu sprechen: Stups, Stups, Stups. Spüren Sie eine Reaktion an Ihrem Hosenboden? Gratulation. Das sind Ihre Sitzbeinhöcker. Stupsen Sie schneller und dann einseitig, links, rechts, links, rechts. Ich empfehle das schnelle Stupsen aus mindestens zwei Gründen: Erstens haben Sie keine Zeit, um zu viel oder Falsches zu machen. Becken kippen oder Gesäß anspannen oder Oberkörper vorschieben wären Beispiele für zu viel und Ungewolltes. Zweitens soll diese zarte Bewegung in den Sitzbeinhöckern und Hüftgelenken ab sofort jeden Ihrer Schritte steuern.

Nina: *Das ist schon mal gut! Bei den Schwaben sagt man: Nur nicht hudeln. Hier also durchaus hudeln?*
Benita: *Hudeln? Wer sagt etwas von Hudeln? Im Gegenteil: Das Kunststück erlernen, Präzision und Geschwindigkeit gleichzeitig zu verwirklichen. Du gehst und tanzt und schreitest und arbei-*

test ja nicht in Zeitlupentempo. Resilienz hat mit Reaktionsgeschwindigkeit zu tun, -geschwindigkeit. Ich weiß aus 30 Jahren Erfahrung: Wer es supersupergut machen will, arbeitet verkrampft und verkrampft sich dabei. Sorgfalt und lebenstaugliches Tempo schließen sich nicht aus.

Möglichkeit 2 ist eine Vorstufe **zu Möglichkeit 3,** und die geht so: Alles wie gehabt, bloß stupsen Sie nicht, sondern saugen die Wölkchen direkt ein. Sie können dieses Vom-Bodenweg-Saugen schrittweise aufbauen, zuerst mit den Großzehengrundgelenken, gleichzeitig, abwechselnd links, rechts. Ebenso mit den Fersenmitten, erst gleichzeitig, dann abwechselnd links, rechts. Mit ein bisschen Übung können Sie alle vier Punkte gleichzeitig ansaugen, die zwei Punkte pro Fuß, Großzehengrundgelenk und Fersenmitte. Auch hier: stupsflink arbeiten. Und nachspüren: Reagieren die Sitzbeinhöcker? Ja? Großartig. Eine wichtige Lektion lernen Sie jetzt: Die Kettenreaktion aus den Fußsohlen zum oberen

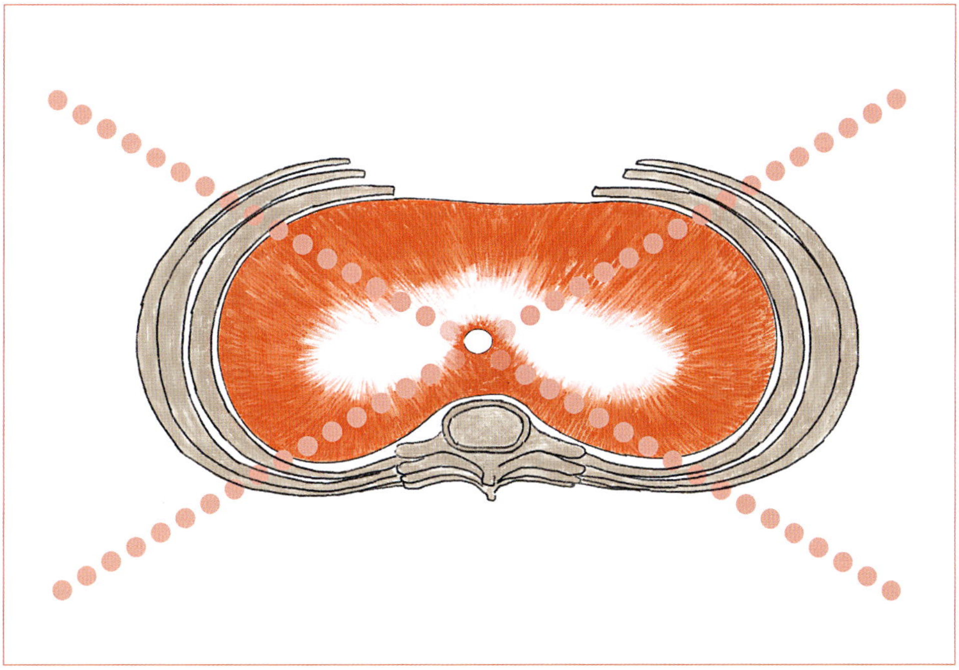

Das Zwerchfell von oben betrachtet: Ein Zwischenstockwerk aus vielen Muskeln und einer kraftvollen Sehnenmitte. Es schützt den gesamten Torso und ermöglicht leichtes, lustvolles Atmen.

Ende des Körpers kann nur vom Boden weg funktionieren. Jetzt atmen Sie am linken Sitzbeinhöcker ein und an der rechten Achselhöhle aus. Am rechten Sitzbeinhöcker einatmen, an der linken Achselhöhle ausatmen. Wiederholen, bis Sie eindeutig spüren, dass und wie Ihr kluger Körper der Vorstellung folgt und länger, leichter, größer wird.

Atmen Sie durch die Nase ein und lenken Sie den Atem im Brustkorb nach vorne links und hinten rechts. Wenn der Schnauf reicht, nach vorne rechts und hinten links. Sonst holen Sie sich einfach einen neuen Atemzug. Einatmen, den Atem im Brustkorb nach hinten links und vorne rechts schicken. Nach hinten rechts und vorne links. Wiederholen, sooft Sie wollen.

Diese Atemübungen, oder besser Atemvorstellungen, sind typisch für meine Methode: Der Atem ist das Zentrum, er hilft dabei, den Körper von innen wahrzunehmen, von innen an die Peripherie zu arbeiten. Sie können Ihren Atem als eine Art Taxi für Informationen im Körper benutzen. Einzige Bedingung: Das Atemtaxi fährt im Körper immer kopfwärts, nie fußwärts. Dieses Spüren von Vernetzungen, der Zusammenarbeit von allem mit allem, wird für Sie hoffentlich ein Leitfaden für das Training, der Sie immer tiefer und feiner begeistert auf der Entdeckungsreise Ihres Knochenkörpers!

Ein paar Ideen, wie Sie Ihren Körper atmend erkunden können:

- von der linken Ferse zur rechten Kniekehle, von der rechten Ferse zur linken Kniekehle,
- von einer Kniekehle zur anderseitigen Hüftpfanne – einfach immer beide Diagonalen »beatmen«, das braucht es für die Symmetrie,
- von den Hüftpfannen zu den Achselhöhlen,
- vom Kreuzbein zum Brustbein, vom Bauchnabel zum hinteren Zwerchfell,
- von der Kinnspitze diagonal zum Hinterkopf,
- vom Atlas diagonal durch den Schädel zur Schläfe.

Trauen Sie sich, Sie können mit diagonalen Atmungen von unten nach oben durch den Körper nichts falsch machen.

Sie haben ein wichtiges Date – mit sich selbst

Den Termin mit dem Hausarzt tragen Sie in Ihre Agenda ein – und halten sich daran. Der Friseurbesuch wird festgehalten und erfüllt. Konzert, Theater, Termin im Nagelstudio, Lesezirkel – Sie nehmen diese Verpflichtungen ernst.

Machen Sie es genauso mit dem Wartungstraining für Ihren Körper. Setzen Sie Zeit und Ort für das Training fest, in Ihrer Agenda. Es ist ein Versprechen, das Sie sich selbst geben. Erfüllen Sie dieses Versprechen.

Ich weiß, Sie gehören, wie ich, zur Generation, die sich schwertut mit dem Nein-Sagen. Vor allem wir Frauen haben ein langes Leben lang die Kunst des »halben Jas« kultiviert: Wir sagen zu vielem Ja, auch wenn wir gar nicht möchten. Man kann ja nicht so sein. Es fällt mir kein Zacken aus der Krone. Ist doch nicht zu viel verlangt …

Ich hatte jahrelang latent ein schlechtes Gewissen bei allem, was mir guttat und Lust bereitete. Also schrieb ich meine Trainingszeiten in den Terminkalender und hielt mich daran. Besonders am Anfang ist es eine große Stütze, Sonntag 10:00 Uhr eine Stunde Training; Mittwoch 19:00 Uhr eine Stunde Training … Mit der Zeit wurde es selbstverständlich, geht es mir gut, kann ich auch für andere mehr Gutes tun. Energie setzt Energien frei.

Finden Sie heraus, was für Sie funktioniert. Viermal 30 Minuten pro Woche? Zweimal 60 Minuten? Dreimal 40 Minuten? Trainieren Sie gerne am Morgen, lieber am Abend oder mal so, mal so? Nehmen Sie sich Zeit, nehmen Sie Ihr Projekt »mein Körper« wichtig. Und ernst.

Geburtstagsfeier am Sonntag? Okay, der Termin für den Körper wird konkret am Montag festgemacht. Karten spielen? Das geht auch an einem anderen Abend. Enkel hüten? Ich weiß, das ist eine Herzensangelegenheit. Vielleicht trainiert die Enkelin, der Enkel ja mit. Sonst: Vielleicht doch einmal Nein sagen? Oder das Training nachholen, am besten am gleichen Tag. Das darf auch mal abends spät sein. Sie werden gut schlafen danach.

Dieses Ernstnehmen der Trainings-Dates erleichtert es auch, schnell und nachhaltig Regelmäßigkeit zu erreichen. Je regelmäßiger Sie trainieren, umso schneller kommen Geist, Seele und Körper an den Punkt, an dem Sie das Training richtig brauchen, nicht nur für die Beweglichkeit und die Kraft, sondern auch fürs Wohlbefinden, für die Lebensfreude.

Bis dahin: Machen Sie Dates mit sich. Halten Sie die Abmachungen fest. Halten Sie die Termine ein.

7

Kraft kommt mit Beweglichkeit

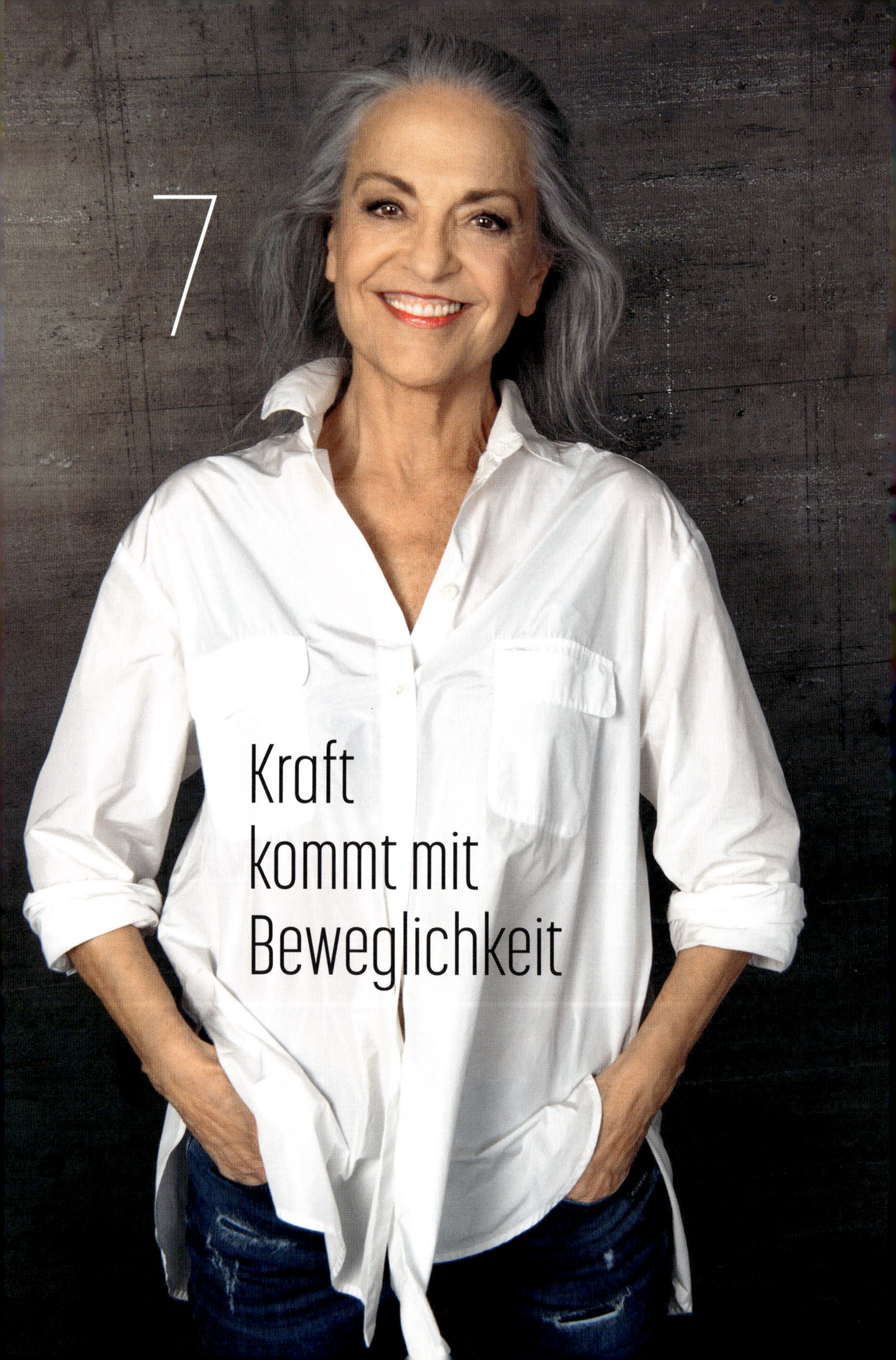

Das Knochengerüst ist grundgedehnt. Die Beweglichkeit wird in der Grundposition hergestellt. Jetzt geht es an die Kraft. Ich gebe wieder gleich ein Beispiel, weil ich das Spüren im Körper eindeutig über das intellektuelle Verstehen der Theorie setze. Der Geist hat Gastrecht im Körper. Der Körper ist der Chef im Haus.

Nina: *Bei den meisten Weltbürgern ist das umgekehrt, gell?*
Benita: *Eben. Leider. Deshalb muss ich es hier erwähnen.*

Sie sitzen immer noch, nehme ich an, am vorderen Rand oder wieder in die ganz und gar unnütze Lehne gerutscht? Die Muskeln Ihres Rumpfes sind die besten Lehnen. Ein umfassend trainierter Körper sitzt ohne Anstrengung aufrecht. An den Rand des Hockers verschieben. Die Sitzbeinhöcker lang denken und senkrecht ausrichten. Die Arme einen Moment hängen lassen.

Die Beine zusammennehmen. Die Kniekehlen stehen exakt über den Fersenbeinen. Die Kniekehlen nach vorne denken, die Sitzbeinhöcker nach hinten oben. Es ist wirklich ein bisschen mehr als denken und viel weniger als tun. Es geht in dieser Körperarbeit sehr oft um Mikrobewegungen, Bewegungen groß genug, um Raum in Gelenken zu schaffen, doch von außen nur bei genauem Hinschauen zu beobachten.

Zehen entspannen und weg von den Füßen in eine Freiheit entlassen. Die Fersenmitte in die Gegenrichtung dehnen. Mit den Zehen ein Schrittchen auseinander machen, mit den Fersen ein Schrittchen nachfassen, mit den Zehen noch ein winziges Schrittchen. Von oben betrachtet stehen die Füße in einem zarten V. Jetzt stehen »faustgeregelt« die Fersenmitten im gleichen Abstand wie die Sitzbeinhöcker, zwischen den Fersen und den Knien ist gleich viel Abstand. Die Faustregel lässt sich testen: Die Wolken unter den Sohlen einsaugen. Setzt sich die Mikrobewegung augenblicklich durch die Beine, Knie zu den Sitzbeinhöckern fort, stimmt die Beinachse.

Nun die Hände anwinkeln, wie beim Pinguinspiel, mit dem kleinen Unterschied, dass die Finger zum Körper schauen, statt weg. Die Hände bilden ein A. Die Handwurzeln Richtung Boden schieben. Wenn Sie es zulassen, gibt das dem Körper Auftrieb. Einige Male in kleinen, flinken Pulsen wiederholen und ohne großes Zutun wachsen. Sie kreieren gerade einen bewussten Zug und Gegenzug, die Zauberformel für Körper und Knochen. Die Bauchmuskeln dehnen sich mit den Flankenmuskeln und den Rückenmuskeln.

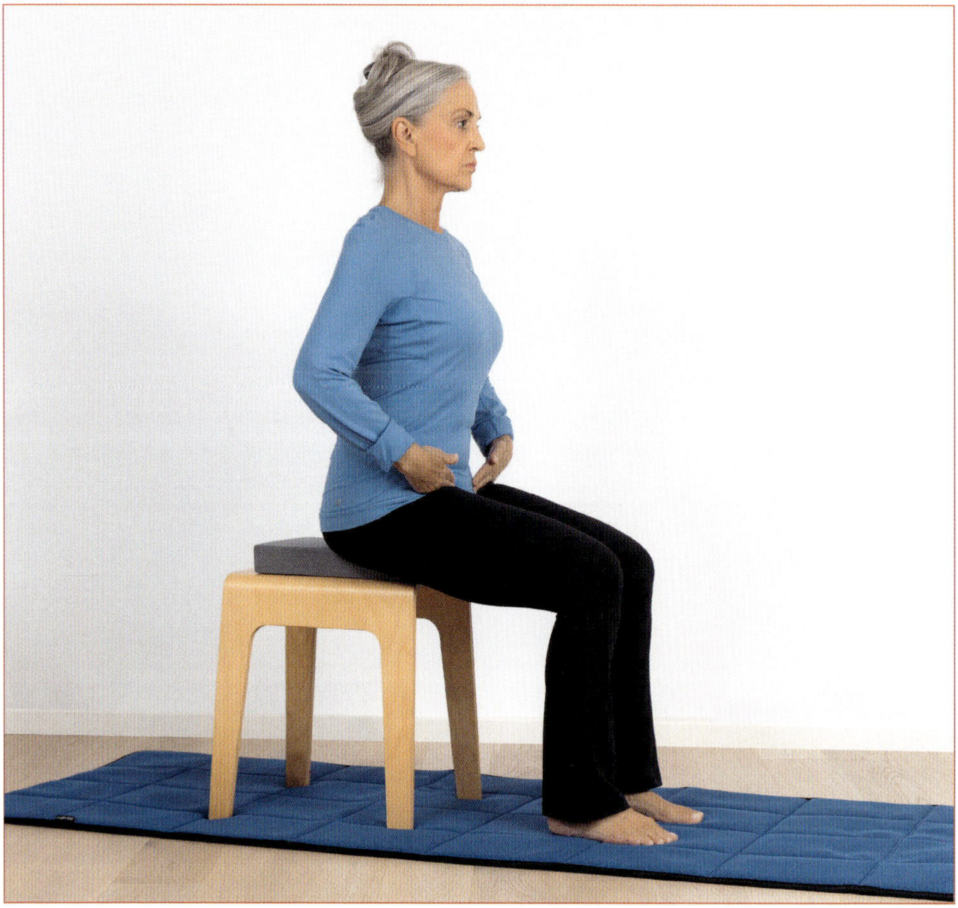

Das Kreuzbein tiefer in den Körper holen und mit allen anderen Wirbeln zum Kronenpunkt hinlenken. Der Kronenpunkt liegt leicht hinter dem höchsten Punkt am Kopf, da, wo die Wirbelsäule beziehungsweise der Nukleus der Wirbelsäule, der Spinalkanal, austreten würde, wenn er durch den Kopf liefe.

Die Arme anwinkeln, die Ellenbeugen lang ziehen, die Achselhöhlen ausdrehen. Die Arme in Oberkörperkontakt bringen. Das ist leicht gesagt, fällt vielen jedoch schwer.

Wenn Sie es schaffen, die ganzen Oberarme am Oberkörper zu spüren und die Ellbogen in der Vorstellung in den Torso zu stupsen, als ob sie sich in der Mitte treffen möchten, dann werden Sie schnell spüren, was ich meine: Kraft aus den gedehnten Knochen ist doppelte Kraft.

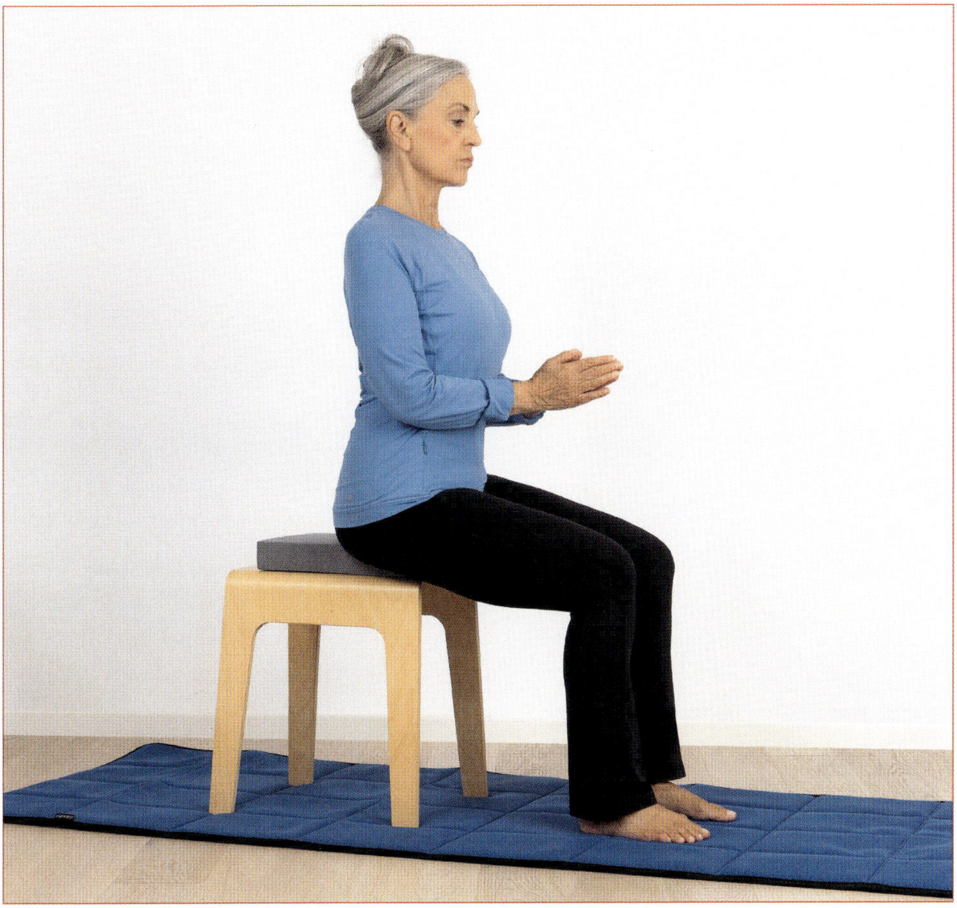

Die Hände locker aneinanderlegen, wie zum Rosenkranz und zum Namaste. Die Finger nach vorne denken, die Ellbogen nach hinten, die Ellbogen immer noch in Körperkontakt. Jetzt die Handränder aneinanderstupsen. Stups, Stups, Stups, die Arme nach vorne oben holen und auf der Reise weiterstupsen, Handränder aneinander, Ellbogen in den Torso. Sobald die Ellbogen auf Höhe der Achselhöhlen sind, die Oberarmkugeln nach hinten unten außen entspannen und so belassen, wenn Sie nun die Arme mit aller Muskelkraft strecken, entspannt wieder beugen, fünfmal für den Anfang. Dann umgekehrt: Entspannt strecken und mit aller Muskelkraft wieder beugen. Auch fünfmal.

Arme entspannen, einfach hängen lassen, doch die Aufspannung im Körper halten. Es kann sein, dass Sie diese Kennenlernübung fordert. Das kommt

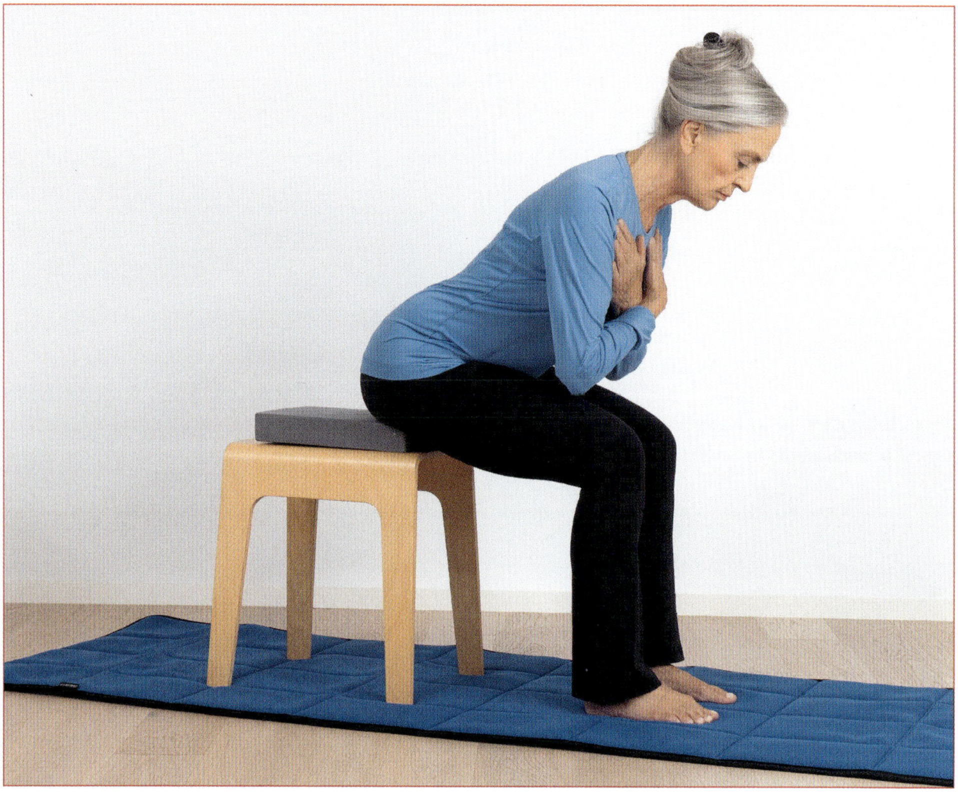

davon, dass die einfachsten Übungen mit größter biomechanischer Sorgfalt ausgeübt werden. Das macht die Übungen fordernd, aber auch effizient. Sie werden schnell Kraft zulegen.

Ein Klassiker für Beckenboden, Rücken, hintere Oberschenkel, Hüftmuskeln und Gesäßmuskeln ist der cantienische Steilhang. Ich beschreibe zum Kennenlernen die einfache Variante im Sitzen. Die Handgelenke vor den Schultern kreuzen. Die Ellbogen zu den Seiten dehnen, die Hände bleiben, wo sie sind. Es geht darum, die Knochen zu dehnen und die Gelenke mit »Spatzung« – Raum – zu versorgen.

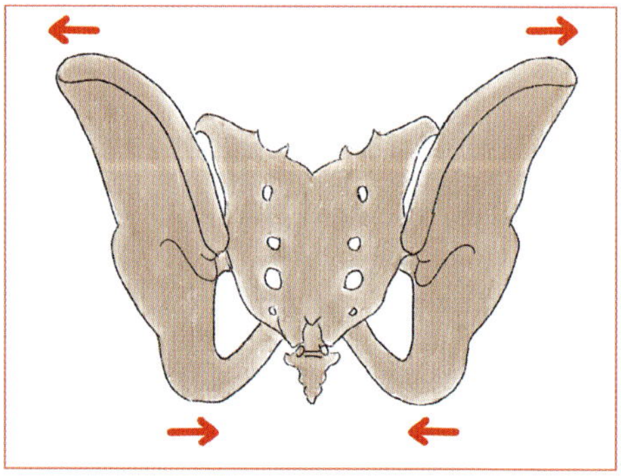

Sind die Sitzbeinhöcker zueinander ausgerichtet, wird das Becken unten schmal, oben weit.

Die Wolken unter den Füßen einsaugen, wie beschrieben. Die Kraft, die an den Sitzbeinhöckern entsteht, aufnehmen und die Sitzbeinhöcker noch intensiver zueinander und nach hinten oben ziehen. Wenn Sie es zulassen, bewegt sich Ihr Torso automatisch etwas nach vorn. Sitzbeinhöcker lösen. Der Torso richtet sich automatisch auf. Sitzbeinhöcker zusammenziehen, lösen, zusammenziehen, lösen. Fünfmal. Handgelenke andersrum übereinanderlegen und fünfmal wiederholen.

Aufrichten, Arme lösen. Die Aufspannung halten und hineinspüren: Wie fühlt sich das an? Kraftvoll, jawoll. Sie werden diesem Steilhang in immer raffinierteren Varianten begegnen. Weil Sie genau diese Kraft und Beweglichkeit im Alltag brauchen, zum Hinsetzen und Aufstehen, zum Bücken und Heben – egal, ob es Bierkästen oder Enkelkinder sind, die Sie vom Boden heben möchten, für die Gartenarbeit.

Mit diesen Musterübungen wollte ich Ihnen zu spüren geben, was ich meine, wenn ich sage: Jede Übung ist immer eine Ganzkörperübung. Am Anfang werden immer die Knochen gerichtet, von Zehenspitzen zum Kronenpunkt, und an den langen Knochen werden die Bänder, Sehnen, Muskeln gezielt bearbeitet. So wird auch immer das Zaubergewebe, das uns zusammenhält, mittrainiert: die Faszien.

Das perfekte Minimum

Ich rede Ihnen ins Gewissen, bitte häufiger, intensiver, regelmäßiger zu trainieren. Gleichzeitig biete ich Ihnen ein Training, das alles enthält, was der gesunde Bewegungskörper braucht: gut durchblutete Knochen, flexible Gelenke, vernetzte, aktive Faszien, gedehnte Sehnen und aktionsbereite, kräftige Muskeln. Machen Sie in den Übungen »nur« das perfekte Minimum. Suchen Sie in jeder Übung die Leichtigkeit. Meldet sich ein Schmerzchen, wird der Atem kurz, fühlen Sie sich angespannt, verspannt: Lassen Sie los. Finden Sie die Entspannung in der Anspannung.

Alles lässt sich entspannt machen. Das ist noch so eine Zauberformel in CANTIENICA® Körper in Evolution. Sie müssen es einmal »erlicken«, dann klappt es. Auf immer und ewig. »Erlicken« ist ein Schweizer Dialektwort, es bedeutet »entdecken«, »auf einmal plötzlich spüren«, ein »Ahaaaaa!«. »Erlicken« ist eine kleine Epiphanie, ein Licht, das aufgeht und erhellt, was vorher im Dunkeln lag und unmöglich erschien.

Durch das biomechanisch perfekte Training grundgewartet können Sie tun und lassen, was Ihnen gefällt. Ski fahren, Tango tanzen, Golf spielen, meinetwegen, wenn es denn sein muss, schwimmen. Und joggen.

8

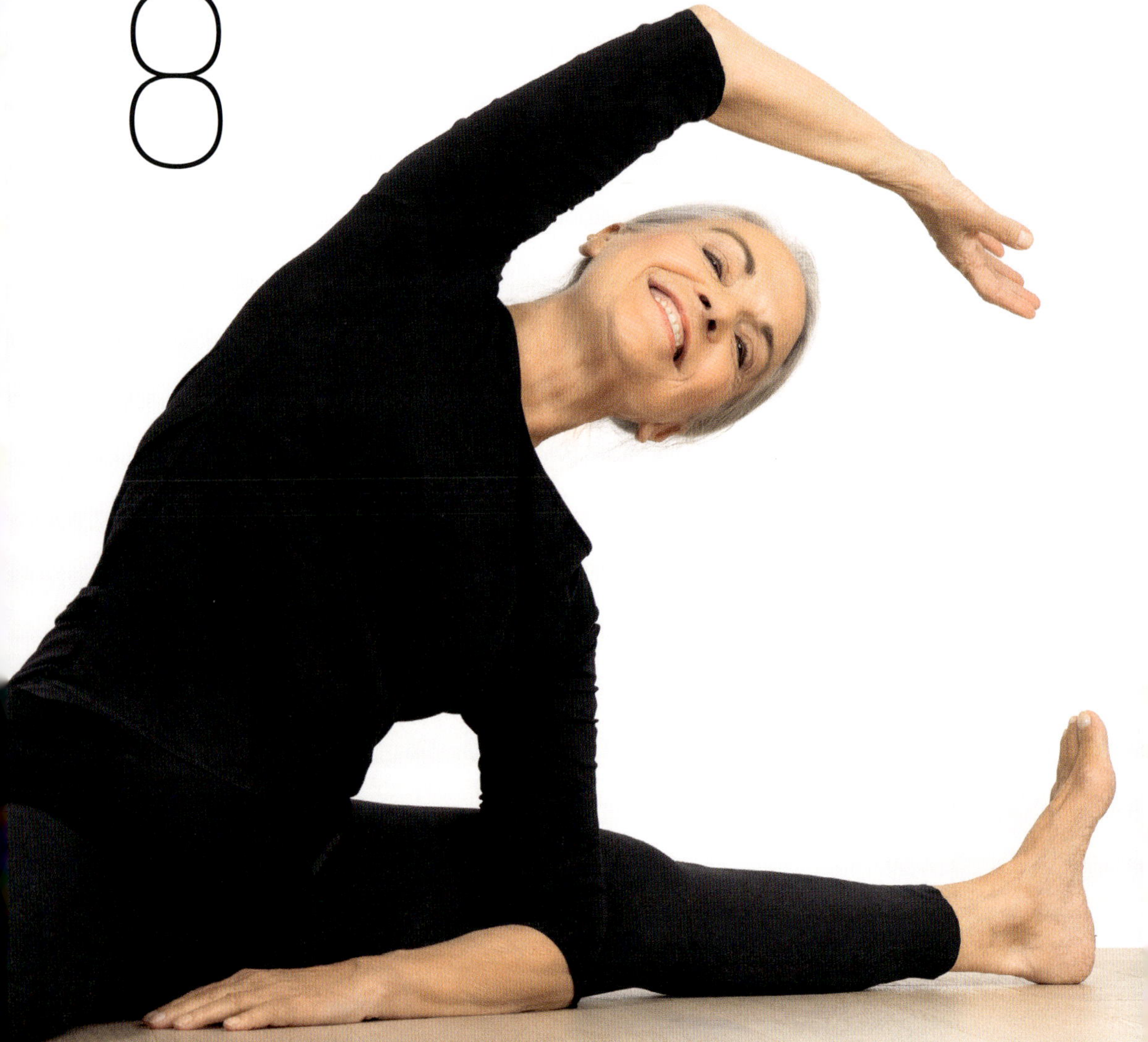

An den langen Knochen gelingt alles

Haltung

In der perfekten Ausrichtung des Körpers über den Fersen werden die Füße von jedem Druck befreit. Der Körper kann sich so aufrichten, dass alle Gelenke ideal miteinander funktionieren. Durch diese Ausrichtung werden alle Strukturen »körperlang«. Alle. Das heißt 100 Prozent aller Bänder. 100 Prozent aller Faszien. 100 Prozent aller Sehnen. Und 100 Prozent aller Muskeln. 100 Prozent der Nerven.

Die Körpervorderseite ist gleich lang wie die Rückseite. Nichts geht auf Kosten von etwas anderem. Nichts wird verkürzt. Nichts wird überdehnt. Alle Gelenke stehen frei, bereit für reibungslose Bewegung. Durch das Ausrichten des Körpers weg vom Untergrund entsteht Leichtigkeit. Diese Leichtigkeit ist im Gesicht zu sehen. Die Gesichtszüge sind entspannt und aufgespannt zugleich. Das lässt sich einfach »testen«: Schauen Sie sich im Spiegel in Ihrer »alten« Haltung an.

Nina: *Das fällt mir jetzt echt schwer zu glauben. Die Falten werden doch nicht verschwinden – schon gar nicht die Marionettenfalten am Mund!?*
Benita: *Danke für die Steilvorlage! Ich verspreche doch nur den Vorher-Nachher-Effekt, den jeder Mensch sofort mit der Anleitung nachvollziehen kann. Ich verspreche weder ein Facelift noch das Wegzaubern von Marionettenfalten. Ich verspreche das natürliche Anheben der Muskeln und Faszien, das geschieht, wenn der Körper und der Kopf in der optimalen Haltung sind. Vor den Spiegel mit dir und an die Arbeit! Du lobst die Kontur in meinem Gesicht. Genau das ist gemeint. Wenn ich den Kopf auf dem Körper gut halte, können die Wangen und Lider nicht hängen. Marionettenfalten machen mehr Arbeit und brauchen länger, um sich zurückzubilden …*

Doppelkinn? Hängende Mundwinkel? Zusammengekniffene Lippen? Steilfalten zwischen den Brauen? Jetzt aufspannen: Unterschenkel über den Fersen ausrichten und nach oben lang denken. Weg vom Sprunggelenk. Den Oberschenkel weg denken vom Unterschenkel, das Kniegelenk dankt mit Leichtigkeit. Das Becken hoch denken, weg vom Hüftgelenk.

Die Sitzbeinhöcker bewegen sich schon allein durch dieses Auf- und Ausrichten leicht zueinander. Das bedeutet, dass die innerste Beckenbodenschicht,

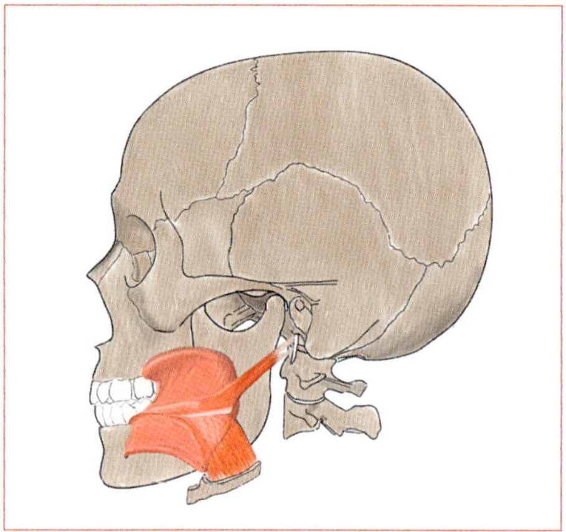

Zunge macht Männchen

der Organheber, in den Aktionsmodus geschaltet hat, mit der leichten Grundspannung, die er tagsüber haben soll. Nachts darf der Organheber schlafen. Außer, wenn Sie sich im Schlaf bewegen. Dann macht er zu Ihrem Schutz auch nachts, was Sie am Tag üben. Das Zwerchfell ist mit dem Organheber über Bänder und Faszien unmittelbar verbunden. Die gute Haltung richtet es automatisch auf, die Rippen werden von innen gedehnt, Atemwege, Lungen und Herz bekommen den Raum, den sie verdienen.

Arme in die Pinguinposition bringen, Finger zeigen zueinander. Die Handwurzeln Richtung Boden schieben. Am Damm einatmen, den Atem durch die Wirbelsäule zum Kronenpunkt lenken. Dreimal.

Die Lippen entspannen und von den Zähnen »wegziehdenken«, ganz zart plustern. Nicht die Oberlippe kräuseln, sonst haben wir gleich eine neue Baustelle. Nun ein weiches, »ng, ng, ng« zulassen, die Konsonanten in den Mundraum einladen und zum Kronenpunkt schicken. Weich, entspannt, entspannend, »Ng, ng, ng«.

Arme entspannen. Was zeigt der Spiegel jetzt? Diese Grundaufspannung lässt sich jederzeit, fast überall und unbemerkt umsetzen.

Gelenkigkeit

Die Grundaufspannung des Körpers aktiviert die Tiefenmuskulatur. Die ge-

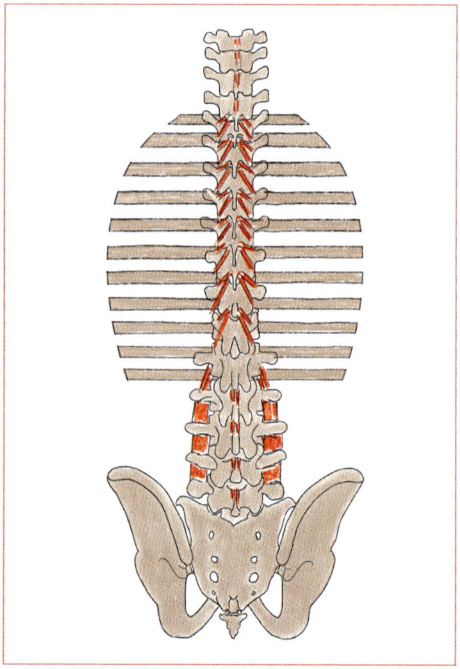

Die autochthone Wirbelsäulenmuskulatur

samte Tiefenmuskulatur. Sie erinnern sich, die 100-Prozent-Formel Die 100-Prozent-Tiefenmuskulatur richtet allein durch dieses dehnende Aufrichten das Becken und den Brustkorb optimal aus. Das Becken steht am Unterrand schmal, am Oberrand weit. Der schmale Unterrand hält die Hüftpfannen zusammen. So sind die Hüftgelenke vor Arthrose geschützt. Dieses gesunde Becken ist auch die Voraussetzung für gut stehende Füße, vollkommen entlastete Sprunggelenke und Knie.

Das gleiche Prinzip gilt für den Brustkorb, er wird an den unteren Rippen schmal gehalten und hat unter den Achselhöhlen die größte Weite. Auf dieser Höhe dehnen sich die Rippen bei jedem Atemzug seitlich aus. Bei mir sind es mittlerweile fast acht Zentimeter pro sauber ausgeführtem Atemzug.

So ist der Brustkorb die Heimat für die filigranen Gelenke, die landläufig als »Schultern« bezeichnet werden. CANTIENICA® Körper in Evolution unterteilt die Schultern wieder in die spezialisierten Einzelteile mit ihren spezialisierten Aufgaben: Schlüsselbeine, Schulterblätter, Schulterpfanne, Schulterdach, Oberarmkugel, Arm. Wenn jedes einzelne Gelenk freisteht und reibungslos funktioniert, so kann die Vernetzung aller Gelenke untereinander und miteinander auch reibungslos funktionieren.

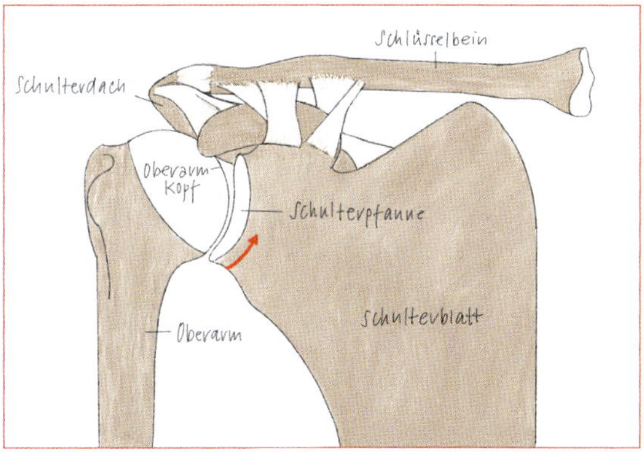

Schulterblatt, Schlüsselbein, Oberarmkugel mit offenen Gelenkspalten. Der rote Pfeil liegt an der Schulterpfanne. Sie soll sich an Ort nach vorne oben ausrichten. Sie werden dieser Anleitung in den Übungen oft begegnen.

Ist diese Mobilisierung aller Gelenke in der vernetzten Tiefenmuskulatur neu für Ihren Körper, so kann es sein, dass er zu vibrieren beginnt, in einem zarten, rhythmischen Zittern. Hineinatmen, aushalten und lieb gewinnen. Ihr kluges System baut neue Verbindungen auf und aus.

Ich habe jahrelang immer wieder solche Vibrationssensationen gehabt. Nun scheint verknüpft zu sein, was sich verknüpfen lässt, und ich vermisse das Zittern. Es gibt auch die Theorie, dass durch gezieltes Vibrieren Rückstände traumatischer Erinnerung aus dem Körper geschüttelt werden können. Wie schön, wenn der Körper das ohne bewusstes Zutun für mich macht. Meiner hatte auch einiges rauszuschütteln.

Nina: *Sehr interessant – ich interessiere mich ja für Traumatherapie. Und dass da viel im Körper gespeichert ist, das ist bewiesen.*

Benita: *Gott sei Dank. Sigmund Freud dreht sich im Grab. Wobei viele Therapeuten selber krumm in der Gegend stehen und gehen und davon reden, wie wichtig Haltung und Embodiment seien.*

Geschmeidigkeit

Sie erlernen viele knochennahe Mikrobewegungen. Das Einsaugen der Wolken unter den Fußsohlen, das Aktivieren der Sitzbeinhöcker und das Stupsen mit den Pinguinarmen sind typische Mikrobewegungen. Die kleinen, präzisen Impulsbewegungen sind Feinarbeit für die 212 (!) Gelenke am Körper, und zwar für alle Gelenke, von den Zehen über die Kreuzbeingelenke, die einzelnen Wirbel. Die Schulanatomie unterscheidet zwischen »echten« Gelenken (140) und »gelenkigen Verbindungen«. Sobald Sie bewusst alle Schädelknochen in Bewegung setzen können, alle Rippen einzeln bewegen, alle Wirbel individuell drehen, werden Sie verstehen, weshalb ich eine Hierarchie der Gelenke nicht sinnvoll finde: Ein Gelenk ist ein Gelenk und verdient es, gelenkig gehalten zu werden. Beweglich sind auch die 22 Schädelknochen – wenn sie bewegt werden. In der Anatomie, die ausschließlich das Tote erklärt, gelten diese Knochennähte zwischen den 22 Schädelknochen als verknöchert (ossifiziert). Wer sich lebendig und bewusst an diese Knochen macht, kommt ins Staunen: Auch diese Knochen sind formbar.

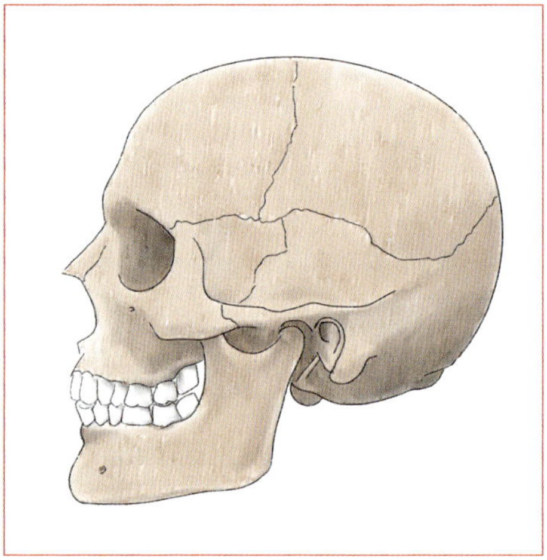

Der Schädel mit seinen 22 Knochen und Suturen

Ich hatte mir die Skoliose gemacht, Sie erinnern sich. Es war eine klassische Skoliose, von hinten betrachtet in einem horizontalen S-Bogen mit allerlei Verwringungen. Die Lendenwirbelsäule lief nach links, die Brustwirbelsäule bog auf Brustkorbhöhe nach rechts ab, die Halswirbelsäule musste wieder nach links halten, damit ich mich einigermaßen aufrecht halten konnte. Der Kopf hielt dann wieder nach rechts. So eine klassische Skoliose verzieht auch die Schädelhälften, es entsteht eine sogenannte Gesichtsskoliose. Ich habe auch diese Gesichtsskoliose durch das Training der Schädelknochen begradigt.

Ich bemerkte, dass durch die Arbeit am Schädel die Faszien und die Muskeln unter Zugspannung kommen, genau wie das beim Körper der Fall ist. Und ich bemerkte zu meinem großen Vergnügen, dass diese Zugspannung sich positiv auswirkte auf die Konturen des Gesichts und auf die Gesichtsmuskulatur. Ich entwickelte aufgrund dieser positiven Veränderungen ein spezielles Gesichtstraining, auch bekannt unter der Bezeichnung Faceforming.

Nina: *Da ist es: Faceforming, Facelifting. Siehe oben: Ja kann das denn sein? Machen das also die vielen jung gebliebenen Schauspielerinnen, die behaupten, niemals Botox zu verwenden? Ich habe wieder diesen Reflex: kann ja mal im Einzelfall sein. Aber bei mir? Da wird es wieder so wenig wirken, wie die Kressesalbe meine Pigmentflecken weggezaubert hat.*

Benita: *Auf die Kressesalbe bin ich auch hereingefallen! Faceforming ist nicht Facelifting. Die Kopfarbeit kommt auch aus den Knochen. Du lernst, dass deine mindestens 22 Schädelknochen beweglich sind, durch Suturen verbunden. Du dehnst die Kno-*

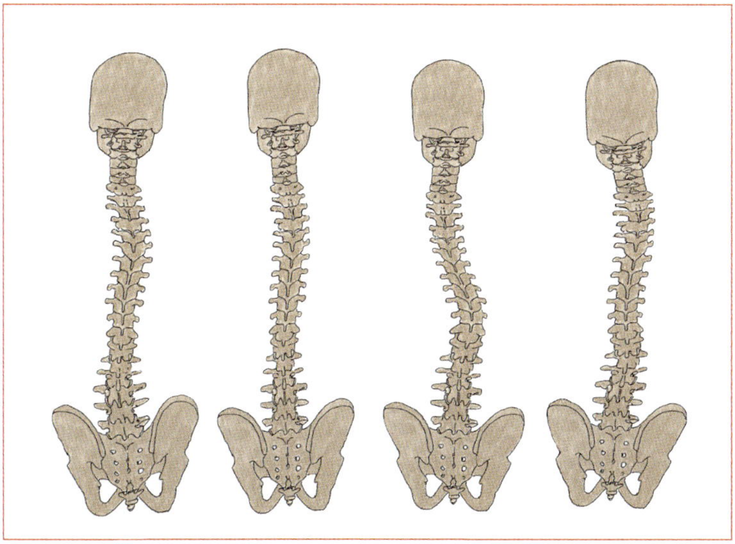

Skoliosen kommen in vielen Formen und Drehungen vor. Eine ungewartete Wirbelsäule wird mit den Jahren auch krumm und verdreht.

chen aus, formst sie von innen, bringst sie in das volle Volumen. An diesem »entschrumpften« Schädel sitzen Faszien, Sehnen, Muskeln straffer. Augenblicklich. So naturgestrafft, lernst du deine Mimikgewohnheiten kennen. Die Marionette macht sich nicht von selbst, dafür muss ich meine Mundwinkel verziehen. Für die Zornesfalte muss ich die Brauen zusammenziehen. Für die schmalen Lippen muss ich die Lippen jahrelang einziehen. Für die Hängelider muss ich die Lider hängen lassen. Mach das alles gesichtsfreundlich, etabliere neue, entfaltende Gewohnheiten, und der Schädel wird die Resultate deines Tuns sofort spiegeln. Es gibt auch dazu das Buch FACEFORMING MIT TIGERFEELING.
*PS: Die meisten Schauspieler*innen lügen auch hierzulande. Ich erkenne jeden operativen Eingriff in Gesichtern.*

Faceforming hat, genau wie mein Beckenbodentraining, unendlich viele Nachahmer*innen auf den Plan gerufen. Einige dieser Nachahmungen kursieren unter sehr ähnlichen Bezeichnungen. Die meisten Kopist*innen haben das Prinzip nicht verstanden: Es braucht auch für Training gegen Falten, Migräne, Zähneknirschen, Spannungskopfschmerzen, Tinnitus zuerst die Haltung. Ist der Körper nicht aufgespannt, können Sie an den Gesichtsmuskeln herumfummeln, soviel Sie mögen: Es passiert einfach nichts. Umgekehrt zaubert die bewusste vivatomische Haltung allein den Schädel in die optimale Position und somit Jahre aus dem Gesicht.

Immer noch in Lanzarote. Gewitzel an der Essbar. Der Bartender quirlt mit kunstvollen Arm- und Handbewegungen einen Daiquiri. Ich schaue bewundernd zu. »Soll ich einen für Sie zaubern?«, fragt er mich. »Nein danke. Das ist 50 Jahre her, seit ich einen Daiquiri trank«, antwortete ich, »und er hinterließ keinen guten Eindruck.« Der unbekannte Sitznachbar schaut mich von links sehr ernst an. »Sie tranken demnach schon als Fünfjährige!« Flirten wollte er nicht, er war verliebt mit Mann zugegen.

Schmerzfreiheit

Das Ziel der körperlichen Wartungsarbeiten mit CANTIENICA® Körper in Evolution ist Schmerzfreiheit. Der Weg zu dieser Schmerzfreiheit kann begleitet sein von körperlichen Sensationen. Die deutsche Sprache ist zwar eine schöne, bildhafte Sprache, doch für körperliches Abweichen von der Norm, vom Nichtspüren, gibt es zu wenige Nuancen. Viele Menschen nennen alles, was sie spüren, gleich Schmerz und müssen regelrecht lernen, Schmerz zu unterscheiden von einem »Neuspüren«. Heißt: Sie lernen den Unterschied kennen zwischen Schmerz und Begleiterscheinungen auf dem Weg zur Schmerzfreiheit. Wenn Knochen, Sehnen, Bänder, Faszien nach jahrelanger oder gar jahrzehntelanger Verkürzung wieder in die Länge kommen, so kann das ziepen. Wenn während des Trainings so ein Neuweh auftaucht: bitte nicht gleich aufgeben. Bleiben Sie in der Position und spüren Sie genau hin.

Atmen Sie an die Stelle, die Sie spüren, vielleicht löst der Atem Unangenehmes schon auf. Wenn nicht, fragen Sie das Empfinden: »Was bist denn du für eines?« Es wird antworten. Originaler Schmerz ist ja immer zuerst Freund, er kommt in der guten Absicht, Ihnen zu sagen: »Was du gerade machst, gefällt mir nicht.« Erst, wenn wir nicht auf das Empfinden hören, wird es nach Stunden, Tagen, Wochen zum Pfui-Teufel-Schmerz, zu einem echten Defekt. Vertikale Sensationen sind eigentlich immer gut. Heißen Sie das Neu willkommen, es wird nach dem Training nicht mehr und nur angenehm als Entwicklungssensation spürbar sein.

Wenn Sie besonders präzise und intensiv arbeiten, kann es zu spürbarem Nachwirken kommen. Wir nennen dies Muskelkätzchen. Es sind Sensationen in der Tiefenmuskulatur, in den Sehnen, keine übersäuerten Kater, doch schon schön spürbare Kätzchen. Die können zwei Tage nachhallen und bedeuten eigentlich immer: Sie haben eine vermeintliche Grenze verschoben. Sie sind auf dem allerbesten Weg zu mehr Beweglichkeit und Kraft.

Sind die Schmerzen horizontal und eindeutig Pfui-Schmerz: zurück auf Feld eins. Vergessen Sie alles, was Sie zu wissen und zu können glauben. Lesen Sie die Übungsbeschreibung noch mal ganz genau, schauen Sie genau hin. Und machen Sie sich mit dem Anfängergeist an die Übung. Lesen Sie neu.

Ein Beispiel. Viele Menschen gehen in Rückenlage, ziehen die Arschbacken zusammen und drücken den Rücken in den Boden. Weil sie das immer so gemacht haben und weil das alle machen. Gehen Sie davon aus, dass ich meine, was ich schreibe. Wenn da nichts steht von »Gesäß anspannen« und »Rücken flach drücken«, so ist das auch nicht gemeint. Der Bauchnabel wird nie eingezogen, weil das immer das Becken kippt.

Das Gesäß wird nie angespannt, weil das auch immer das Becken kippt und die Beckengelenke einzwängt und

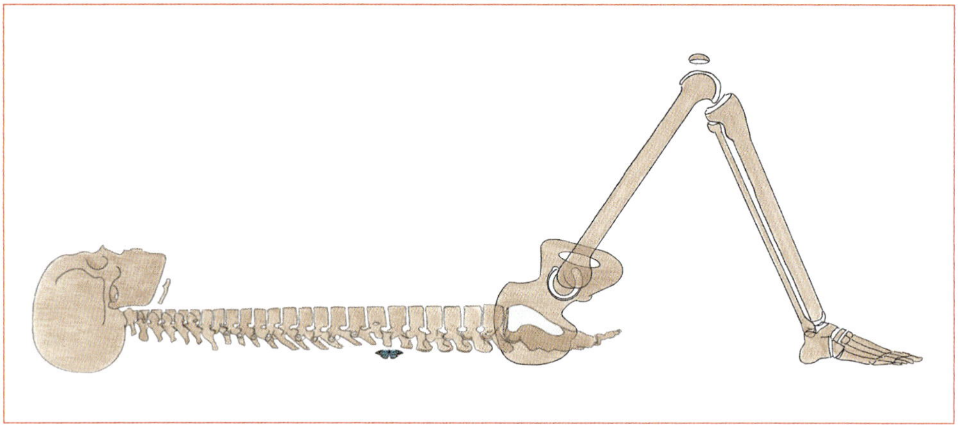

Die Vorstellungshilfe für die perfekte Rückenlage, mit Schmetterling in seiner kleinen Höhle ...

belastet. Die Hüftmuskeln und die Unterbauchmuskeln verkrampfen, solange die Gesäßbacken auf Chefmuskeln machen. Der Popo wird davon auch nicht schöner. Ich habe es ausprobiert. Gesäß kastig und hässlich und Piriformis dauerbeleidigt.

Ich liefere viele Bilder, Sprachbilder und auch Illustrationen, weil der Körper der Vorstellung folgt. Immer. Schauen Sie sich die Bilder an. Unvoreingenommen. Neu. Und lassen Sie Ihren Körper machen. Er weiß, wie's geht. Er wartet nur darauf, sich gut zu bewegen. Der Kopf ist dem Körper oft im Weg mit seinen Konzepten und Glaubenssätzen.

Holen Sie bei Ihrem Intellekt die Erlaubnis, den Körper neu zu gebrauchen. Wenn er rebelliert, der Intellekt, wenn er motzt, es könne nicht alles falsch sein, was er bisher gemacht habe, so beruhigen Sie ihn liebevoll. Bewährt hat sich folgende Abmachung: »Wir probieren jetzt diese neue, unbekannte Übung. Und wenn es nicht funktioniert, machen wir es wieder so, wie du es gelernt hast.« Dann kraulen Sie Ihren Intellekt hinter den Ohren und machen sich vollherzig ans Training.

Es gibt Übungen, die sich als SOS-Übungen eignen – für den Fall, dass Sie beim Training etwas falsch umsetzten. Vor allem für den Fall, dass Sie sich im Alltag in der Eile, in der Unachtsamkeit unglücklich bewegten. Bitte nehmen Sie diese Übung mit in Ihren Alltag und nutzen Sie diese Übungen als Soforthelfer, wenn Sie mal ungeschickt in die Strümpfe schlüpfen, wenn Sie das Enkelkind doch mal mit rundem Rücken heben. »Aua« und sofort in den Hochturm oder den Steilhang oder in die Notfalldehnung auf dem Bett. »Aua«, und raus aus dem Schmerz, rein in die Dehnung. Nicht »Aua« und im Rundrücken verharren, nicht einrollen und kurz machen, denn das ist die Einbahnstraße in den bleibenden Schmerz.

Der arme Karl-Friedrich muss noch mal ran. Er hat immer wieder Hexenschuss. Dann krümmt er sich und staucht sich und buckelt sich zusammen und bleibt in der Krümmung. Erst durch dieses Verharren in der Krümmung kann sich die Hexe entfalten. Würde sich Karl-Friedrich sofort dehnen, wie er es mit den Übungen lernt, so wäre der Schmerz nur der kleine Warnruf, der kurze Alarm gewesen: »Mach das nicht, du kannst das besser.« Die Karl-Friedrichs, auch die Karla-Frederikas, humpeln dann meist drei Tage herum, dann geht's zum Arzt, und der findet immer etwas, und dann gibt's Kortison. Oder gleich die Operation.

Ich kann mich auch mal ungeschickt bewegen (»aua« und »hallo, Schmerz«) und sofort den Schmerz auflösen, loslassen durch eine gezielte Übung, die sich in der Situation machen lässt. Das führt nahtlos ins nächste Kapitel: Reaktionsfähigkeit.

Reaktionsfähigkeit

Es war im letzten Winter. Die Straßen und Gehwege waren vereist und mit Neuschnee überzogen. Ich gehe eine steile Straße runter, stapfe fröhlich vor mich hin, dick vermummt und in gutem Schuhwerk. Rutsch. Wumms. Hände in die Luft. Landung auf dem gut gepolsterten Po. Ein junger Mann sieht meinen Sturz aus einiger Entfernung, er zeigt ein Schreckgesicht, kommt auf mich zu, so schnell, wie es dem Wetter angemessen ist. Ich liege auf dem Rücken, habe die Beine inzwischen gestreckt, Arme nach oben gestreckt, atme diagonal von der rechten Ferse zum linken Handgelenk und umgekehrt, und der junge Mann schaut erleichtert auf mich runter. »Sie sehen nicht aus, als ob Sie Hilfe brauchen!« Wir lachen. Ich nehme gerne seine dargebotene Hand und komme auf die Füße.

Neulich im Büro. Ich saß auf einem Küchenhocker und zwei Yogablöcken, um meine Hüftpfannen über den Kniekehlen auszurichten. (Dazu bald mehr. Die Stühle und Hocker sind für Menschen im Jahr 2024 nicht gemacht.) Durch irgendein Ungeschick drehe ich mich auf den Sitzbeinhöckern nach hinten. Das Hirn schwurbelt und huch, der Körper reagiert kaltblütig: Po raus, Arme anziehen, Hände in Schutz bringen und plumpsen lassen. So machte es mein Körper, und es bildete sich noch nicht mal ein blauer Fleck. Viele, viele Klient*innen aus dem Studio berichten begeistert, wie sie realisierten, dass sie straucheln, schlittern, stürzen, fallen, und dass sie in diesem Augenblick die Zeit anhalten und angemessen reagieren konnten.

»Ich war in Stockholm unterwegs. Ein Fahrradfahrer kam auf dem Gehsteig von hinten, ich sah ihn zu spät, wollte ausweichen, merkte, dass ich hinfalle«, berichtet Rosmarie, 78, »und im Fallen sortierten sich meine Knochen. Ich fiel zwar hin, doch war in den Knien eine Art Airbag, ich verletzte mich nicht. Stand wieder auf. Meine Kinder waren bei mir, sie staunten. Und ich wusste, wovon du sprichst, wenn du von Reaktionsfähigkeit sprichst.«

Beatrice, 63, ist mit dem Auto im Stadtverkehr unterwegs. Regennasse Straße, abrupte Bremsung. Sie sieht im Rückspiegel, dass der Wagen nach ihr ungebremst auf sie zufährt. »Ich realisierte: Der fährt auf. Bitte nicht noch ein Schleudertrauma! Ich spannte mich auf, dehnte bewusst die vielen Halsmuskeln, wie du es uns beibringst, ich schob meine Sitzbeinhöcker noch tiefer ins Polster und nahm meine Hände vom Lenkrad. Das ging natürlich alles viel schneller, als ich es aufzählen kann, eigentlich alles auf einmal, und bumm!«, der Wagen fuhr auf, Beatrice blieb unverletzt.

Simon hatte den direkten Vergleich mit einem Kollegen, der klassisch trainiert, an Gewichtsmaschinen.

Die Männer waren mit Rennrädern unterwegs. Unglückliches Bremsmanöver, Simon fliegt nach vorne über das Lenkrad, nimmt wahr, wie sich ein Körper aufspannt und dann einrollt. Er landet halb seitlich, schürft das Kinn – und das war's. Aufstehen, strecken, das Rennrad richten. Der Kollege hat später einen sehr ähnlichen Unfall, abruptes Bremsen, Flug über das Lenkrad, voll auf das Gesicht, Krankenhaus.

Das ist mit Reaktionsfähigkeit gemeint. Ein gut gewarteter Körper kann das: sich im Notfall ein Zeitloch schaffen und angemessen reagieren. Ein Katzenwissen in unserer DNA. Der Körper kann das, wenn er es trainiert hat. Weil Sie sich diese Fähigkeit antrainiert haben, wieder antrainiert oder, wie ich, erst relativ spät in den Jahren bewusst erarbeitet haben. Im Kapitel »Stürzen ist lernbar« liste ich alle Übungen auf, die gezielt als Sturzschutz taugen. Ich hoffe, Sie mit diesem Versprechen zu motivieren, sich mit diesen anspruchsvollen Übungen anzufreunden. Rosmarie und Beatrice und alle meine Stammkund*innen haben mit mir ausprobiert und getestet, verworfen und weiterentwickelt.

Bewegungsfreude

Das alles, die Haltung, die Gelenkigkeit, die Geschmeidigkeit, die Reaktionsfähigkeit, führt hoffentlich zu Bewegungsfreude. Vielleicht müssen Sie diese Lust auf Bewegung anfangs ein bisschen anfeuern. Mit der Zeit wird sie zum Selbstläufer. Wie Hunger, Durst, Schlafbedürfnis. In diese Kategorie der Lebensnotwendigkeiten gehört sie, die Bewegungsfreude.

Sie können sich natürlich einen Hund anschaffen, der Sie rauszwingt. Ich habe es nicht so mit Zwang (auch nicht mit Hunden). Ob mit Hund oder ohne Hund: Übernehmen Sie das, was Sie durch die Übungen kennenlernen und umsetzen, in Ihren Alltag. Während ich hier schreibe, saugen meine Füße die Wölkchen ein, die Sitzbeinhöcker pulsieren unentwegt. Die Brustwirbelsäule führt ein Eigenleben, sie rotiert an Ort. Das Kreuzbein macht immer mal wieder auf Propeller. Die Wirbel bewegen sich individuell. Die Finger und Handgelenke tänzeln mit Bewegungsbewusstsein über die Tastatur. Die Ohren ziehen nach hinten oben, die Lippen schürzen sich und ziehen von den Zähnen weg. Die Zunge steht immer aufrecht, oft massiert sie den Gaumen, die Zahnreihen, die Kaumuskeln, die Lippen. An guten Tagen tanzt auch das Halszäpfchen. Das ist alles belebend und erfrischend und lebendig. Probieren Sie's aus.

Für die Bewegung gibt es eine Zauberformel: Bewegen Sie sich vom Boden weg. Wenn Sie die beiden Beckenhälften mit Ihren wichtigen Gelenken so gebrauchen, wie Sie es gleich üben werden, wenn Sie die Wirbelsäule aufspannen und den »Jungbrunnen« Brustwirbelsäule in Bewegung halten, geht es gar nicht anders. Die Gelenke arbeiten vernetzt und sinfonisch und federleicht miteinander, verzahnt, vernetzt, verbunden.

Kommen Sie mit einer Übung überhaupt nicht zurecht, lassen Sie diese Übung aus – und versuchen es später wieder. Es sind just die sperrigen Übungen, die für uns Wachstumspotenzial haben. Betrachten Sie dieses Training als Lebensprojekt, sagen Sie: »Ich will diese Evolution.« Selbstmotivation trägt Sie weiter, der viel zitierte innere Schweinehund hat keine Chance, wenn ich das, was ich mache, liebe.

Die Liebe kommt vielleicht nicht auf den allerersten Diagonalschnauf. Meistens braucht es mehrere Dates, um sicher zu sein: Das passt zu mir, das passt mir.

Ich baue die Übungen nach und nach auf, nach und nach erscheinen neue vivatomische Details. Das Programm ist umfangreich, damit Sie Auswahl haben. Ich habe es in drei Sequenzen aufgeteilt, jede Sequenz dauert ungefähr 30 Minuten, es sind insgesamt also ca. 90 Minuten. So können Sie die Gruppen mischen und haben Abwechslung zur Gestaltung Ihrer Trainings. Sie können Übungen, die partout nicht funktionieren, auslassen und haben immer noch Stoff für eine Stunde Training. Sie werden am Anfang Zeit brauchen, um in die Übungen zu finden. Nachlesen, hinschauen, auf die Details achten. Das ist in Ordnung. Qualität geht über die Quantität. Nehmen Sie sich trotzdem vor, in jeder Trainingseinheit ein bisschen zügiger zu arbeiten, schneller zu werden.

Nina: *Wie kann ich kontrollieren, ob ich die Übung in allen Details richtig mache, wenn ich sie schnell mache?*
Benita: *Den Aufbau der Übungen kannst du so langsam machen, wie du möchtest, das betone ich mehrfach. Wenn du die Grundposition im Sitzen, Liegen, kopfunter, im Unterschenkelstand und Stehen kennst, erarbeitet hast, so bist du eingerichtet. Das Pulsieren, die Mikrobewegungen, sie sollen zügig vorangehen, so herzschlagmäßig pulsierend eben. Mehr Anleitung für Selbstcoaching, mehr Illustrationen, mehr Fotos kann ein Buch kaum bieten. Wer damit nicht zurechtkommt, braucht Anleitung.*

Das ist für die Reaktionsfähigkeit wichtig, sie braucht ein gewisses Tempo. Ich muss nicht mehr nachdenken, was ich machen muss. Bei mir dauert das 90-Minuten-Programm nur 45, 50 Minuten. Bei manchen Übungen baue ich Möglichkeiten zur Steigerung ein, damit es abwechslungsreich bleibt, Körper und Geist mögen keine Routine. Sie haben folgende Möglichkeiten, sich selbst herauszufordern. Ich empfehle, jeder Trainingseinheit einen besonderen Fokus zu schenken:

- Auf jedes Detail achten. Die größtmögliche Qualität ins Training bringen.
- Die Anzahl Wiederholungen steigern.
- Schneller werden und trotzdem die Qualität beibehalten.
- Die Steigerungen einbauen.
- Die Programme von hinten anfangen und nach vorne arbeiten.
- Alle Übungen auf dem Hocker passen prima ins tägliche Leben. Sie können Ihr Sitzen in eine aktive, dynamische Tätigkeit verwandeln, die nichts zu tun hat mit ungesundem Sitzen. Wenn Sie es zulassen, wird Sie Ihr Körper in Evolution nur zu gern stupfen, wenn Sie die Haltung verlieren oder wenn er »Auslauf« braucht.

Mit etwas Praxis werden Sie die Übungsgruppen neu mischen und Ihre individuellen Choreografien entwickeln. Es gibt eine einzige verbindliche Regel, wenn Sie selbst kreativ werden: Beginnen Sie mit einer Ganzkörperdehnung und hören Sie mit einer Ganzkörperdehnung auf, am besten im Stehen und mit einer schönen Atemübung. So gewöhnt sich der Körper die Haltung auch für und im Alltag an.

Ich weiß, ich wiederhole mich, denn ich weiß von meinen innig geliebten Stammkund*innen, wie schwer es für viele ist: Das Training will Ihren Alltag verändern. Es will Ihr Leben leichter machen. Geschmeidiger, beweglicher und – sicherer. So. Jetzt geht es an die Arbeit. Viel Spaß!

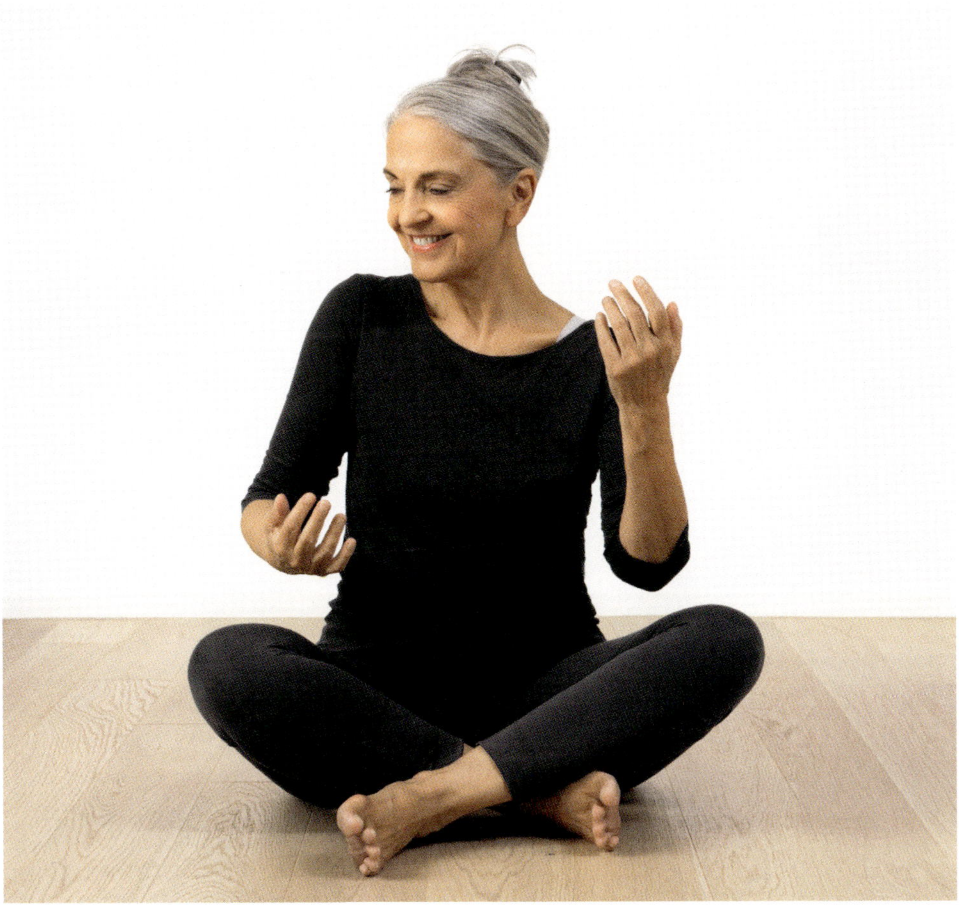

9

Übungsteil

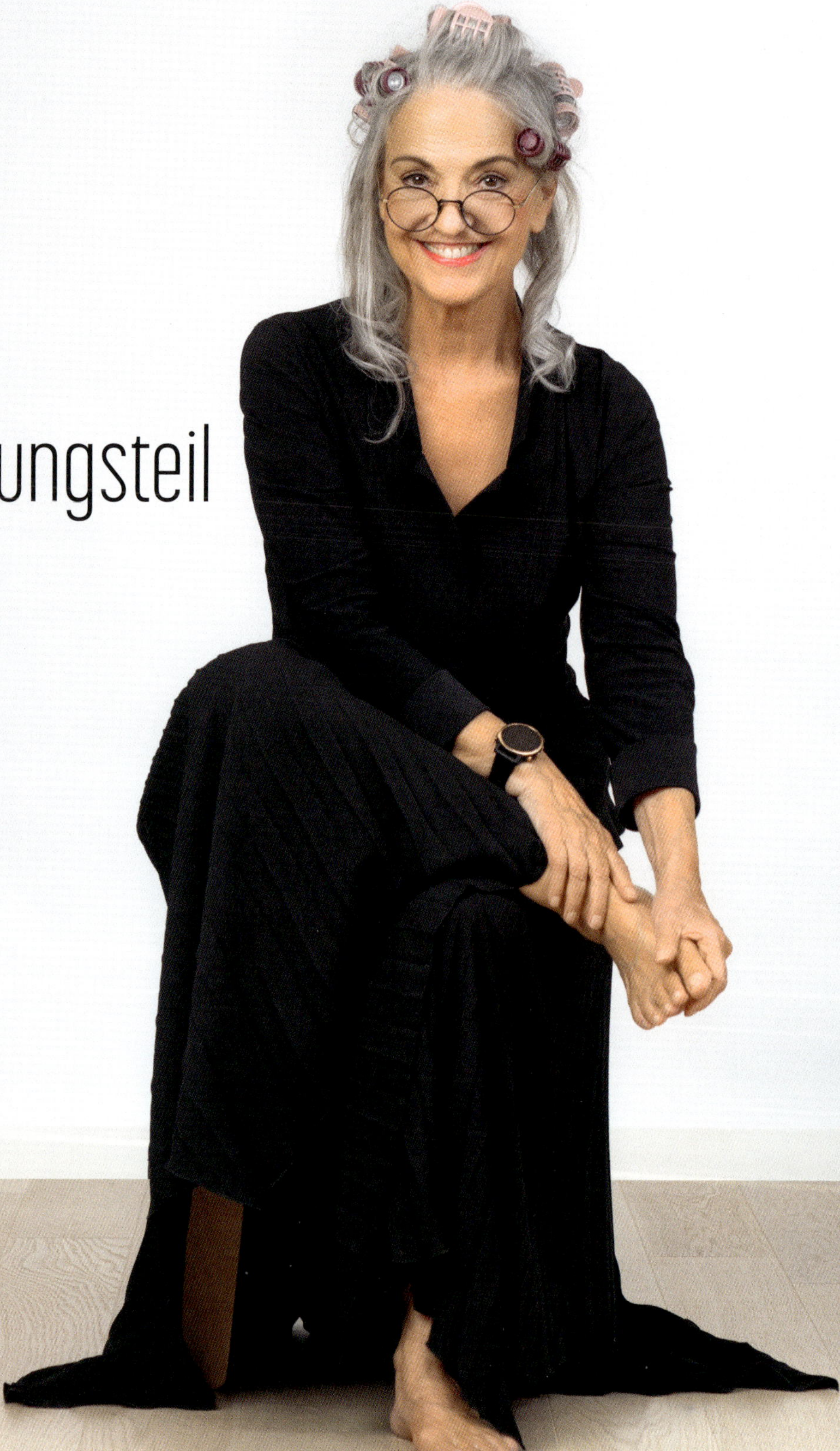

Das tägliche Minimum (12 Minuten)

»Am liebsten gleich nach dem Aufwachen und noch im Bett«, wünschen sich viele »Menschen mit Jahren«, um die Gelenke zu mobilisieren und die Nachtschwere loszuwerden. Die Nachtschwere wird sich mit regelmäßigem Training gar nicht mehr einstellen. Bis dann hilft dieses Morgenworkout. Achtung, an alle Einsteiger*innen in die Methode: Es sind die ersten Übungen, und die Anleitungen sind entsprechend ausführlich. Bitte nicht gleich das Buch in die Ecke schmeißen, es wird im Laufe der Trainingseinheiten immer einfacher, versprochen. Es empfiehlt sich, die Sequenz mindestens einmal in Ruhe durchzulesen, mit den Fotos abzuschmecken und in der Vorstellung mitzumachen. Dann erst umsetzen. Funktioniert am besten.

1. Beine über den Bettrand und los

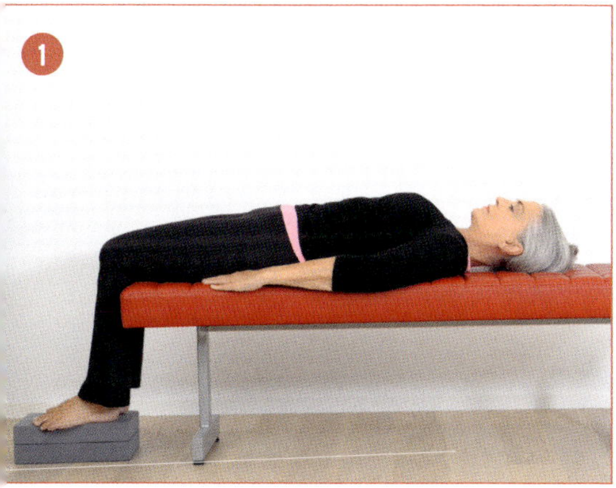

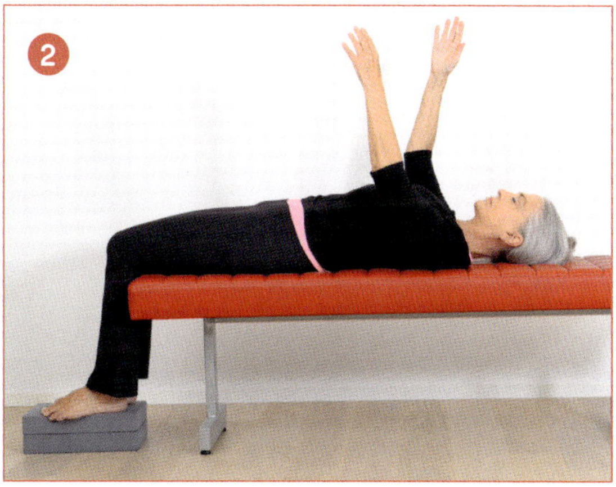

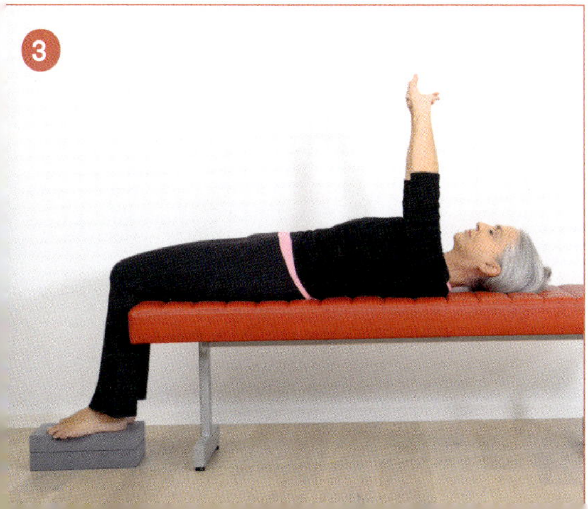

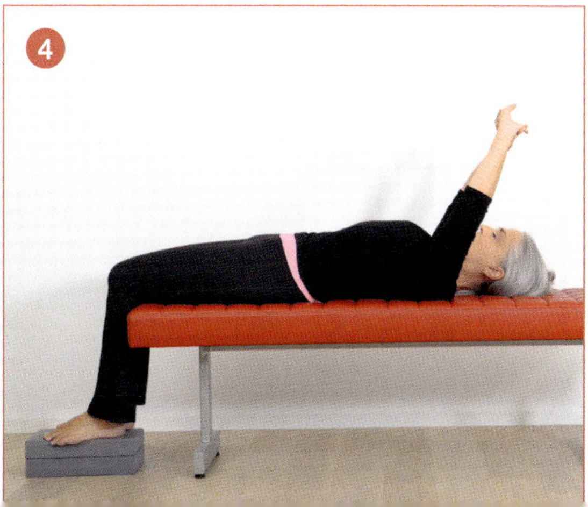

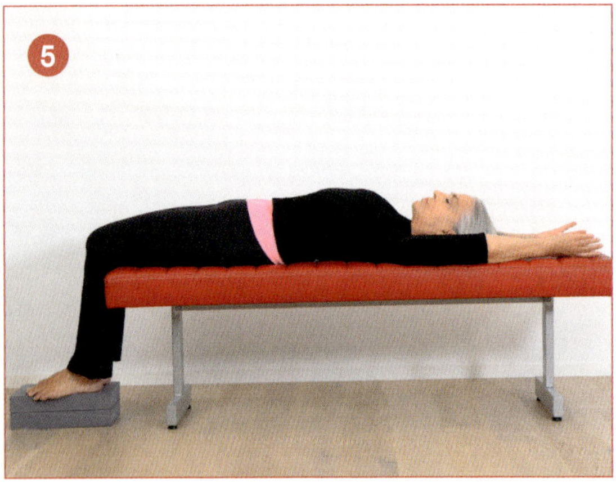

Funktioniert mit normalen Betten. Superdehnung für den Körper. SOS-Übung bei Kreuzschmerzen aller Art. Quer zum Bett die Beine über den Rand hängen lassen, die Kniekehlen am Bettrand. Die Füße müssen den Boden berühren. Ist das nicht der Fall, mit einem Yogablock, einem dicken Buch oder zwei dicken Büchern oder einem festen Kissen unterlegen. Wolken unter den Fußsohlen vorstellen.

- In die Rückenlage gehen. Die Füße in V-Position, Knie exakt über den Fersen. Die Arme parallel zum Körper. Die Ellbogen sind entspannt und schauen weg vom Körper. Die Finger lang denken, Richtung Knie, die Unterarme lang denken, die Oberarmknochen lang denken, Richtung Finger (Abb. 1).
- Die Armmuskeln an den langen Knochen heimholen zu den Achselhöhlen, Richtung Körper entspannen und beherzt ausdrehen. Kopf ausschalten, Armmuskeln an den Knochen nach oben denken – und, hoffentlich staunend, wahrnehmen, was passiert, wenn die Armmuskeln ihrer Natur folgen.

Selbstcoaching: Diese Dehnung soll Becken und Brustkorb weit auseinanderziehen. Die Schulterblätter fühlen sich an, als ob sie schweben. Der untere Rücken schwebt. Prägen Sie sich dieses Schweben ein, so soll sich der Rücken immer anfühlen, im Liegen, im Sitzen, im Stehen.

- »Ng, ng, ng« ein paarmal sprechen und so den Schädel in die optimale Position bringen. Falls der Kopf auch mit »ng, ng, ng« nach hinten fällt, kann etwas untergelegt werden, etwa ein dünnes, festes Kissen oder ein zusammengefaltetes Handtuch.
- Das Kreuzbein wahrnehmen und in den Körper holen. Mit allen anderen Wirbeln zum Kronenpunkt lenken. Die Längsbänder an der Wirbelsäule vorstellen: ein Band läuft innen hoch, je ein Band seitlich der Wirbelsäule. Nun ein Band vom Schambein zum Hals hochdenken, in der Bauchmitte.

• Die Psoasmuskeln vorstellen, wie sie in der Illustration eingezeichnet sind, mit einem Doppelzug aus den Leisten Richtung Kniescheiben und gleichzeitig innen an der Wirbelsäule hoch bis zum Zwerchfell.

• Den rechten Arm zur Decke anheben, den linken Arm anheben (Abb. 2). Die Knochen lang denken. Die Muskeln zu den Achselhöhlen entspannen, die Oberarmkugeln auf die Matratze entspannen.

• Finger verschränken, Handinnenseiten zur Decke drehen (Abb.3). Arme senkrecht gestreckt und Hände verschränkt. Die Schulterpfannen nach vorne oben denkdrehen.

Selbstcoaching: Das muss sich anfühlen, als ginge im Brustkorb die Sonne auf. Die Rippen dehnen sich seitlich aus. Bei Frauen hebt sich der Busen spürbar an. Nacken und Hals entspannen sich.

• Die Muskeln heimholen, bis sich die Arme gestreckt anfühlen. Die Ellbogen bleiben entspannt.

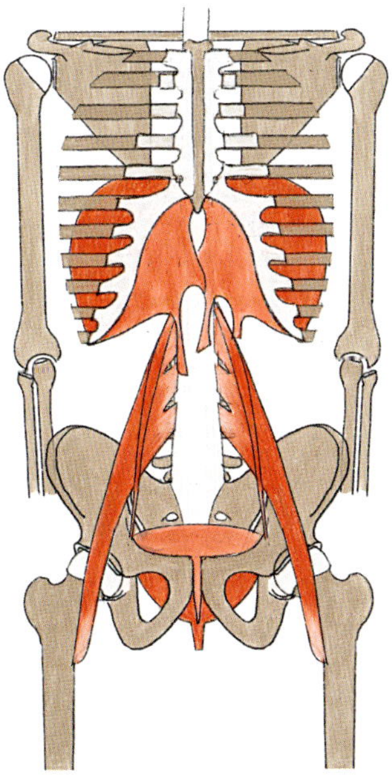

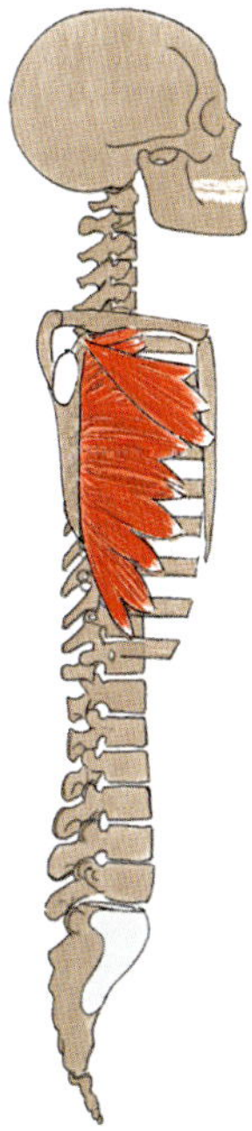

Abbildungen links und rechts: Diese Muskeln sorgen für Kraft, Länge und Schönheit aus der Tiefe: links die die Beckenbodenschale, die Psoasmuskeln und das aufgerichtete Zwerchfell. Rechts der kleine Brustmuskel und die vorderen Serratusmuskeln. Sie dehnen die Rippen und halten den Busen.

• Armreise, langsam, entspannt und aus den Achselhöhlen geführt, mit leichten Armen: die Arme ungefähr 17 cm absenken Richtung Ohren, zurück in die Ausgangslage, 17 cm absenken. Fünfmal wiederholen. Aus dem abgesenkten Punkt 15 cm absenken, anheben, fünfmal (Abb. 4). Am tiefsten Punkt dieser ersten Etappe die Fingerstellung wechseln und eine nächste Strecke absenken, wahrscheinlich werden es jetzt 12 cm. Anheben, absenken, fünfmal. Fingerstellung wechseln und vom tiefsten Punkt aus die Arme aus den Achselhöhlen weiter absenken. Vier, fünf oder sechs Abschnitte sind in Ordnung. Knapp über der Matratze/Unterlage die Arme aus den Achselhöhlen einige Male federn lassen. Die Arme entspannt neben den Ohren auflegen. Die Finger können verschränkt bleiben oder offen (Abb. 5).

Selbstcoaching: Wenn die Arme schmerzen, haben Sie wahrscheinlich die Schultern hochgezogen. Armmuskeln entspannen, Oberarmkugeln entspannen und auf die Achselhöhlen konzentrieren, sie sind die Steuerzentrale der Arme.

2. Superdehnung mit Atmung

• Direkt aus 1. Die Wolken unter den Fersen mit der Fersenmitte einsaugen. Fünfmal beidseitig, dann fünfmal abwechselnd links, rechts.

1

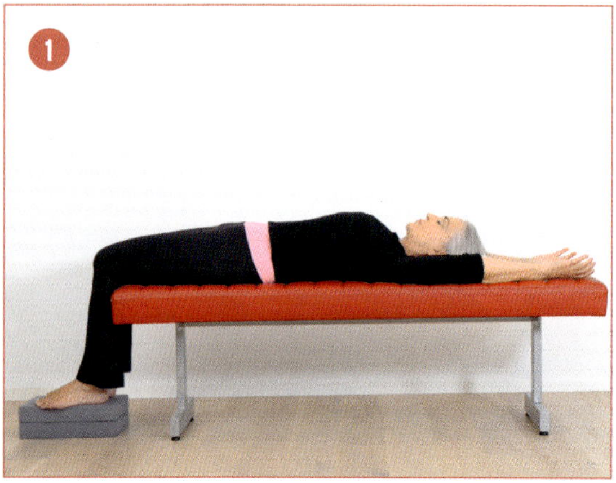

• Die linke Kniekehle nach vorne dehnen, die rechte Kniekehle. Zehnmal.

Selbstcoaching: Die Bewegung ist winzig, doch groß genug für eine angenehme Dehnung im Kreuz. Die Kreuzbeingelenke werden aktiviert, die Beckenhälften mobilisiert.

• Beim nächsten Stretch der linken Kniekehle in der Vorstellung an der linken Kniekehle einatmen und Atem zum rechten Handgelenk leiten. Rechte Kniekehle dehnen, einatmen, zum linken Handgelenk ausatmen. Jede Diagonale mindestens dreimal »beatmen«.

3. Kopf hoch für den Bauch

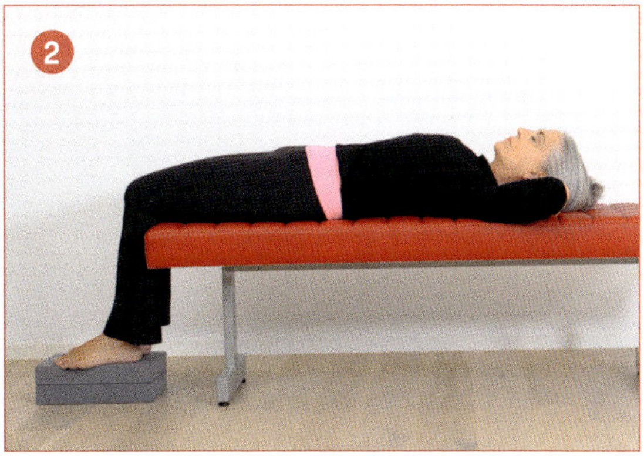

- Direkt aus 2. Die Finger verschränken. Den Kopf in die Hände legen und vollkommen entspannen. »Ng, ng, ng«. Die Lippen entspannt und ganz leicht geöffnet halten.

- Rechte Kniekehle nach vorne dehnen, linken Ellbogen nach links dehnen. Linke Kniekehle und rechten Ellbogen auseinanderziehen Je dreimal.

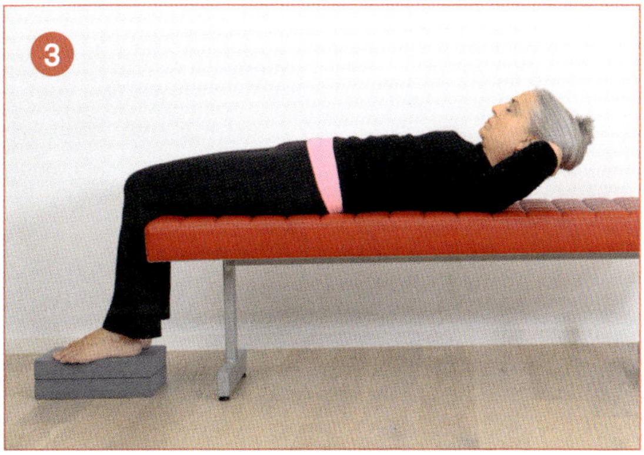

- Fingerstellung wechseln. Dreimal bewusst mit dem Atem koordinieren, durch die Nase einatmen, durch den Mund ausatmen und in der Vorstellung so tun, als ziehe der Atem die Kniekehlen und Ellbogen diagonal auseinander. Jede Diagonal dreimal.

Selbstcoaching: Sie sollten sich jetzt mindestens 4 cm länger fühlen als vor dem Training. Falls Sie einen Längszug am Rücken spüren: willkommen heißen und stolz sein!

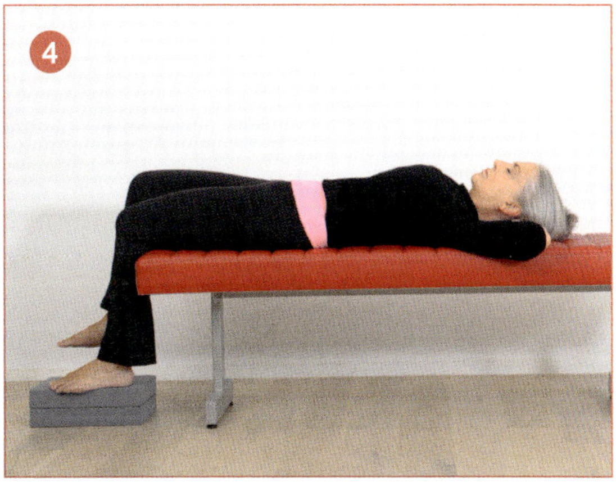

- Fingerstellung wechseln. Ellbogen zu den Seiten ziehen. Auf die Längsbänder konzentrieren und sie unendlich lang denken. Die seitlichen Längsbänder bis zu den Ohrläppchen denken, den Kronenpunkt wahrnehmen und zur Decke hochziehen, bis das Kinn parallel zum Brustbein steht.

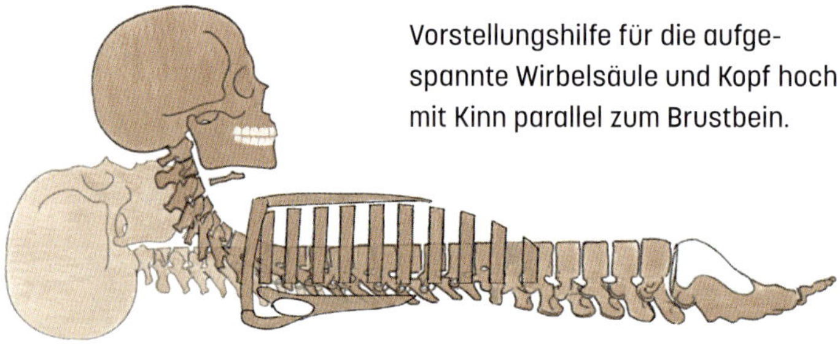

Vorstellungshilfe für die aufgespannte Wirbelsäule und Kopf hoch mit Kinn parallel zum Brustbein.

Selbstcoaching: Beim Kopfanheben »ng, ng, ng« sprechen, damit der Unterkiefer und der vordere Hals entspannt bleiben.

- Rechte Kniekehle nach vorne dehnen, linken Ellbogen noch mehr zur Seite dehnen, Kronenpunkt zur Decke denken. Und umgekehrt, linke Kniekehle, rechter Ellbogen, Kronenpunkt hoch. Fünf Dehnungen für jede Diagonale.

- Kopf zurück auf die Matratze, kurz entspannen. Fingerstellung wechseln. Kniekehlen und Ellbogen auseinanderdehnen, Schädel entspannen. Psoasmuskeln dehnen, gleichzeitig zu den Kniescheiben und zum Zwerchfell.

- Die Wölkchen unter den Fersen einsaugen und so die Sitzbeinhöcker und den innersten Beckenboden in Aktion bringen. Zehnmal.

- Die seitlichen Längsbänder aktivieren, Kronenpunkt zur Decke mit »ng, ng, ng«.

- Den rechten Sitzbeinhöcker anziehen und den rechten Unterschenkel federleicht und nur wenig anheben. Zurück. Den linken Sitzbeinhöcker anziehen und den linken Unterschenkel leicht anheben. Zehnmal. Hände und Kopf absenken. Hände lösen, Arme seitlich des Körpers. Entspannen.

Selbstcoaching: Falls Ihre Beine nicht leicht sind, legen Sie Ihre Hände auf die Leisten. Stellen Sie sich vor, dass die Psoasmuskeln wie kleine Sonnen in Ihre Hände wachsen. Schieben Sie die Oberschenkel aus den Leisten Richtung Knie und laden Sie die vorderen Oberschenkelmuskeln ein, sich zu entspannen und den Sitzbeinhöckern mitsamt Beckenboden zu vertrauen. Ziepen an den hinteren Oberschenkeln und eine Dehnung in der Mitte der Gesäßfalten sind gute Zeichen, dass Beckenboden und die gesamte Beinmuskulatur zusammenarbeiten.

4. Armfreiheit

- Direkt aus 3. Sie können die Beine angewinkelt lassen oder die Füße kreuzen und die Oberschenkel in eine leichte Seitdehnung entspannen. Die Oberschenkelmuskeln aus den Leisten ausdrehen und die Sitzbeinhöcker näher zueinanderziehen, so schützt der Organheber die Beckengelenke. Die Fußstellung zwischendurch wechseln.

- Die Arme anwinkeln, Oberarme parallel zum Körper auf der Matratze, Unterarme senkrecht in die Luft zeigend. Die Ellenbeugen Richtung Kniekehlen dehnen, gleichzeitig die Schulterpfanne nach vorne oben drehen. Die Schulterblätter flach vorstellen, gerade am Oberrand und tief am Rücken.

- Die Oberarme in Körperkontakt bringen und halten. Die Ellbogen in den Torso stupsen, als ob sie sich berühren möchten. Zwanzigmal.

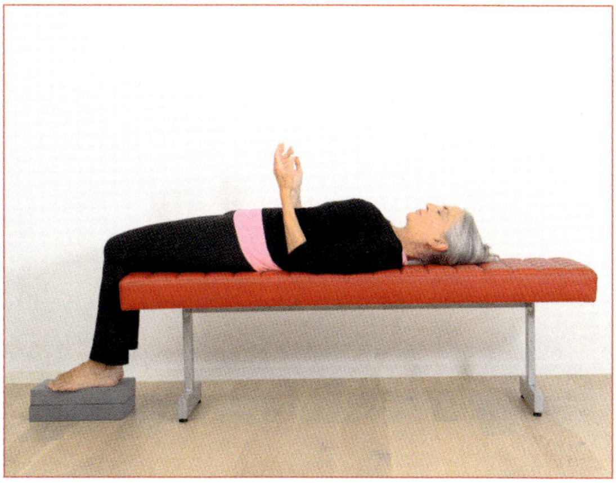

Selbstcoaching: Können Sie die Arme noch nicht in Körperkontakt bringen, bitte nicht frustriert sein. Es ist eine Herausforderung für alle »Schultermenschen«. Entspannung braucht auch Mut. Versuchen Sie es immer wieder und nur kurz. Ich verspreche: Wenn Sie es können, werden Sie nicht mehr verstehen, wie Sie Ihre Arme je anders halten konnten. Im Brustkorb geht wieder die Sonne auf. Die Rippen dehnen sich seitlich. Die busenschönmachenden kleinen Brustmuskeln werden aktiviert. Seitlich spüren Sie die Serratusmuskeln. Deutsch heißen sie Sägezahnmuskeln. Diese sind beste Freunde des Zwerchfells und helfen Brustkorb, Lungenfell und Lungen, sich bei jeder Einatmung auszudehnen.

5. Armkraft

1
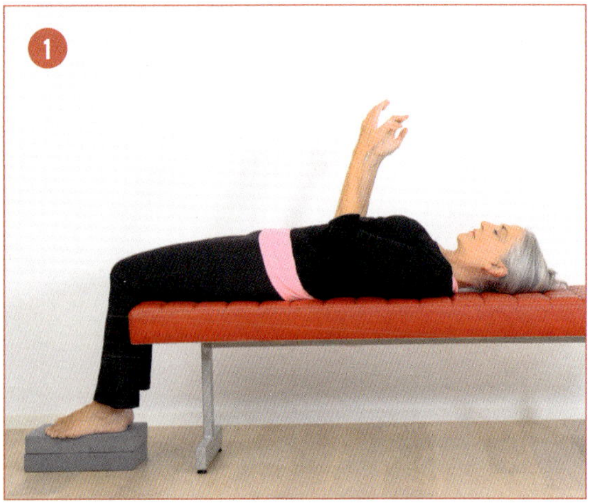

2
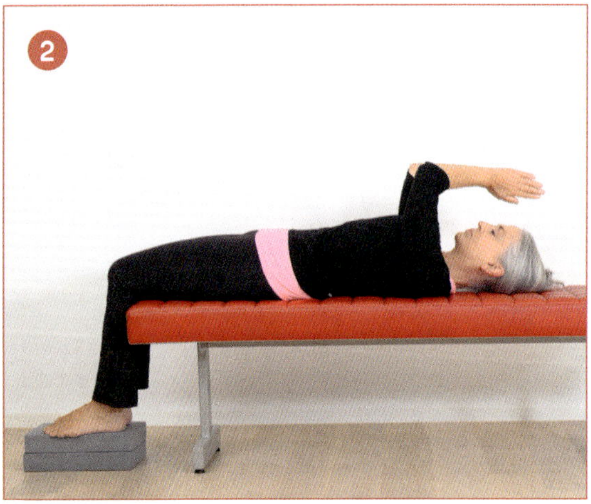

- Direkt aus 4 (Seite 79). Ellbogen lang ziehen, Richtung Knie. »Ng, ng, ng«. Die Oberarmknochen senkrecht in die Matratze stupsen, gleichmäßig auf ganzer Länge. Zehnmal gleichzeitig. Dann zehnmal versetzt links, rechts, links, rechts.

- Die Oberarme anheben, die Unterarme bleiben angewinkelt. Darauf achten, dass die Ellbeugen über den Achselhöhlen stehen und die Oberarmkugeln gemütlich in den Achselhöhlen ruhen, weit auseinander und in Kontakt mit der Matratze.

- Die Hände in Berührung bringen, ganz locker.

Selbstcoaching: Falls die Oberarmkugeln sofort nach vorne oben schnalzen möchten, nehmen Sie sich Zeit für diese Vorbereitung. Die Muskeln der Oberarme zu den Achselhöhlen hin entspannen, die rechte Oberarmkugel loslassen, die linke, die rechte, die linke. Sooft es geht und bis die Oberarmkugeln klar und deutlich spürbar auf der Matratze liegen.

- Handränder aneinanderstupsen, die Arme mit Kraft zur Decke strecken, entspannt wieder anwinkeln, strecken mit Kraft, entspannt beugen. Siebenmal.

- Umgekehrt: entspannt strecken und mit Kraft beugen. Darauf achten, dass die Oberarmkugeln sich nicht bewegen, sie chillen auf der Matratze. Siebenmal.

- Arme zur Decke strecken, Fingerspitzen zur Decke dehnen, die Muskeln an den langen Knochen heimfließen lassen zu den Achselhöhlen und die Schulterpfannen nach vorne oben drehen. Fünfmal.

- Arme entspannen. Handseiten waagerecht auf die Leisten legen, die Leisten so halten, wo sie sind, Ellbogen zu den Seiten ziehen und den langen, kraftvollen Torso aufrichten. Die Längsbänder und die Psoasse machen das gerne für Sie!

3

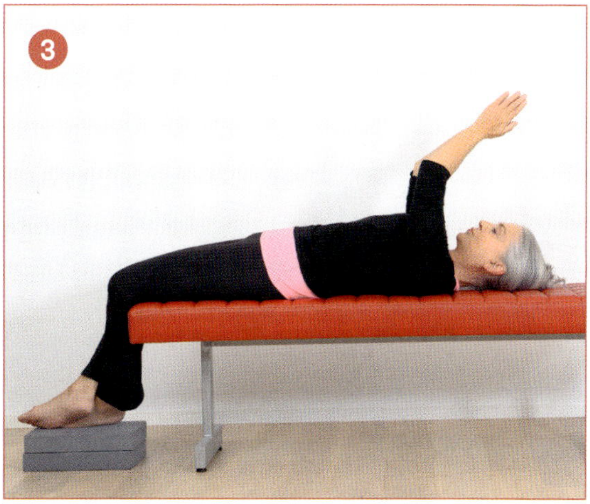

Selbstcoaching: Das Aufrichten klappt noch nicht? Sie können die Lieblingshand auf der Matratze abstoßen lassen und so hochkommen. Sie werden sehen, schon nach dem dritten Training wird es ohne diesen zusätzlichen Schub gelingen.

6. Steilhang am Bettrand

• Am Bettrand stehen. Die Unterschenkel berühren den Bettrand. Die Kleinfingerseite der Hände auf die Leisten legen und die Leisten nach hinten schieben. Das Becken folgt. Die Sitzbeinhöcker nach hinten und nach oben schieben, so weit, wie es geht.

Selbstcoaching: Die Handseiten bleiben in den Leisten und stellen sicher, dass das Becken nicht kippt.

• Ellbogen auseinanderziehen, Armmuskeln heimholen und aus den Achselhöhlen ausdrehen. Jetzt auf die Sitzbeinhöcker konzentrieren: zusammenziehen, lösen, zusammenziehen, lösen. Wenn sich der Torso beim Lösen der Sitzbeinhöcker automatisch und leicht anhebt und beim Zusammenziehen der Sitzbeinhöcker wieder senkt, so machen Sie alles richtig. Zehnmal und jedes Mal steigern.

• Prägen Sie sich die Bewegung ein. So möchte sich Ihr Körper hinsetzen und genauso aufstehen, aus den Sitzbeinhöckern, also aus dem Beckenboden.

• Variante für die Kraft, die es braucht, um Enkelkinder oder Gegenstände vom Boden aufzuheben. Für das gelenkfreundliche Bücken und Arbeiten im

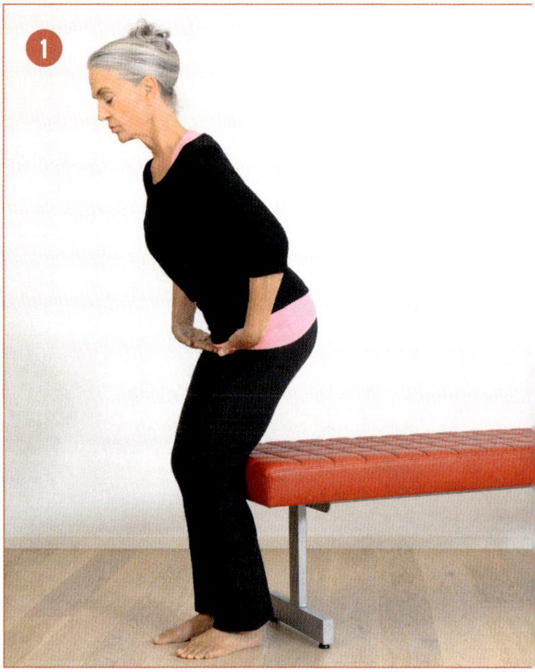

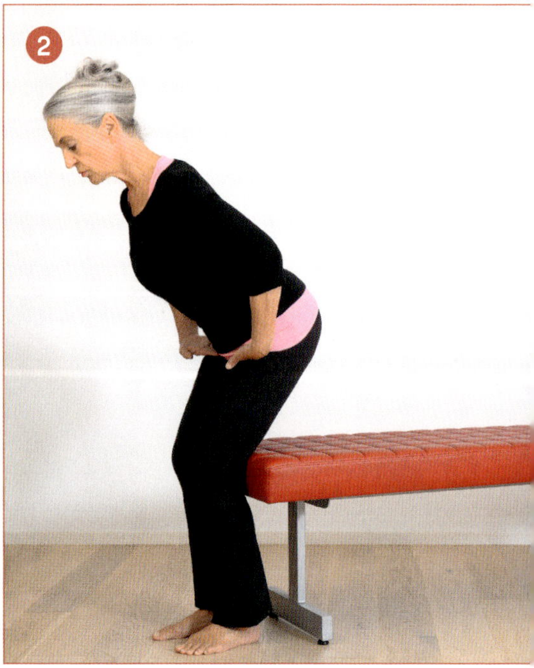

Garten: Die Sitzbeinhöcker zusammenziehen und den Torso gleichzeitig bewusst etwas absenken. Sitzbeinhöcker lösen, der Torso hebt sich wieder ein bisschen an. Mindestens zehnmal.

- Zur Mobilisierung der Hüftgelenke und der Kreuzbeingelenke: Ziehen Sie den linken Sitzbeinhöcker noch mehr nach hinten oben, den rechten, den linken. Jede Seite mindestens zehnmal.

Selbstcoaching: Pulsieren Sie mit den Sitzbeinhöckern relativ schnell. So kommen Sie nicht in Versuchung, mehr zu machen, als beabsichtigt ist.

- Den Kronenpunkt zur Decke ziehen, aufrichten, Unterschenkel bewusst am Bettrand. Die Hände weich auf die Leisten legen, die Psoasmuskeln einladen, sich in die Hände zu entspannen. Arme hängen lassen. Armmuskeln heimholen und aus den Achselhöhlen ausdrehen.

Selbstcoaching: Nehmen Sie bewusst wahr, wie sich das anfühlt, so lotrecht über den Fersen ausgerichtet! Alles am Körper ist gleich lang, nichts geht auf Kosten von etwas anderem. So möchte Ihr Körper stehen, wenn er stehen darf.

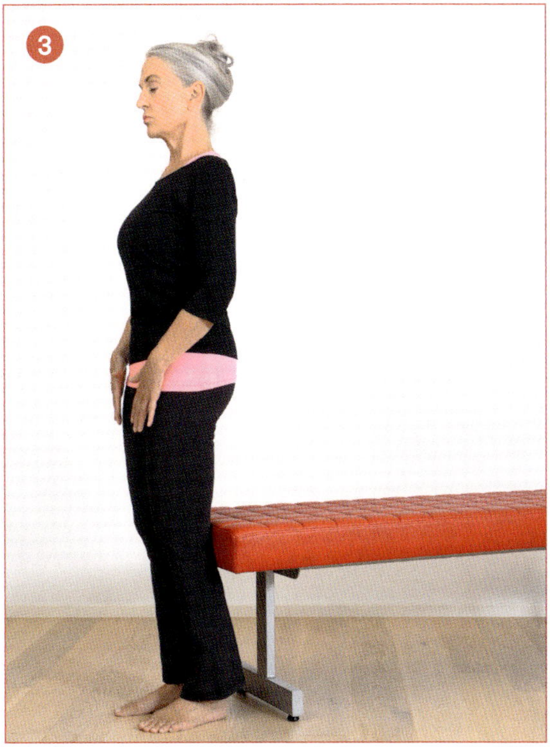

- Wenn Sie dieses 15-Minuten-Workout sorgfältig umsetzen, werden Sie morgen allerlei spüren – Sehnen und Muskeln. Verlieben Sie sich doch bitte in diese Nacharbeit des Körpers, er verjüngt sich dabei. Um die Muskelkätzchen lebendig zu erhalten, können Sie die Anzahl der Wiederholungen in jeder Übung steigern.

Mindestens einmal pro Woche 60 Minuten. Oder zweimal pro Woche 30 Minuten

Wer weiß, wie's funktioniert, kann diesen Abschnitt überfliegen. CANTIENICA® Körper in Evolution bietet eine biomechanische Anleitung für den optimal funktionierenden Körper. Dieses Werkzeug passt sich Ihnen in Ihrer Einmaligkeit an. Sie erwecken es zum Leben. Anders gesagt: Ich bin *nur* die Reiseleiterin für dieses Abenteuer. Ich schlage neue Routen vor, mache Sie auf besondere Sehenswürdigkeiten und Ziele aufmerksam. Die Reise machen Sie. Das Programm folgt der biomechanischen Logik: Jeder Knochen, jede Faszie, jedes Ligament, jede Sehne, jeder noch so kleine Muskel will trainiert und »gelebt« werden. Außer dieser Grundversorgung gibt es kein »Wenn, dann«. Das gilt auch für das »Wann, wie oft«. Das Training muss in Ihr Leben passen.

Ich trainiere zweimal pro Woche eine 60-Minuten-Lektion (Sonntag, Mittwoch) und achte im Alltag darauf, mich gut zu halten und zu bewegen, sodass jede Bewegung Qualität hat. Diese Qualität steigert immer auch die Wirkung. Ich bewege mich oft, schaffe mühelos 5000 Schritte, ohne die Wohnung zu verlassen. Beim Zähneputzen gehe ich in den Steilhang. Unter der Dusche dehne ich die Wirbel auseinander und lasse sie tanzen (das können Sie sehr bald auch). Etwas aufheben, auf den Boden stellen – wunderbare kleine Übungen. Hinsetzen, aufstehen, Treppensteigen, all das braucht genau gleich lang, wenn ich eine schöne Übung daraus mache oder mich hinfläze und über die Stufen schlurfe.

Habe ich die Zeit zum Training einmal wirklich nicht, trainiere ich in dieser Woche einmal ein 60-Minuten-Programm und zweimal 30 Minuten, mit möglichst gleichmäßigen Tagesabständen.

60 Minuten am Sonntag
30 Minuten am Mittwoch
30 Minuten am Freitag

Wenn Ihnen das zu viel ist, können Sie dieses Programm aufteilen in zwei 30-Minuten-Programme, wieder mit gleichmäßigen Abständen, zwei Tage zwischen den Trainings sind ideal für die Entfaltung der Wirkung. Probieren Sie aus, was für Sie stimmt. Wichtig ist am Anfang die Regelmäßigkeit. Sobald Sie sich in diese Feinarbeit aus den Knochen eingelebt haben, verlangt der Körper nach dem Training. Stellen Sie sich vor, wie gut Sie sich nachher fühlen werden, und ab auf die Matte.

Hilfsmittel für die verschiedenen Grundpositionen

Wer hier und jetzt mit CANTIENICA® Körper in Evolution anfängt, muss diesen Abschnitt lesen. Noch ein paar grundsätzliche Dinge fürs praktische Training. Im Sitzen müssen Ihre Hüftpfannen über den Kniekehlen stehen. Wenn Sie über 1,63 Meter groß sind, ist das bei den normierten Hockern und Stühlen in unserer normierten Welt nicht der Fall. Also muss der Hocker so eingerichtet werden, dass es stimmt. Ich nehme einen 5 cm dicken Yogablock aus Hartschaum. Ein großes, dickes Buch geht auch. Feste Sitzkissen funktionieren. Zur Not tut es auch eine gefaltete Trainingsmatte. Falls Sie einen verstellbaren Klavierstuhl besitzen: perfekt! Probieren Sie aus, was für Sie funktioniert. Wenn Sie den Hocker für das Training an eine Wand stellen, möglichst auf einer rutschfesten Matte, so können Sie auch sicher aufstehen und sich wieder hinsetzen, ohne Gefahr zu laufen, dass der Aufsatz samt Hocker kippt.

Ich empfehle rutschfeste Socken. Ideal sind solche Socken, wenn die Noppen die Fersen frei lassen, sodass Sie die Beine geschmeidig aus den Fersen strecken können. Barfuß verhindert dieses freie Gleiten, die Beine »stottern«, mit dem Effekt, dass sich sofort die vorderen Oberschenkelmuskeln wichtig machen und nicht mehr alle Beinmuskeln gleichmäßig an der Bewegung beteiligt sind. Sie können das auch ganz einfach ausprobieren, im Sitzen: den rechten Fuß nackt machen, den linken Fuß in der Socke. Rechte Ferse aufsetzen und die Ferse aus dem rechten Sitzbeinhöcker nach vorne schieben. Die Ferse »stottert«. Linke, besockte Ferse aufrichten und aus dem linken Sitzbeinhöcker die Ferse nach vorne gleiten lassen.

Sneakers, Turnschuhe, Ballettschläppchen und so Ähnliches sind nicht geeignet. Erstens zwingen sich alle Schuhe den Füßen auf, selbst Barfußschuhe, und die Selbstwahrnehmung Ihres unglaublich intelligenten Fußes wird verhindert. Die Anleitung »Wolken unter den Fersen und Großzehengrundgelenke einsaugen« bewegt, sorgfältig umgesetzt, alle 26 Fußknochen. Die natürliche Verschraubung im Fuß wird gefördert, Sie werden das Längsgewölbe und das Quergewölbe Ihres Fußes wieder spüren.

In Rückenlage ist es wichtig, dass Ihr Kopf gut steht. Das Kinn soll im rechten Winkel zum Hals ausgerichtet sein. Wenn Sie sich einen Rundrücken antrainiert haben, so muss Ihr Kopf im Liegen nach hinten kippen.

Probieren Sie aus, was Sie unterstützt. Sie können die Trainingsmatte leicht falten und unter der Schädelbasis ausrichten. Sie erinnern sich, der Hals muss frei stehen, damit seine fabelhaften acht Muskelschichten für Sie arbeiten können. Ein kleines, gefaltetes Handtuch kann funktionieren. Ein Jonglierball passt. Ein Taschenbuch taugt auch, mein Hinterkopf mag die starre Härte nicht. Solange ich die Unterstützung brauchte, war mir ein klitzeklein aufgeblasener Ballon die liebste Unterstützung. Die Instabilität des Ballönchens zwang mich in die präzise Aufspannung.

Sie können natürlich auch abwechseln und verschiedene Varianten ausprobieren. Sie wissen, dass Sie es gut gemacht haben, wenn Sie jeden Tag weniger Unterstützung brauchen. Wir haben in den meisten Studios gesteppte Matten, die wir nach Bedarf und Lust falten können. Diese leichte Pufferung erleichtert es, die Wirbelsäule schwebend zu halten und nichts am Körper in den Boden zu drücken. Das werden Sie verstehen, sobald Sie die entsprechenden Übungsanleitungen lesen. Dünne Yogamatten können eine Herausforderung sein. Wir haben in unserer Kultur gelernt, auf Druck mit Gegendruck zu antworten.

Eine Polsterung kann helfen. Das kann eine feste Auflage eines Liegestuhls sein, zusammengeschobene Kissen können funktionieren, gefaltete Decken mit fester Struktur. Probieren Sie aus, was Ihnen am besten zusagt. Verwenden Sie eine »nachgiebige« Auflage, so soll der Torso auf der Matte liegen, die Sitzbeinhöcker ragen ein bisschen darüber hinaus. Das ergibt eine natürliche Dehnung in Steißbein und Kreuzbein, und diese natürliche Dehnung erstreben wir. In Rückenlage auf Ihrem Bett haben Sie diese Dehnung hoffentlich deutlich gespürt: So soll es sein.

Wer die Arme in Rückenlage noch nicht über den Kopf strecken und entspannt ablegen kann, kann über dem Kopf ein Meditationskissen bereitlegen, auf das die Unterarme gelegt werden können. Die Oberarmgelenke werden bei jedem Training bewusster, beweglicher, geschmeidiger, nach spätestens drei Wochen regelmäßigem Training werden Sie das Kissen nicht mehr brauchen für die Arme.

Für Übungen im Unterschenkelstand brauchen Sie eine Unterlage unter die Unterschenkel. Die Matte falten, Polster unterlegen. Die Erhöhung ist angenehm für die Unterschenkel und alle Gelenke. Zusätzlich können sich die

Füße in die und in der V-Position entspannen. So ist die Krampfgefahr gebannt.

Noch mal zur Erinnerung: Lesen Sie die Übungsbeschreibungen in Ruhe durch, schauen Sie die Positionen auf den Fotos genau an. Vielleicht zeichnen Sie ein, worauf Sie genau achten werden, zeichnen Sie die Übung als Strichmännchen in Farbe auf. Das hilft, auf Details zu achten. Ich habe das Programm so konzipiert, dass Sie von Übung zu Übung neue vivatomische Fakten und Anleitungen kennenlernen. So füllen Sie Ihre Körperschatztruhe Schritt für Schritt.

Wenn Sie alle Schätze in Ihrer Truhe haben, können Sie und Ihr blitzgescheiter Körper auswählen, auf welchen Schatz Sie sich konzentrieren – beim Training und im Alltag. Die vielen unterschiedlichen Anleitungen und Vorstellungshilfen bieten Ihnen unendlich viele Möglichkeiten, Ihre Wahrnehmung zu schärfen. Sie können sich zum Beispiel vornehmen, ein Training auf die Kopfhaltung zu fokussieren. Sie achten in jeder Position auf die Kopfhaltung und die Auswirkung der Kopfhaltung, mit »ng, ng, ng« in jeder Übung.

Drei Beispiele für Ihr Verständnis: Für das nächste Training wählen Sie die Auf- und Ausrichtung der Psoasmuskeln als Schwerpunkt und bauen die Psoasmuskeln in jede Übung ein. Das Auf- und Ausrichten des Organhebers als Schale und des Zwerchfells als gewölbten Deckel für diese Schale eignen sich wunderbar als Fokus für eine Trainingssitzung. Die Vorstellungen lassen sich in jeder Übung umsetzen.

Die Diagonalatmungen können jede Übung begleiten und anreichern. Probieren Sie es aus, wenn Sie sich eine meditative Lektion wünschen. Und so weiter. Wir heben die Elemente, die sich für dieses Mix & Match eignen, im Text hervor, als Gedächtnisstütze für Sie.

Sie finden bei vielen Übungen Ideen für die Atemlenkung. Sie können diese Atemreisen hinzufügen, sobald Sie sich in der Position wohlfühlen. Wenn Sie im Laufe des Trainings »Lieblingsschnaufer« entdecken, können Sie diese selbstverständlich in jede Übung einbauen, wie es Ihnen gefällt. Sie erinnern sich: Nichts geht je auf Kosten von etwas, und alle Atemübungen unterstützen die vertikale Aufspannung, die Beweglichkeit des Brustkorbs und die Kraft aus dem Zwerchfell.

Jetzt brauchen Sie nur noch Ihr Ja, Ihr ganzes, herzhaftes Ja zum Training. Betrachten Sie die neue, umfassende Fitness als Lebensprojekt. Als Ihre Evolution. Viel Spaß.

Gestalten Sie Ihr 60-Minuten-Programm für Beweglichkeit, Kraft, Gleichgewicht und Schönheit

1. Stehen am Hocker

• Hocker an eine Wand stellen. So stehen, dass die Unterschenkel den Hocker berühren und die Fersen praktisch unter dem Hocker sind. Wolken unter den Füßen vorstellen. Arme entspannen, einfach hängen lassen. Körper weg vom Boden aufrichten: Unterschenkel wegdenken von den Fersen. Oberschenkel wegdenken von den Unterschenkeln. Becken hochziehen.

• Den Brustkorb weg vom Becken dehnen. »Ng, ng, ng« sprechen und den Kronenpunkt zur Decke ziehen.

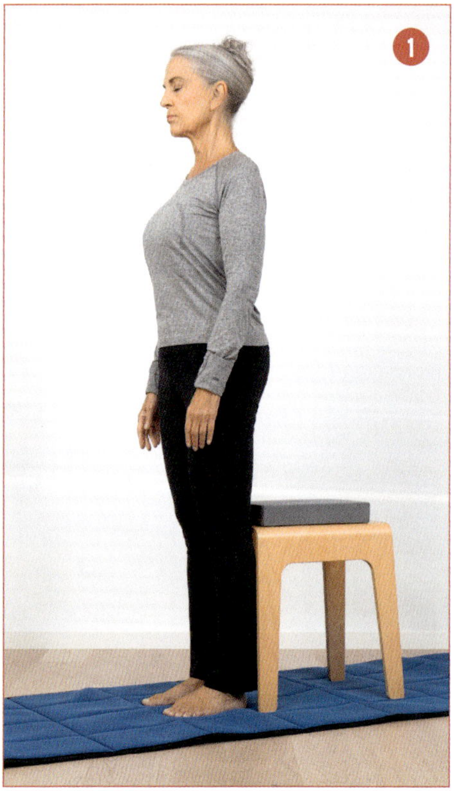

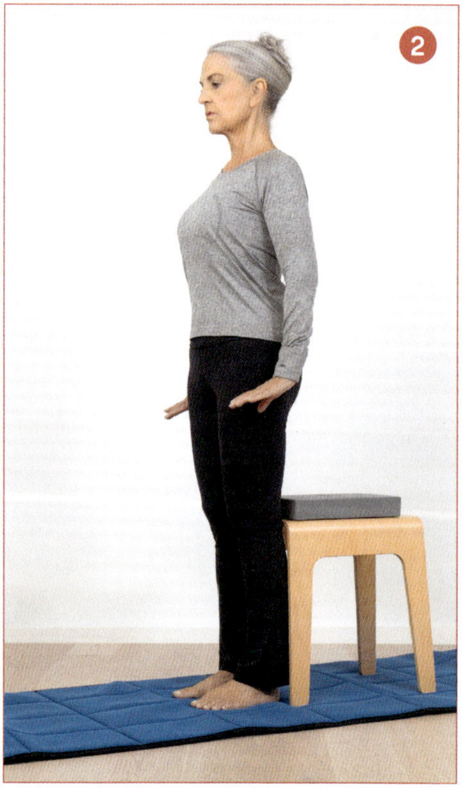

Atmung: In der Vorstellung zwischen den Fersen einatmen, den Atem zum Damm lenken, innen an der Wirbelsäule hoch zum Kronenpunkt lenken, ausatmen. Die Länge behalten, einfach nur in den aufrichtenden Atem entspannen. Dreimal.

- Die Hände scharf anwinkeln, die Finger zueinander ausrichten, sodass die Hände ihr ideales A darstellen. Handwurzeln Richtung Boden schieben und den Kronenpunkt noch höher dehnen. Dreimal.

Selbstcoaching: Diese »Pinguindehnung« bringt Brustkorb und Becken in den größtmöglichen Abstand und vernetzt, dehnt und kräftigt sie gleichzeitig. Wenn Sie spüren, dass sich die Taille dehnt und der Bauch augenblicklich, wie von Zauberhand berührt, gedehnt und flach wird, ist es richtig. Sie erinnern sich: Die Schönheit ist Ihre Richtschnur.

- Hände entspannen und an den langen Armknochen die Armmuskeln zu den Achselhöhlen dehnen und die Achselhöhlen ausdrehen. Dreimal.

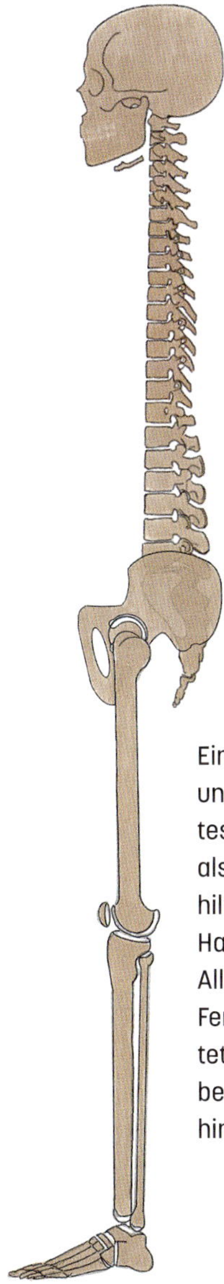

Ein perfekt auf- und ausgerichtetes Knochengerüst als Vorstellungshilfe für Ihre neue Haltung. Wichtig: Alles ist über den Fersen geschichtet, und die Sitzbeinhöcker stehen hinter den Fersen.

2. Steilhang am Hocker

Sturzschutz. Schützt Becken, Oberschenkel, Oberschenkelhals, Wirbelsäule.

• Die Handseiten an die Leisten legen, Ellbogen seitlich auseinanderziehen und die Leisten nach hinten schieben, zur Wand hin. Der Körper geht mit, die Sitzbeinhöcker dehnen sich nach hinten, der Oberkörper kommt nach vorne. Das Kinn bleibt im rechten Winkel zum Hals. Die Sitzbeinhöcker in der Vorstellung lang und gerade richten und nach hinten dehnen, bis sich der Unterbauch ebenfalls lang und gedehnt anfühlt.

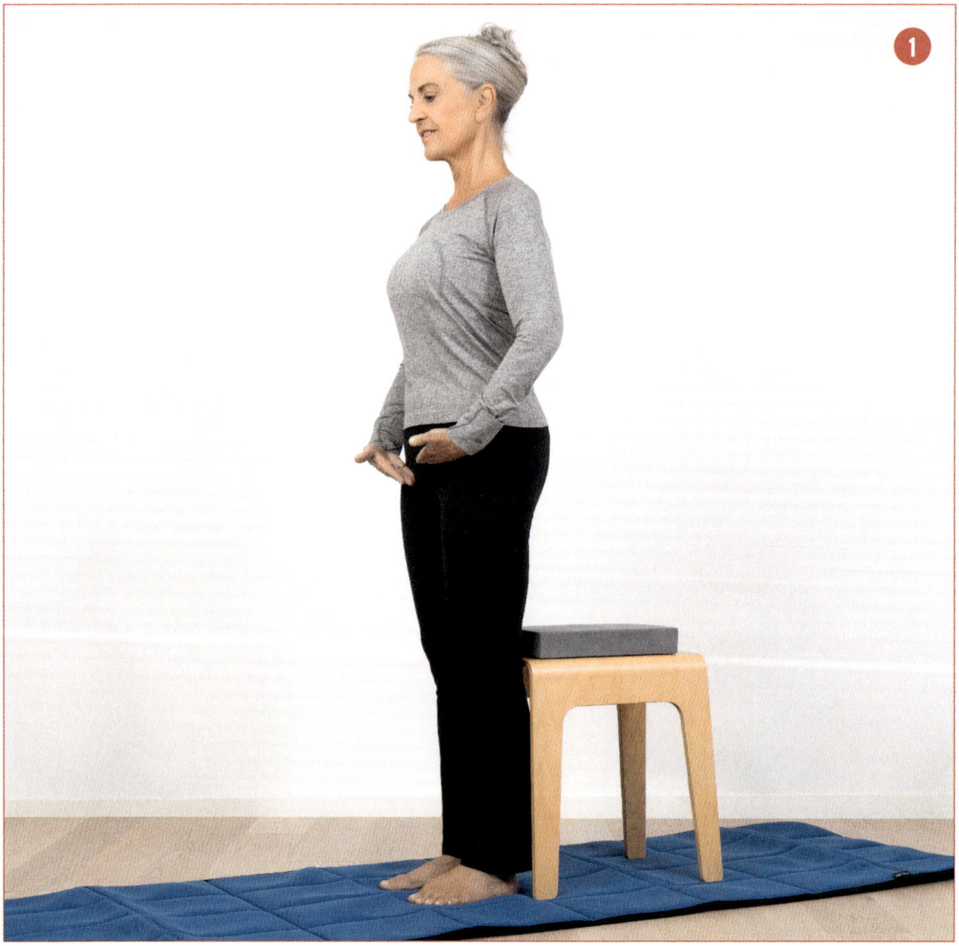

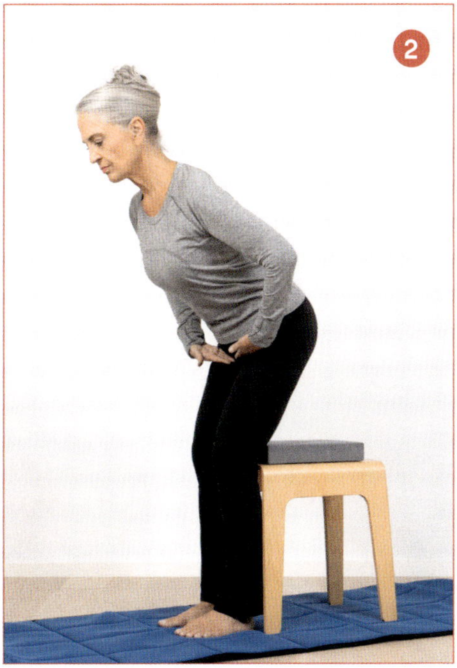
2

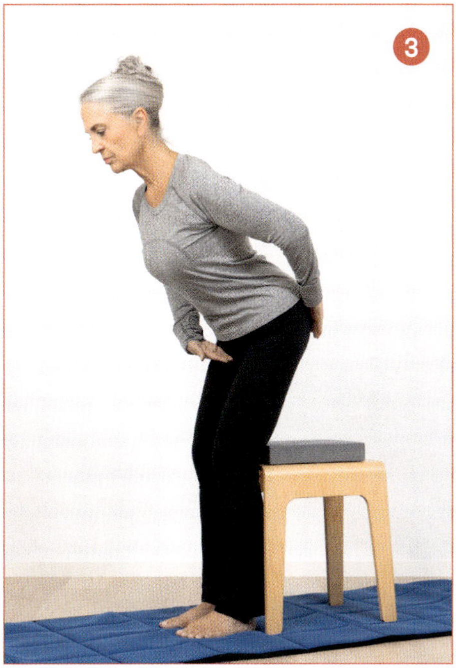
3

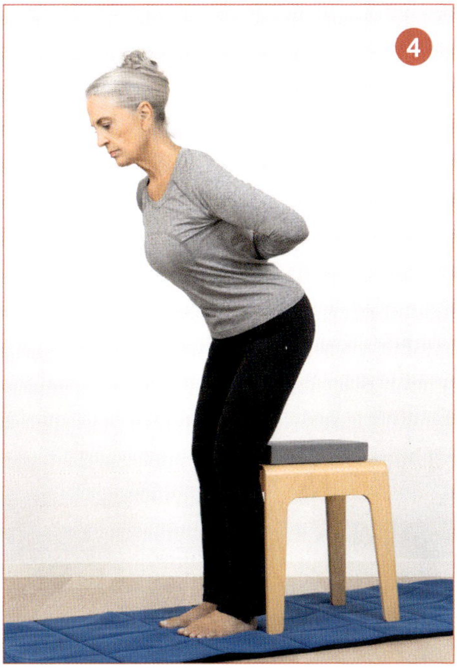
4

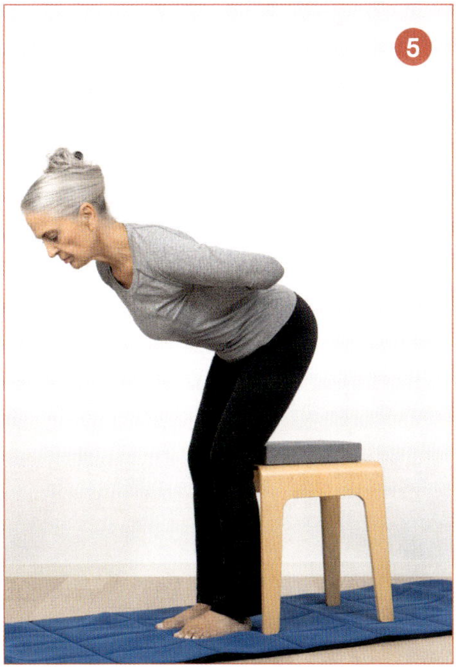
5

Selbstcoaching: Die Handseiten in den Leisten helfen, das Becken ruhig und aufgerichtet zu halten. Wenn Sie spüren, dass Sie kippen, einfach die Handseiten wieder nach hinten schieben und die Sitzbeinhöcker »strecken«.

- Die Hüftpfannen zueinanderziehen, lösen, zueinanderziehen, lösen. Beim Zusammenziehen den Torso leicht senken, aus den Leisten. Beim Lösen hebt sich der Torso automatisch wieder an. 15-mal ausführen.

Steigerung: Sobald das Becken zuverlässig in der Aufspannung bleibt, können Sie die Hände auf den Rücken bringen, die Finger verschränken, die Hände hochschieben zur Brustwirbelsäule. Mit den Armen ein paarmal flattern, um sicherzustellen, dass sie entspannt sind. Zehnmal Hüftpfannen aktivieren und den Torso auf und ab bewegen, Fingerstellung wechseln, noch zehn dieser Mikropulse wiederholen.

Selbstcoaching: Sie können selbst ausprobieren, wie wichtig die beschriebene Position der Arme in dieser Übung ist. Ziehen Sie gewohnheitsmäßig die Ellbogen nach hinten oben, schieben Sie damit die Schulterblätter zusammen und überdehnen Sie die Strukturen vorne am Brustkorb. Ziehen Sie umgekehrt die Ellbogen nach vorne, so schieben Sie den Busen zusammen und die Schulterblätter am runden Rücken auseinander. Vielleicht hilft Ihnen diese Vorstellung: einen Goldstab durch die Ellbogen denken, und diesen Goldstab ganz gerade auseinanderziehen.

- Direkt in die nächste Übung.

Atmung: Durch die Nase einatmen, Atem zum Kronenpunkt lenken, einen Regenbogen über Kopf und Ellbogen spannen. Ausatmen und die Länge und Weite halten. Mindestens dreimal.

3. Kopfunter am Hocker

Sturzschutz. Schützt Becken, Hüftgelenke, Wirbelsäule, Schultern.

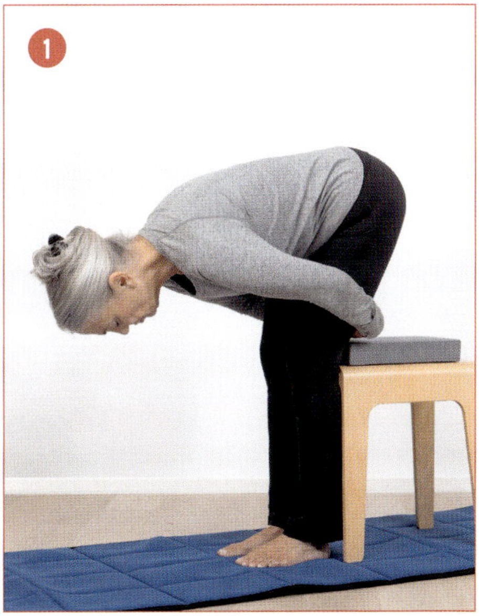

- Hände lösen, hinter den Kniekehlen verschränken. Achtung, Unterschenkel lehnen immer noch am Hocker.

- Mit den Händen die Beine etwas nach vorne schieben, und gleichzeitig schieben die Beine zurück, bewegen sich also nicht. Diese »Pseudobewegung« bringt Aufspannung und Dehnung in die Knochen, Sehnen und Muskeln.

- Die Sitzbeinhöcker zur Decke ziehen, soweit es nur irgendwie geht. Und noch ein bisschen weiter.

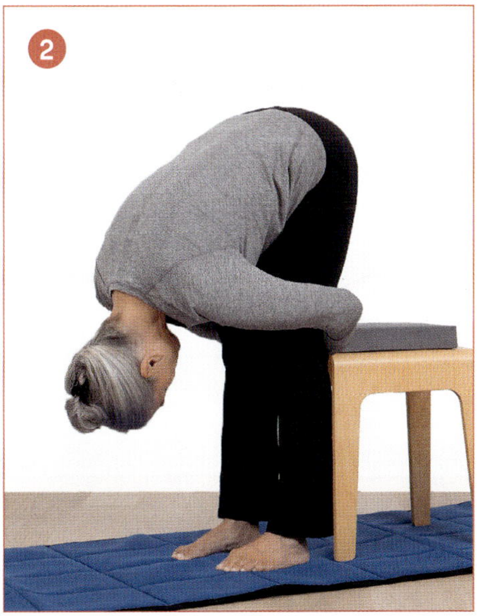

Selbstcoaching: Stellen Sie sich vor, dass die Sitzbeinhöcker an der Decke angemacht sind und der Torso entspannt nach unten hängt. Sie können mit Ihren Händen auch mal nach oben rutschen, um Ihre Sitzbeinhöcker noch ein bisschen anzuschieben. Sie spüren die Dehnung wahrscheinlich intensiv in den hinteren Oberschenkeln und den Kniesehnen. Freuen Sie sich an diesem Spüren, es bedeutet, dass Sie Ihren unteren Rücken in die Aufspannung bringen, und erst das ermöglicht den Sehnen und Muskeln der Beine die optimale Dehnung.

• Das Steißbein möglichst gerade und lang ausrichten und zur Decke dehnen. Das Kreuzbein tiefer in den Körper einladen und mit allen anderen Wirbeln zum Kronenpunkt hin entspannen.

• Fingerstellung wechseln. Den wunderbaren Gelenkspalt zwischen Steißbein und Kreuzbein vorstellen, durch diesen Gelenkspalt einatmen und den Atem mitten durch die Wirbelsäule zum Kronenpunkt schicken. Ein »Ng, ng, ng« ist immer eine gute Begleitung. Mindestens dreimal, besser fünfmal.

• Kronenpunkt lang ziehen und behutsam höher kommen mit dem Torso, zurück in den Steilhang.

Selbstcoaching: Viele Menschen können die Wirbelsäule besonders gut kopfwärts entspannen, wenn sie beim Ausatmen laut stöhnen. Probieren Sie es aus, Stöhnen, Jauchzen, lautes Summen.

Atmung: Durch den Damm einatmen. Den Atem in zwei Äste teile, durch die Beckenschaufeln ausatmen. Durch den Damm einatmen, den Atem im Körper über den Bauchnabel lenken. Den Atem in zwei Äste teilen, die Äste zu den Flanken lenken, ausatmen.

4. Pyramide auf Hocker oder am Boden

Sturzschutz für den ganzen Körper

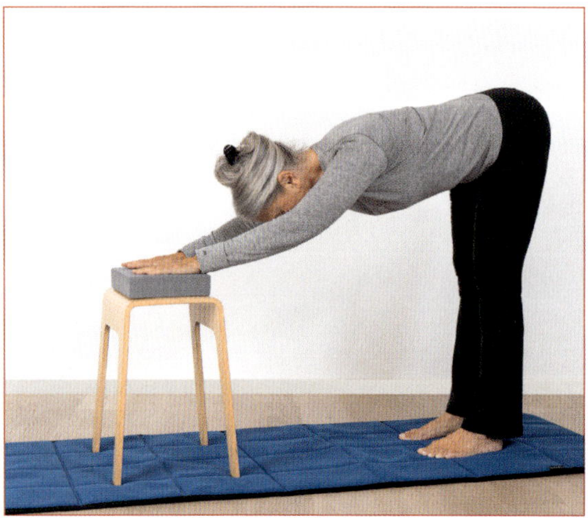

Wer sich eine große Pyramide noch nicht zutraut, kann im Steilhang den Hocker vor den Körper ziehen. Den rechten Unterarm aus der Ellenbeuge einmal schütteln, die Hand auf den Hocker legen. Den linken Unterarm einmal schütteln, Hand auf Hocker.

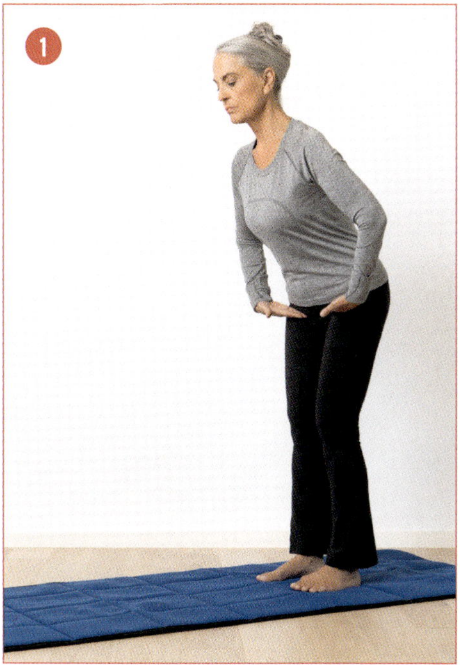
1

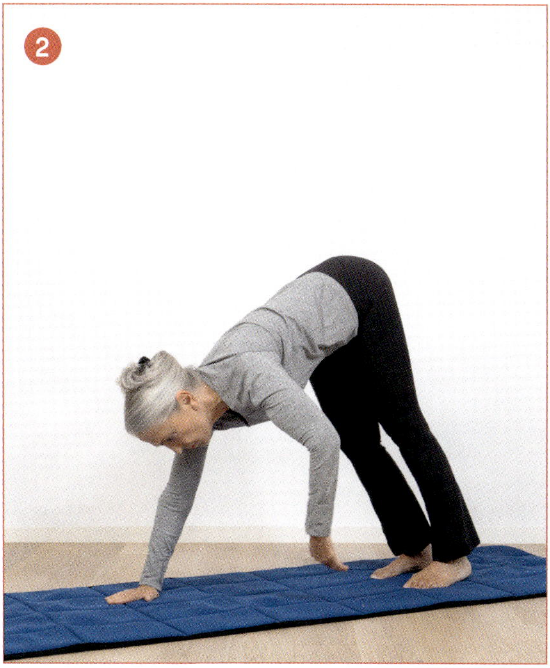
2

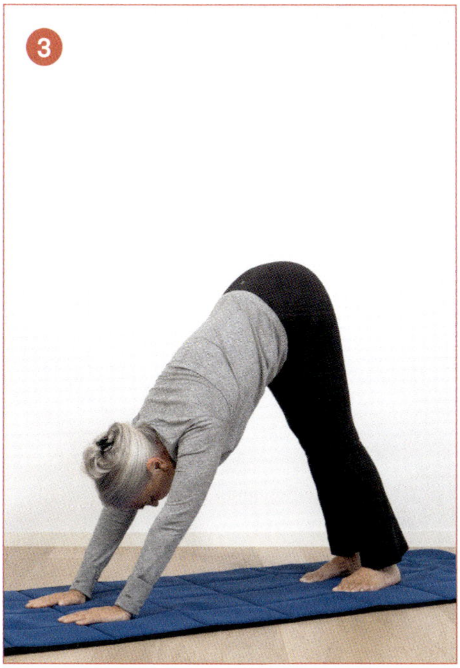
3

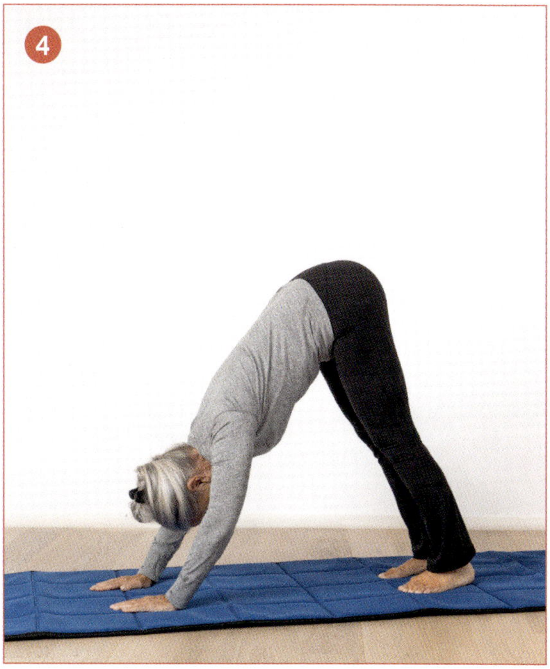
4

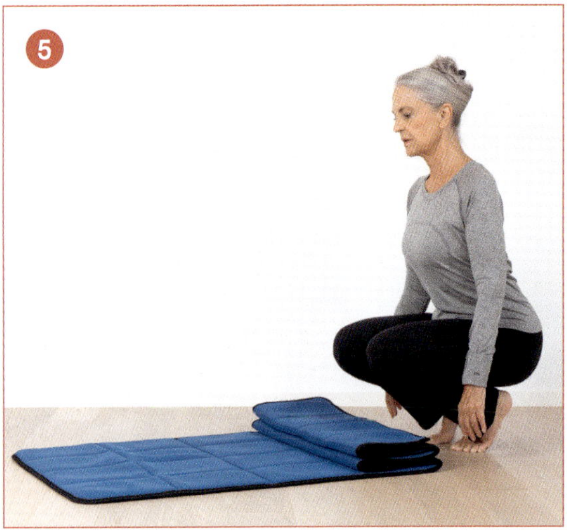

• Für die große Pyramide mit den Händen am Boden vorwandern. Hände schütteln, wie beschrieben, die Finger kommen in A-Position zu liegen.

• In beiden Pyramiden: Die Ellbogen zeigen zu den Seiten und sind entspannt. Die Armknochen wegdenken von den Handgelenken, um eben die Handgelenke zu entlasten. Unterarmknochen Richtung Ellbogen »ziehdenken«, Oberarmknochen Richtung Achselhöhlen. Die Achselhöhlen nach vorne oben drehen. Jetzt alle Armmuskeln an den langen Knochen heimholen zur Achselhöhle und ausdrehen.

Selbstcoaching: Dieses sorgfältige Ausrichten der Arme sorgt dafür, dass alles am vorderen Brustkorb weit und offen wird, hinten am Rücken entspannt sich alles, der Nacken, die Schädelbasis, der Trapeziusmuskel. Suchen Sie diese Leichtigkeit als Indiz dafür, dass Sie gut arbeiten.

• Wahrnehmung zu den Beinen lenken. Die Fersen haben leichten Bodenkontakt. Die Zehen sind entspannt und lang. In der Vorstellung die Nahtstrümpfe von anno dazumal abholen. Die Ferse schön aufgerichtet hochziehen. Das aktiviert die Achillessehne, und die Faszien an den Fußgelenken werden stimuliert. Die Strumpfnaht hochziehen zu den Kniekehlen, zu den Sitzbeinhöckern. Die Sitzbeinhöcker noch mehr zur Decke dehnen.

Selbstcoaching: Die Beinknochen wegdenken vom Boden, Unterschenkel, Oberschenkel hoch. Jetzt die Beinmuskeln diagonal entspannen: Die Oberschenkelmuskeln hinten rechts zum Sitzbeinhöcker entspannen, die Wadenmuskeln hinten links in die Socke entspannen. Und umgekehrt, links die hinteren Oberschenkelmuskeln zum Sitzbeinhöcker entspannen, die Unterschenkelmuskeln rechts in die Socke rieseln lassen. Zwei- bis dreimal.

Atmung: Am linken Sitzbeinhöcker noch mehr ziehen, gleichzeitig einatmen. Den Atem zum rechten Handgelenk lenken, ausatmen. Umgekehrt vom rechten sich dehnenden Sitzbeinhöcker zum linken Handgelenk. Dreimal in jede Diagonale dehnen.

- Mit den Händen zurückwandern. Oder mit den Beinen näher zum Hocker wandern. In beiden Varianten in die Hocke kommen, Fersen in der Luft. In der Vorstellung die kleinen Wolken unter den Großzehengrundgelenken einsaugen. Zwischen Steißbein und Kreuzbein einatmen, den Atem zum Kronenpunkt lenken.

- Die Matte richten für den Unterschenkelstand und direkt aus der Hocke in den Unterschenkelstand.

Wofür es gut ist

Die Wirbelsäule beginnt an den Sitzbeinhöckern. Steht das Becken gut, kann sich die Wirbelsäule geschmeidig dehnen, und die Fersen sind in Bodenkontakt.

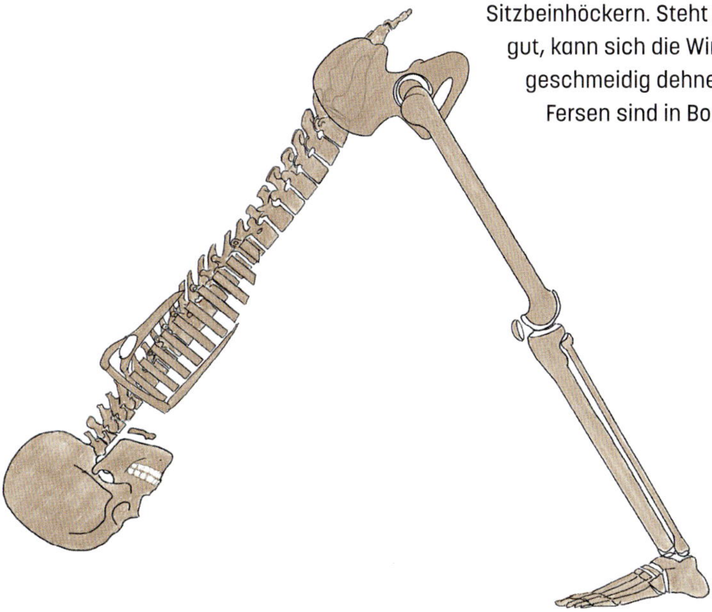

5. Unterschenkelstand Planke

Sturzprophylaxe. Fördert die Rumpfkraft.

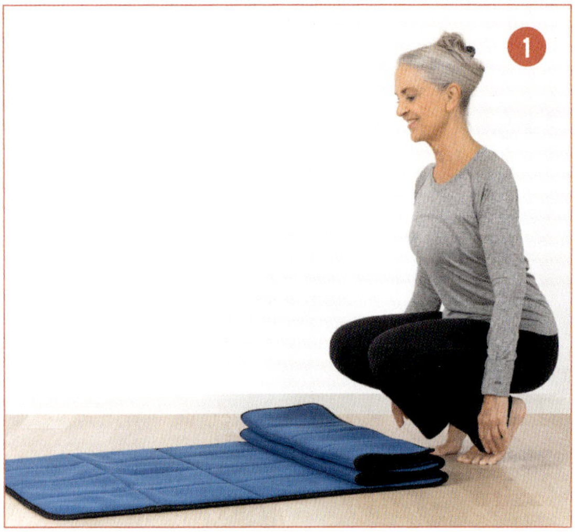

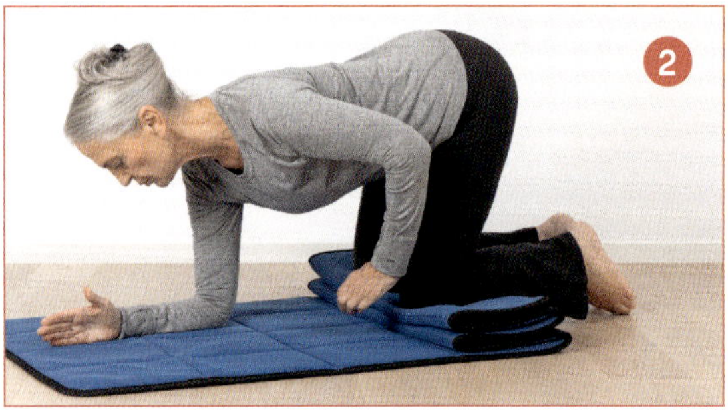

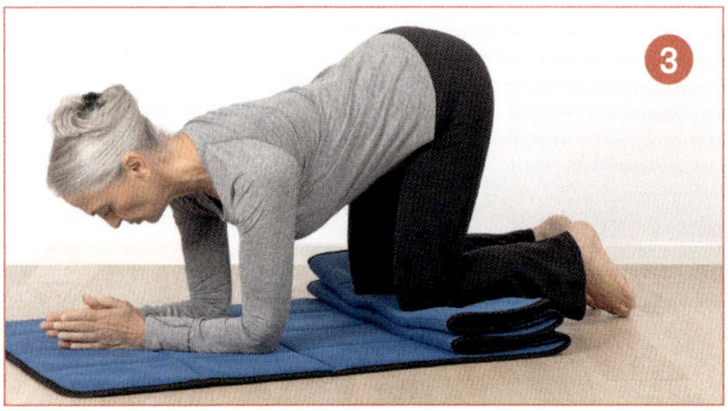

- Aus der Hocke auf die Unterschenkel kommen (Abb. 1). Die Oberschenkel stehen senkrecht. Die Unterschenkel liegen auf, die Füße finden entspannt in die V-Position (Abb. 2). Das ist wichtig. Wer die Füße in dieser Grundposition eindreht, schadet Sprunggelenk, Knie und Hüftgelenk.

- Die Unterarme auf die Matte legen. Wichtig: Die Ellbogen unter den Achselhöhlen platzieren, damit die Rückenknochen und Muskeln arbeiten, nicht die Arme oder »die Schultern«. Handränder locker aneinanderlegen. Die Oberarmknochen lang denken: Die Ellbogen schieben sich in die Matte, die Achselhöhlen drehen sich nach vorne oben auf, die Oberarmkugeln dehnen sich zu den Seiten.

Selbstcoaching: Wenn im Brustkorb die Sonne aufgeht und die ganze Bauchseite spürbar und gleichmäßig gedehnt ist, stimmt die Position.

- Die Oberschenkelknochen lang denken, die Sitzbeinhöcker nach hinten oben dehnen. Die Oberschenkelmuskeln nach oben entspannen, Richtung

Becken, und aus den Leisten ausdrehen.

Selbstcoaching: Die Beine bewegen sich nicht. Dieses Ausdrehen der Oberschenkelmuskeln dehnt die Hüftmuskeln und die Psoasmuskeln.

• Jetzt die Ellbogen auf der Matte nach hinten schieben, Richtung Knie. Wenn Sie sofort »wachsen«, wenn sich spürbar alles am Unterbauch dehnt, wenn die Taille lang, wird, dann stimmt's. Halten Sie diese Superdehnung solange Sie können, mindestens auf zehn zählend. Kurz entspannen und zweimal wiederholen.

Selbstcoaching: Hauptdarsteller in dieser Superdehnung ist der Psoas. In meiner Methode ist er der wichtigste Rückenstrecker: Er verbindet die vorderen Oberschenkel mit den Lendenwirbeln und direkt mit dem Zwerchfell. Schauen Sie den Prachtkerl an, stellen Sie ihn sich vor, und der Psoas legt sich sofort ins Zeug.

Atmung: Diagonal atmen vom rechten Sitzbeinhöcker zur linken Achselhöhle; vom linken Sitzbeinhöcker zur rechten Achselhöhle. Je dreimal.

Position halten für die nächste Übung.

Wofür es gut ist

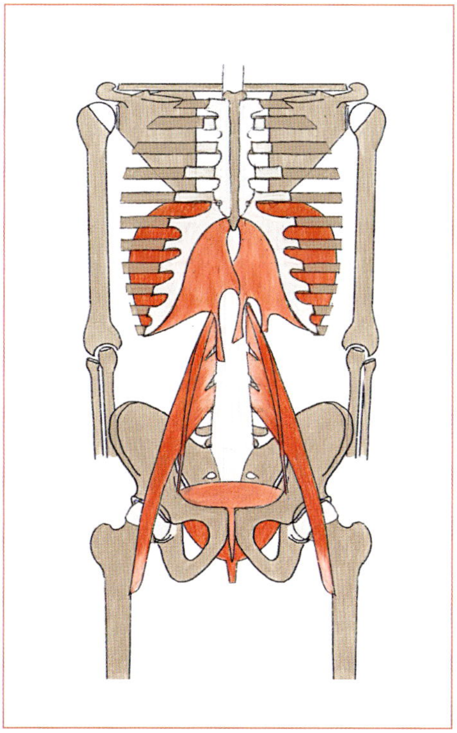

Mit dieser Planke dehnen sich die Psoasmuskeln intensiv auf und werden zu einer kraftvollen Zwischenwand zwischen Bauchseite und Rückenseite.

6. C-Bogen (Variante mit Hocker)

Sturzschutz. Fördert die Reaktionsgeschwindigkeit.

- Kronenpunkt dehnt sich nach vorne, das Steißbein nach hinten. Dazwischen spannen sich die Psoasmuskeln auf, wie eine Zwischenwand zwischen Körpervorder- und Körperrückseite.

- Jetzt formt die »Psoaswand« einen C-Bogen. Der Kronenpunkt bewegt sich aus der Psoaswand nach vorne unten, die Sitzbeinhöcker dehnen sich nach hinten unten. Sofort wieder in die Gerade dehnen, Kronenpunkt nach vorne, Damm und Sitzbeinhöcker nach hinten.

- Den nächsten C-Bogen bilden und wieder in die Gerade spannen. Fünfmal wiederholen, das Tempo für die Formung des C-Bogens ist »ein-und-zwan-zig«, für die Dehnungen ebenfalls »ein-und-zwan-zig«.

Selbstcoaching: Achten Sie darauf, dass Ihr Hals lang bleibt. Mit dem Hals bleiben auch alle anderen Röhren im Körper lang. Wenn Sie den Hals einziehen, was meistens der Fall ist bei klassischen »Katzenbuckeln«, so knautscht sich alles im Körper. Dieser C-Bogen will Ihre Resilienz und Reaktionsgeschwindigkeit fördern, deshalb das Tempo. Konzentrieren Sie sich auf den Psoas, er sichert die Geschmeidigkeit in der schnellen Bewegung.

Steigerung 1: Mit aktiven Hüftpfannen in den C-Bogen gehen. Mit aktiven Hüftpfannen wieder dehnen. So wird der Organheber (Beckenboden) intensiv mittrainiert. Er wird im Körper höher gezogen und nimmt die Organe mit an ihren idealen angestammten Platz.

Steigerung 2: Mit dem Torso »wandern«. Zuerst schiebt sich der Oberkörper weiter kopfwärts, C-Bogen, gerade dehnen, noch weiter kopfwärts, C-Bogen, gerade dehnen. So weit, wie Sie kommen. Achtung, die Arme werden nicht versetzt. Psoasse und Wirbelsäulenmuskeln machen die Arbeit, Arme und Schultern sind unbeteiligt. Wenn nach vorne nichts mehr geht, macht sich der C-Bogen auf die Reise nach hinten, dehnt und entspannt die Muskeln und Sehnen um die Lendenwirbel, um Kreuzbein und Steißbein. Wiederholen, bis die Sitzbeinhöcker über den Fersen schweben.

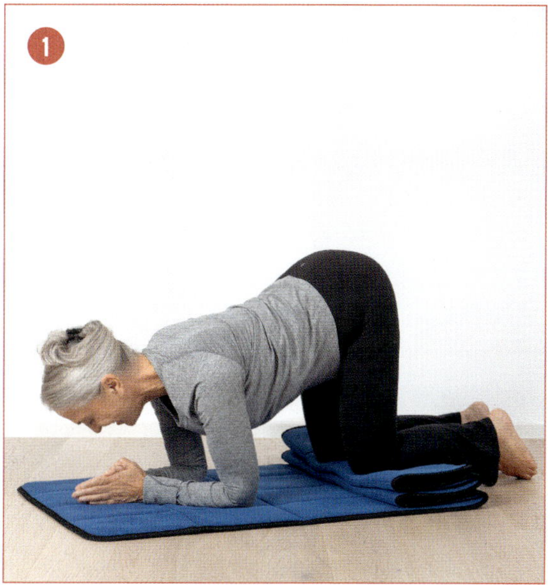

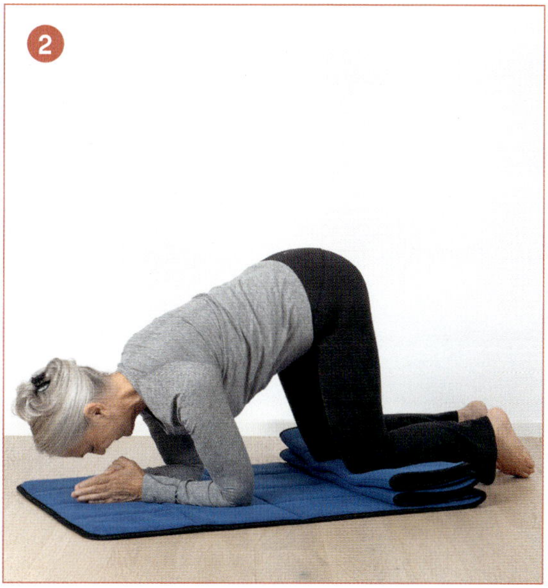

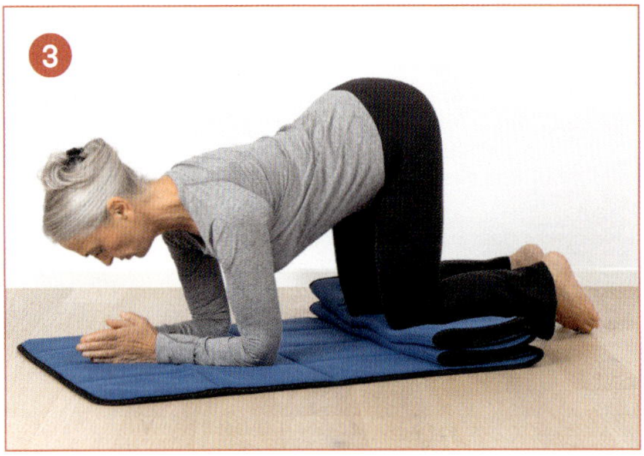

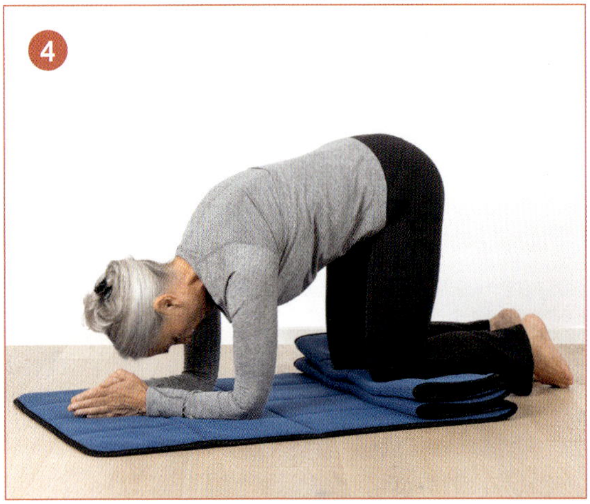

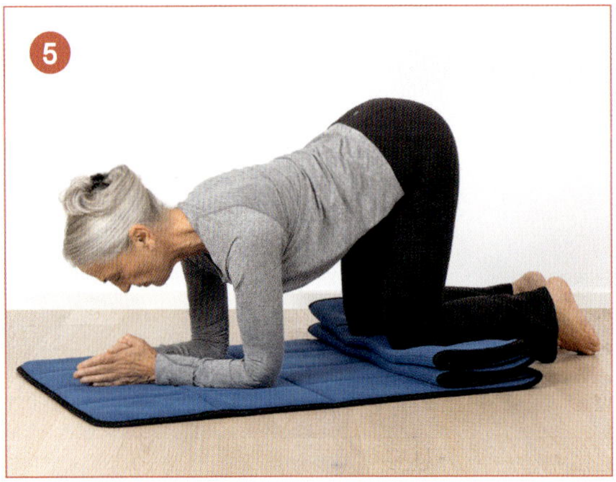

Selbstcoaching: Der C-Bogen ist, richtig verstanden und sorgfältig umgesetzt, eine perfekte SOS-Dehnung, wenn Sie sich mal »verstrecken« im Alltag. Das passiert uns allen immer mal wieder. Selbst wenn Sie nicht allein sind in der Situation, haben Sie den Mut, sich sofort in den C-Bogen zu retten. Sie müssen dafür auch nicht in den Unterschenkelstand: Hände auf einen Hocker oder eine Tischplatte. Sitzbeinhöcker nach hinten oben dehnen, Becken nach hinten dehnen. Die Knie beugen sich dabei und bleiben über den Fersen, wie im Steilhang. Armmuskeln zu den Achselhöhlen entspannen, Achselhöhlen nach vorne oben drehen. Psoasse aufspannen und aus der »Psoaswand« C-Bogen, Dehnung, C-Bogen, Dehnung. Unterschenkelstand und die Arme auf dem Hocker sind auch eine Einsteiger-Variante, falls der Rücken noch sehr rund ist, die Oberarmkugeln ihre Heimat noch nicht gefunden haben und die Position mit den angewinkelten Armen auf der Matte noch nicht funktioniert.

• Sitzbeinhöcker schweben über den Fersen und machen sich nach hinten oben lang, lang, lang: Arme locker nach vorne strecken, Ellbogen entspannt. Die Hände in A-Position einschütteln. Die Knochen vom Handgelenk wegdenken, Unterarm zu den Ellbogen, Oberarm zur Achselhöhle. Achselhöhlen beziehungsweise die Schulterpfannen nach vorne oben öffnen. Armmuskel zur Achselhöhle entspannen und ausdrehen.

• Jetzt Handwurzeln auf der Matte oder dem Boden sanft vorwärts und rückwärts bewegen. Ist der Körper aufgespannt, wie angeleitet, so wird sofort eine Kettenreaktion von den Handgelenken zu den Sitzbeinhöckern spürbar.

• Zehnmal Handwurzeln vor und zurück. Dann einseitig, eine Handwurzel »schiebt« vor, die andere »zieht« zurück. Schieben und ziehen stehen in Anführungszeichen, weil die Verben für viele Trainierende schon zu heftig sind, die Bewegungen sind extrem intensiv und angenehm spürbar, von außen sichtbar sind sie kaum.

Selbstcoaching: Nehmen Sie wahr, was geschieht. Stellen Sie sich vor, dass diese Bewegungen aus den Knochenzellen kommen, durch die Knochenhäute rieseln, die Faszien ozeanisch ins Fließen bringen. Spüren Sie hinein, wie diese zarten Bewegungen alles mit allem vernetzen. Widerstehen Sie der Versuchung, die köstlichen Sensationen zu verstärken, indem Sie mehr vom Guten tun wollen. Das funktioniert nämlich nicht. Machen Sie immer nur das absolut notwendige, perfekte Minimum, und Sie erreichen den größtmöglichen Effekt. Klingt unlogisch für den Kopf, der Körper weiß, wie's geht.

• Im Unterschenkelstand bleiben für die Organrutsche.

Unterstützende Atmung: Durch die Nase einatmen, wenn Sie in den C-Bogen gehen. Zum Kronenpunkt hin ausatmen beim Zurückschweben in die Ausgangsstellung.

7. Organrutsche

Sturzschutz. Schützt Becken und Beckengelenke.

- Mit den Händen weiter vorwandern, bis die Oberschenkel senkrecht stehen, Hüftpfanne direkt über der Kniekehle. Hände in A-Position. Knochen und Muskeln von den Handgelenken weg zu den Achselhöhlen entspannen und so die Handgelenke vollkommen entlasten.

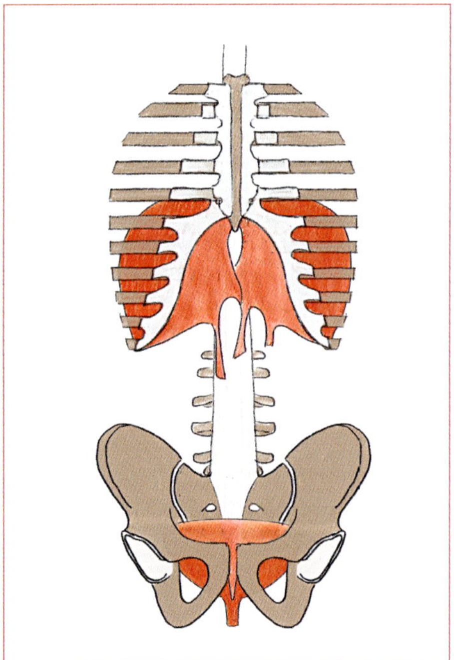

Im Becken sorgt der gut ausgerichtete Organheber für Stabilität. Er ist über das Längsband direkt mit dem Zwerchfell verbunden. Das Zwerchfell ist der Chefmuskel im Brustkorb. Er formt den Körper von innen.

- Sitzbeinhöcker und Hüftpfannen nach hinten oben dehnen, Kreuzbein in den Körper einladen und mit allen anderen Wirbeln zum Kronenpunkt dehnen.

Neues Element: Den Organheber wahrnehmen wie eine Schüssel im Becken. Den Hinterrand dieser Schüssel noch mehr aufrichten und Richtung Zwerchfell dehnen. Das Zwerchfell reagiert auf den Beckenboden, Organheber und Zwerchfell sind wie Zwillinge, alles, was der eine macht, beeinflusst auch das andere.

- Leisten noch mehr ausdrehen. Psoasse lang und kraftvoll visualisieren und zum Kronenpunkt dehnen, während die Sitzbeinhöcker Richtung Decke dehnen.

- Sitzbeinhöcker pulsieren lassen: beide gleichzeitig zusammenziehen, lösen, zusammenziehen, lösen. 20-mal. Dann einzeln: den linken Sitzbeinhöcker anziehen, den rechten, den linken den rechten. Je 20-mal, macht 40-mal.

Selbstcoaching: Pulsieren Sie im Takt von »puls, puls, puls«, also schnell, so schnell, dass Sie gar nichts zu viel oder falsch machen könnten, selbst wenn Sie wollten! Dieses schnelle Pulsieren geht auch schnell in Fleisch und Blut, genauso möchten die Sitzbeinhöcker ab heute jeden Ihrer Schritte begleiten. Sie erinnern sich: Via die Bewegung der Sitzbeinknochen aktiviert sich automatisch der Teil des Beckenbodens, der für die Bewegung der Beckenhälften zuständig ist.

Falls Sie sich bei den ersten Trainings sehr gefordert fühlen, ist hier eine gute Stelle, um eine Pause zu machen.

- Wandern Sie mit den Händen zurück, kommen Sie in eine Hocke. Die Großzehengrundgelenke fünfmal in die kleinen Wolken tupfen, das Becken wie auf einer Rutschbahn Richtung Fersen entspannen. Am linken Sitzbeinhöcker einatmen, in der rechten Achselhöhle ausatmen. Vom rechten Sitzbeinhöcker zur linken Achselhöhle atmen.

- Auf die Fersen kommen, Oberkörper bleibt tief. Die Hände längs an die Unterschenkel legen, die Unterschenkel mit den Händen über den Fersen halten. Kronenpunkt höher ziehen, behutsam und bewusst aufrichten. Die Hände gleiten mit nach oben und kommen über den Leisten zur Ruhe. Ellbogen zu den Seiten dehnen, Fingerspitzen gleichzeitig zueinander dehnen. Mit den Händen die Leisten mitsamt Torso exakt über die Fersen bringen. Arme entspannen, einatmen am Damm, den Atem einmal als Spirale linksherum um die Wirbelsäule legen, bis zum Kronenpunkt, unterwegs entspannt und langsam ausatmen. Einatmen am Damm, den Atem rechtsherum um die Wirbelsäule winden.

Selbstcoaching: Falls Ihre Knie die Hocke nicht können, lassen Sie diese Phase aus und kommen direkt in den Steilhang, wie im letzten Absatz beschrieben.

Sie können diesen Übergang immer einbauen, wenn Sie Pausen einlegen möchten. Sie verhindern so Schwindel oder Kreislaufstörungen. Das bewusste Aufrichten übernimmt sich selbst in den Alltag. Und die besonderen Atemreisen erleichtern es Ihnen, Ihren Körper aufgespannt und leicht zu halten.

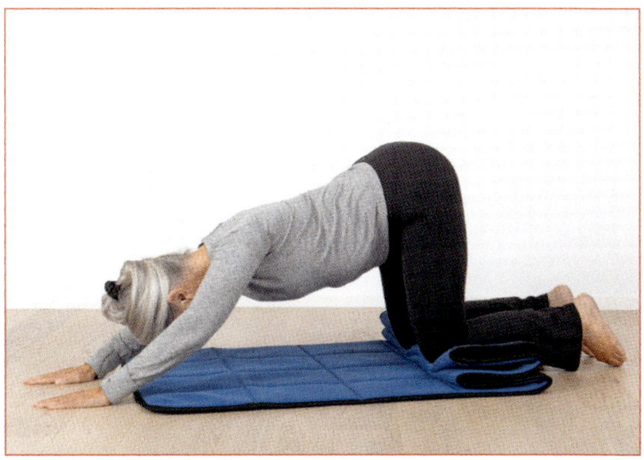

8. Langsitz und Bein anheben: Fokus Beweglichkeit und Kraft

Sturzschutz. Hält die »Spindelfaszien« des Oberschenkelhalses beweglich und elastisch. Schützt so den Oberschenkelhals vor Brüchen.

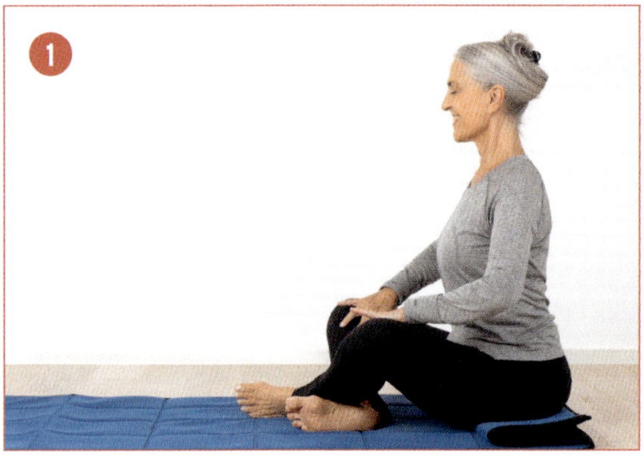

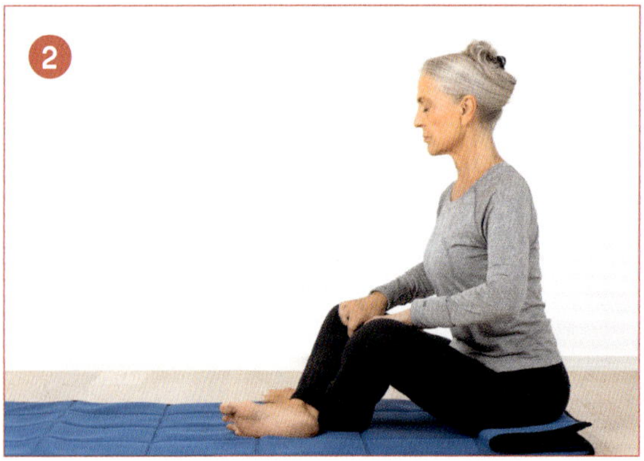

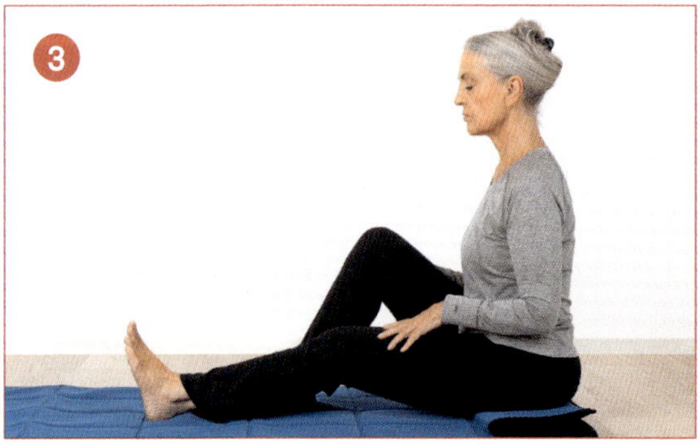

- Aus der Organrutsche aufrichten und auf die leicht erhöhte Matte setzen.

Selbstcoaching: Falls Sie hier neu einsteigen, zuerst in die Hocke gehen, den Torso aufspannen, diagonal atmen und auf die Unterlage absenken.

- Schneidersitz einnehmen, und zwar so, dass die Unterschenkel auf Kniehöhe parallel liegen. Die Mittelfinger von innen leicht in die Kniekehlen legen. Organheber ausrichten wie eine Schale im Körper, das Zwerchfell wie den gewölbten Deckel zur Schale. Den Rücken aus der Hose ziehen, indem Sie den hinteren oberen Rand des Organhebers im Körper anheben. Gut umgesetzt, wird sofort die Dehnung und Vernetzung aller Strukturen am Unterbauch spürbar, und der Busen hebt sich wie von Zauberhand. Die Kniekehle rechts nach vorne dehnen, gleichzeitig den linken Sitzbeinhöcker nach hinten oben dehnen. Umgekehrt, die linke Kniekehle und den rechten Sitzbeinhöcker diagonal dehnen. Jede Diagonale dreimal. Beinstellung wechseln, wiederholen.

Selbstcoaching: Halten Sie den Zug in den Kniekehlen aufrecht, wenn Sie die Beinstellung wechseln, das erleichtert es Ihnen, den Rücken gesund zu halten.

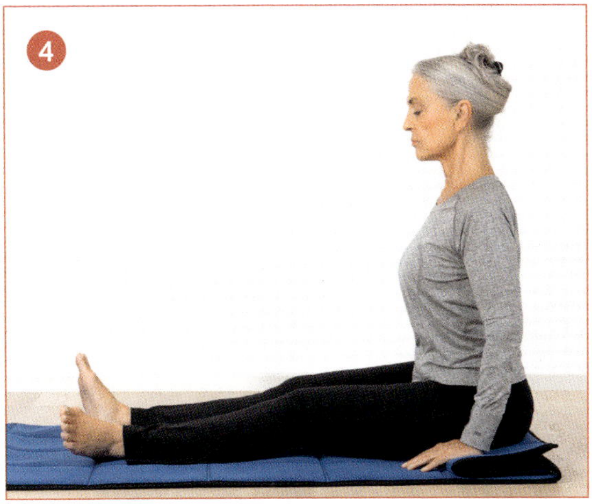

- Die Beine anwinkeln, das rechte Bein behutsam in die Streckung bringen: Ein Goldei im Sprunggelenk vorstellen und mit dem Bein nach vorne rollen lassen. Das linke Bein mit dem Goldei in die Streckung rollen.

Selbstcoaching: Wenn sich das Bein aus der Ferse streckt, sind die Muskeln am hinteren Bein mitsamt Organheber aktiv, die vorderen Oberschenkel sind entspannt. Sie wissen, dass Sie es gut machen, wenn die Kniekehlen entspannt und offen sind, in Bodenkontakt. Stehen die Kniekehlen noch in der Luft, haben Sie das Becken gekippt, und die vorderen Oberschenkel mussten die Arbeit machen. Üben Sie das aktive Ausgleiten der Beine einige Male: Ferse nach vorn, Sitzbeinhöcker nach hinten dehnen.

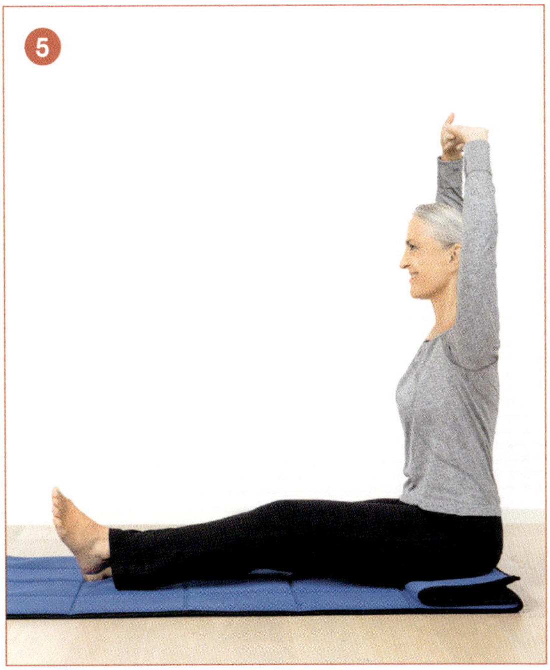

• Die Hände auf der Erhöhung neben den Hüftpfannen aufsetzen, Finger leicht eindrehen, als ob sie sich ansehen möchten. Handwurzel in die Unterlage schieben. Den Auftrieb wahrnehmen: Das Becken kommt beinahe ins Schweben, der Abstand zwischen Becken und Brustkorb wird lang. Die gesamte Rumpfmuskulatur sammelt sich zu einem Kraftrohr.

• Diese Aufspannung halten. Die Hüftpfannen in der Vorstellung noch höher denken und zusammenziehen, um alle Beckenbodenmuskeln zu aktivieren. Jetzt aus der Leiste das ganze rechte Bein ausdrehen, der Fuß geht entspannt mit. Mit der Außenseite der rechten Ferse zehn Tropfen Morgentau aus dem Boden saugen. Bein wieder ausrichten. Links wiederholen: Hüftpfannen aktivieren, Bein aus der Leiste ausdrehen, zehn Tropfen Morgentau einsaugen. Jede Seite dreimal.

Unterstützende Atmung: Am Damm einatmen, den Atem in zwei Äste teilen. Diese Atemäste lang und langsam Richtung Ellbogen dehnen. Die Ellbogen zum Ausatmen seitlich auseinanderdehnen. Dreimal.

Steigerung: Wenn die Aufrichtung leichter wird, können die Beine ein wenig vom Boden angehoben werden. Nicht erschrecken, wenn der Rücken wirklich aufgespannt ist, hebt sich das Bein maximal 5 cm. Umkehrschluss siehe Selbstcoaching.

Selbstcoaching: Wer das Bein mühelos hochheben kann, hat wahrscheinlich die Sitzbeinhöcker nach vorne geschoben, das Becken gekippt und den unteren Rücken rund gemacht. Versuchen Sie die Übung am Bettrand, schieben Sie die Sitzbeinhöcker unter das Bett, spüren und halten Sie die Aufrichtung im Rücken, die durch das so aufgerichtete Becken entsteht.

• Die Beine wieder gleichmäßig und hüftschmal gestreckt halten und die Position für die nächste Übung halten.

Wofür es gut ist

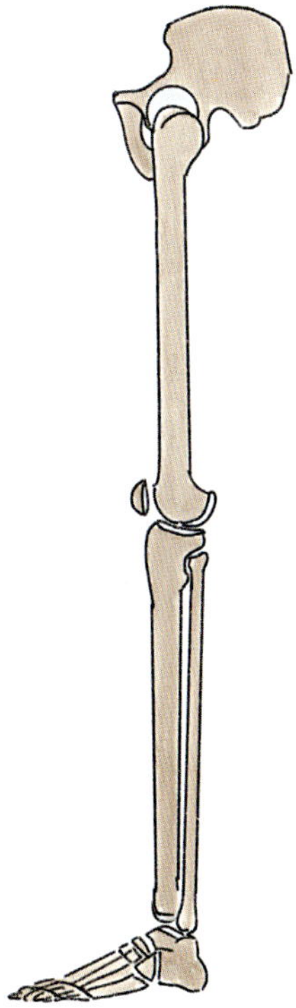

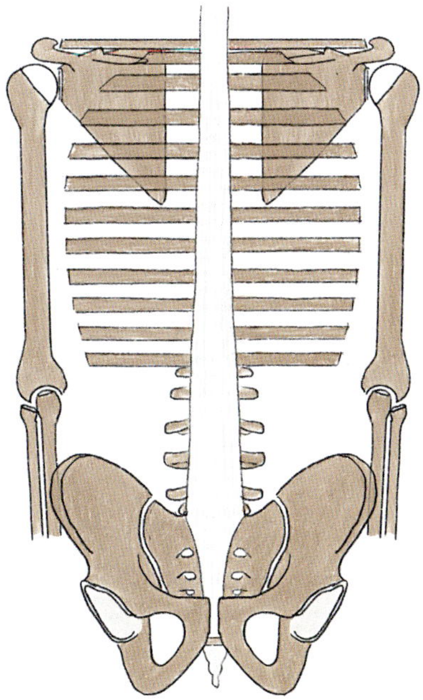

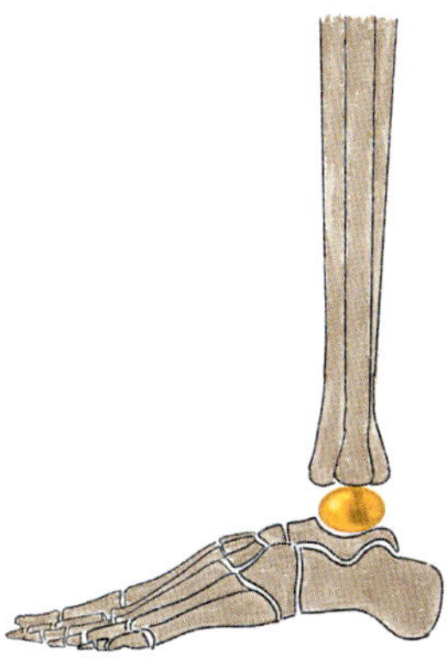

Oben die Vorstellung für den perfekt aufgerichteten Torso, mit möglichst geraden Rippen und gut positionierten Schultergelenken. Unten links die Imaginierhilfe für das Sprunggelenk in Form eines Goldeis. Dieses Goldei hält die Fersen frei von Druck und koordiniert die Beingelenke an der optimalen Beinachse.

9. Albatrosdehnung

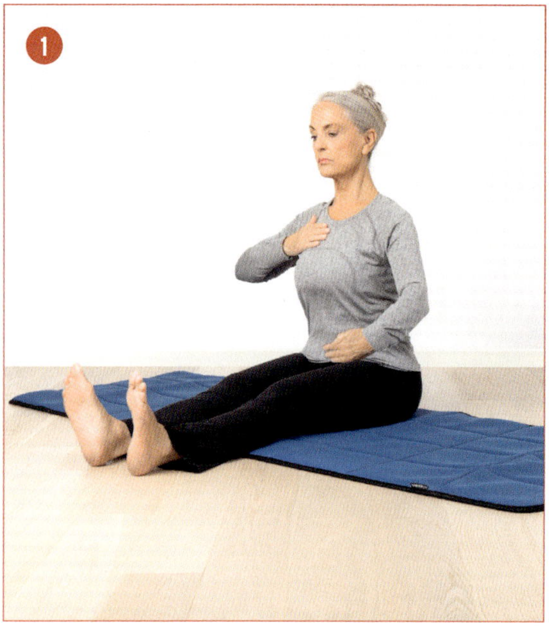

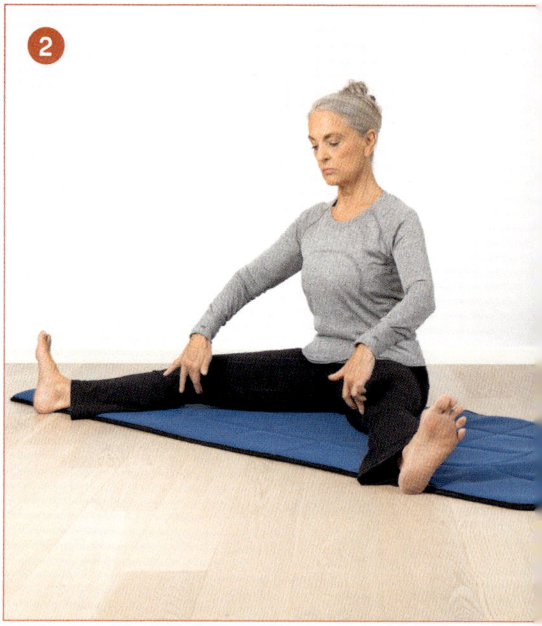

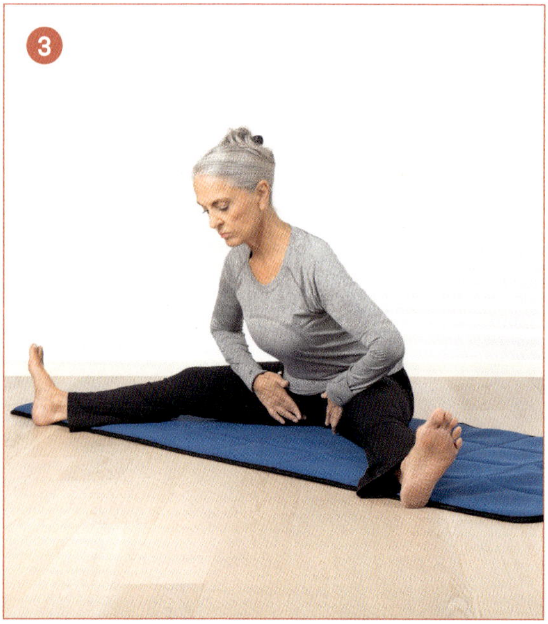

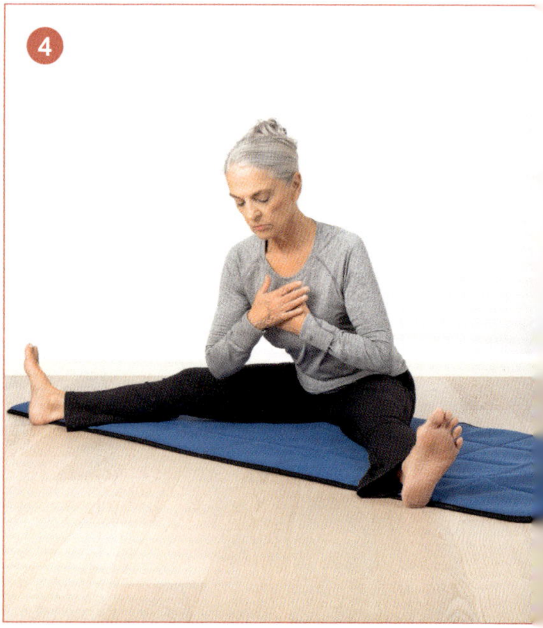

• Den Torso aufrichten. Die rechte Hand auf den rechten Brustkorb legen, die linke Hand auf das linke Becken. Die Ellbogen auseinanderziehen und den rechten Brustkorb und das linke Becken diagonal öffnen. Handstellung wechseln, linke Hand auf dem linken Brustkorb, rechte Hand auf dem rechten Becken. Die Ellbogen auseinanderziehen. Jede dieser Quadrantendehnungen dreimal wiederholen.

• Die Hände innen an die Oberschenkel legen und sie auseinanderschieben, in eine Grätsche. Mittelfinger an die Hosennaht an der Innenseite der Oberschenkel legen, sanft Richtung Körper gleiten. Die Mittelfinger landen in einer kleinen Mulde. Das ist der obere Ansatz des Grazilismuskels.

• Die Mittelfinger auf dem Grazilispunkt sanft ruhen lassen. Aufmerksamkeit zu den Ellbogen. Oberarmkugeln in den Achselhöhlen tief halten und entspannen. Die Ellbogen auseinanderziehen, fünfmal, in gleichmäßigen Pulsen, und mit jedem Ellbogenzug den Torso mehr nach vorne bringen beziehungsweise nach vorne kommen lassen, es geschieht von selbst.

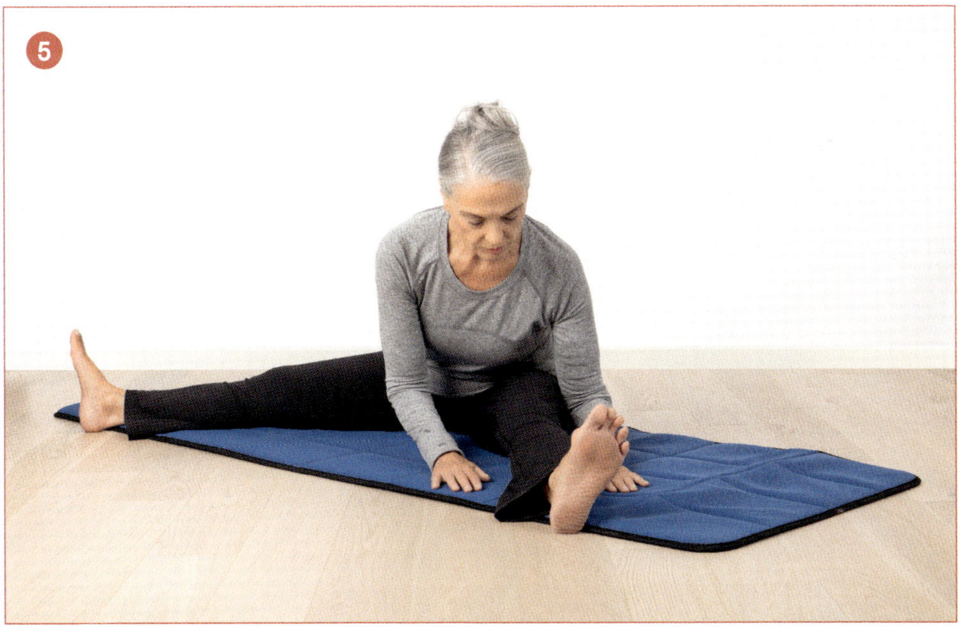

• Hände lösen, vor der Brust verschränken, aus der Brustwirbelsäule zum linken Bein drehen. Die Hände auf den Boden legen, die rechte Hand an der Innenseite, die linke an der Außenseite des linken Beines (Abb. 5).

Wofür es gut ist

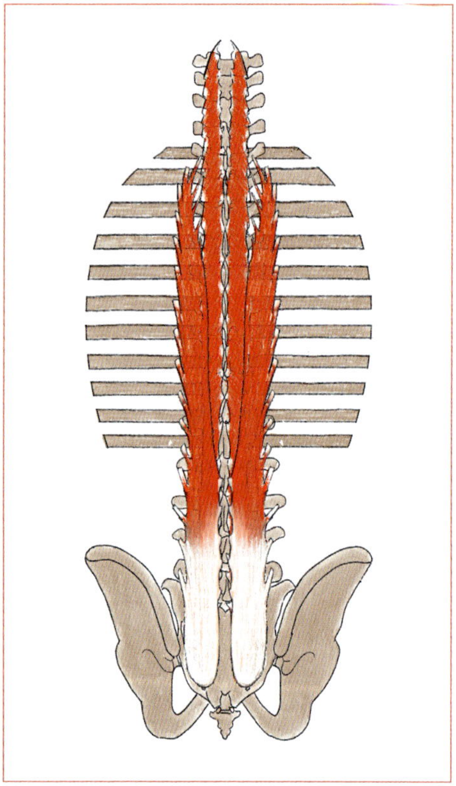

Die Wirbelsäule wird gedehnt und in die optimale Rotation gebracht. Das aktiviert alle Muskeln, die für diese Beweglichkeit zuständig sind: die autochthonen Rückenmuskeln und die Multifidusmuskeln.

• Arme möglichst körpernah halten, Ellbogen nach hinten ausrichten. In der Vorstellung das Brustbein lang machen, Richtung linker Fuß, und die Brustwirbelsäule in flinken, geschmeidigen Pulsen mehr nach links drehen, zehnmal.

• Aufrichten, Kronenpunkt zur Decke, Arme wieder vor der Brust kreuzen. Aus der Brustwirbelsäule nach rechts drehen, Hände links und rechts neben dem Bein, Arme körpernah und Ellbogen nach hinten dehnend. Das Brustbein beherzt Richtung Fuß dehnen und genießen, was im unteren Rücken an Dehnung entsteht. Die Brustwirbelsäule zehnmal nach rechts pulsieren.

Unterstützende Atmung: Durch die Nase einatmen, die Brustwirbelsäule drehen während des Ausatmens.

Selbstcoaching: Achten Sie darauf, dass die Füße auch in dieser Grätschdehnung in V-Position stehen. Falls die Füße nach innen kippen: Die Leisten noch mehr ausdrehen und die Fersen an der Innenseite lang ziehen.

• Aufrichten. In der Grätsche bleiben für die nächste Übung.

10. Albatros bewegt

Sturzschutz. Fördert die Resilienz. Der Körper lernt, wie er sich »im Fall« schützen kann.

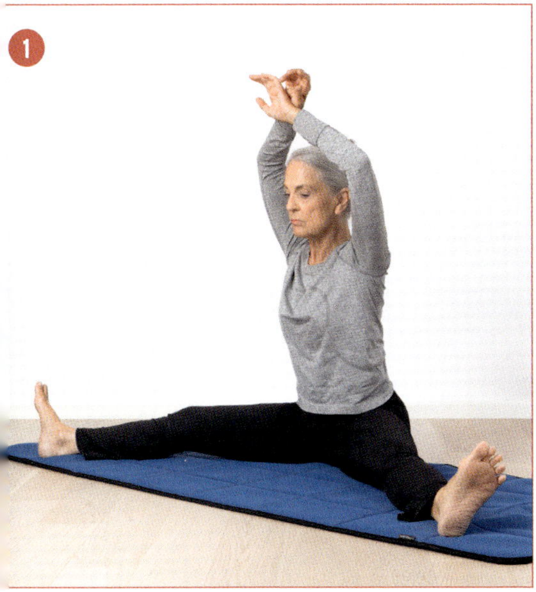

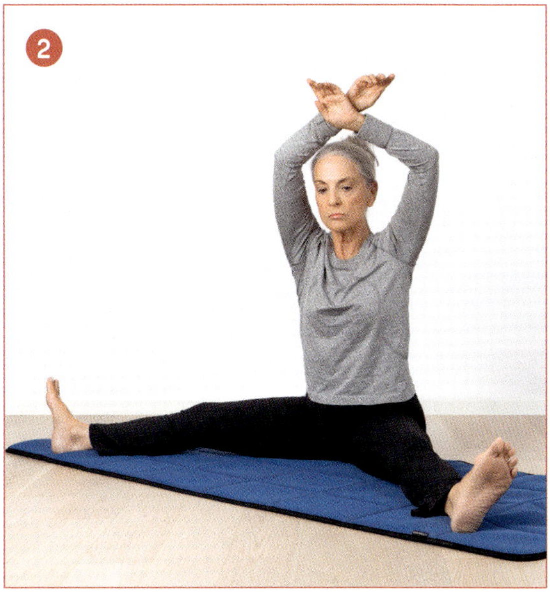

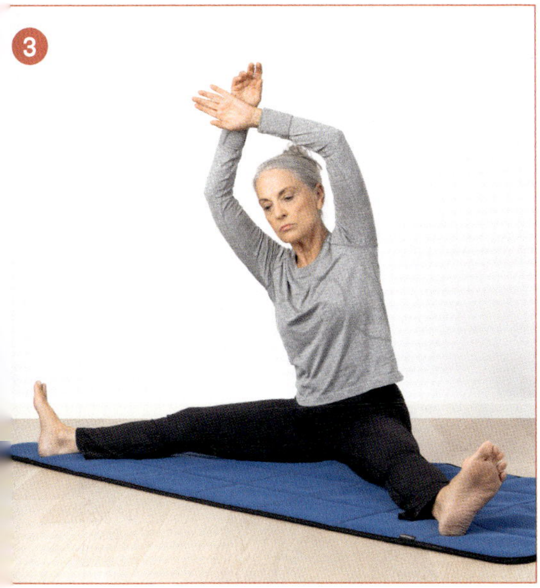

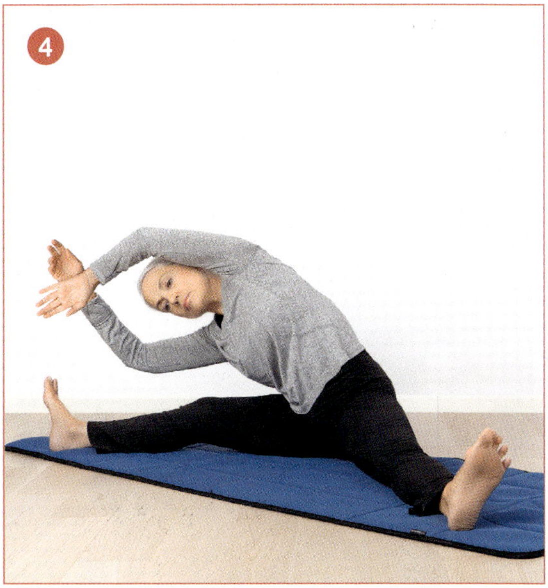

- Das linke Handgelenk vor das rechte legen. Die Hände über den Kopf heben, Handgelenke exakt über dem Kronenpunkt. »Ng, ng, ng« hilft immer. Armmuskeln entspannen, bis auch die Oberarmkugeln loslassen und sich schnurrend in die Achselhöhlen entspannen.

- Aus der Brustwirbelsäule nach links drehen. Den Brustkorb rechts öffnen, das Becken links, wie Sie es in der vorherigen Dehnung mit den Händen machten. Der Körper dehnt sich seitlich über das rechte Bein, in einem langen C-Bogen. Wenn nichts mehr geht, die Armmuskeln noch mal entspannen, den Brustkorb links öffnen, das Becken rechts, und mit dem rechten Handgelenk das linke über dem Kronenpunkt halten.

5

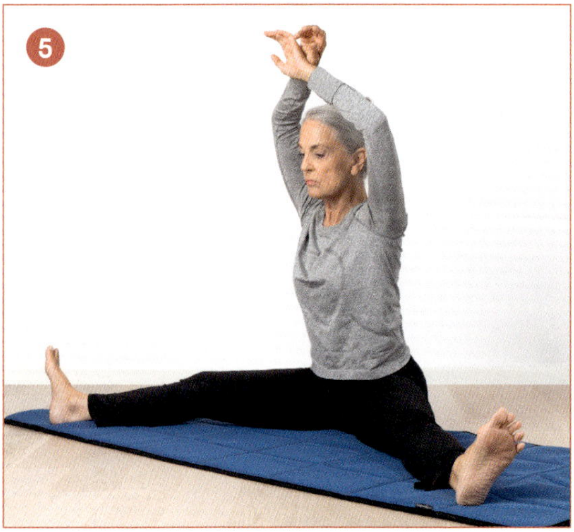

Selbstcoaching: Falls Sie die Tendenz haben, den Körper nach vorne fallen zu lassen, können Sie mit dem rechten Handgelenk den linken Arm zurückschieben. Der Torso soll sich ganz flach anfühlen.

- Zurück in die Mitte, aus der Brustwirbelsäule nach rechts drehen, den Brustkorb links, das Becken rechts öffnen, C-Bogen über das linke Bein. Das Kinn steht immer zwischen den Schlüsselbeinen, der Kopf bleibt eingemittet. Armmuskeln entspannen, Brustkorb rechts dehnen, Becken links. Mit dem rechten Handgelenk das linke in Schach halten, die Dehnung genießen.

- Aufrichten, Armstellung wechseln, also das rechte Handgelenk über das linke legen. Arme über den Kopf, Brustkorb nach links drehen, Brustkorb rechts öffnen, Becken links. Der Körper dehnt nach rechts. Armmuskeln entspannen, Brustkorb links öffnen, Becken rechts, Arme neben den Ohren, Handgelenke in der Verlängerung des Kronenpunkts.

- Aufrichten, Brustwirbelsäule nach rechts. Brustkorb links, Becken rechts weit machen, Torso dehnt nach links, Armmuskeln entspannen, Brustkorb rechts, Becken links dehnen, Handgelenke auf Linie mit dem Kronenpunkt.

- Aufrichten, Arme lösen, Beine schließen und so auf die Matte setzen, dass Sie in die Rückenlage kommen können.

Atmung: Einatmen, während sich der Körper in die Rotation ausrichtet. Lang und langsam ausatmen, wenn der Körper im seitlichen C-Bogen dehnt.

Falls Sie aussteigen möchten, ist hier eine organische Stelle.

Beine schließen. Auf die Fersen kommen, Oberkörper bleibt tief. Die Hände längs an die Unterschenkel legen, die Unterschenkel mit den Händen über den Fersen halten. Kronenpunkt höher ziehen, behutsam und bewusst aufrichten. Die Hände gleiten mit nach oben und kommen über den Leisten zur Ruhe. Ellbogen zu den Seiten dehnen, Fingerspitzen gleichzeitig zueinander dehnen. Mit den Händen die Leisten mitsamt Torso exakt über die Fersen bringen. Arme entspannen, einatmen am Damm, den Atem einmal als Spirale linksherum um die Wirbelsäule legen, bis zum Kronenpunkt, unterwegs entspannt und langsam ausatmen. Einatmen am Damm, den Atem rechtsherum um die Wirbelsäule winden. Ausatmen am Kronenpunkt.

Selbstcoaching: Falls Ihre Knie die Hocke nicht können, lassen Sie diese Phase aus und kommen direkt in den Steilhang, wie im letzten Absatz beschrieben.

11. Kraftsenke

- Direkt aus Übung 10 oder, bei Neueinstieg, auf den Sitzbeinhöckern ausrichten. Die Beine angewinkelt halten, Füße in V-Position und hüftschmal. Die Mittelfinger von außen an die Kniekehlen legen und die Kniekehlen einladen, sich zur Decke zu dehnen. Beidseitig. Gleichzeitig die Sitzbeinhöcker nach hinten oben strecken.

Einseitig: die linke Kniekehle und den rechten Sitzbeinhöcker auseinanderdehnen; die rechte Kniekehle und den linken Sitzbeinhöcker. Je dreimal.

- Die Finger unter den Kniekehlen verschränken. Ellbogen zu den Seiten ziehen, Kniekehlen hochziehen. Kreuzbein in den Körper einladen und mit allen anderen Wirbeln zum Kronenpunkt hochlenken.

Neues Element: Das Längsband an der Innenseite der Wirbelsäule zum Kronenpunkt dehnen. Die beiden Längsbänder seitlich an der Wirbelsäule lang denken. Das Längsband vorne am Bauch ebenfalls dehnen. Alle Längsbänder in der Vorstellung zu einem Energiezylinder formen und zum Kronenpunkt dehnen.

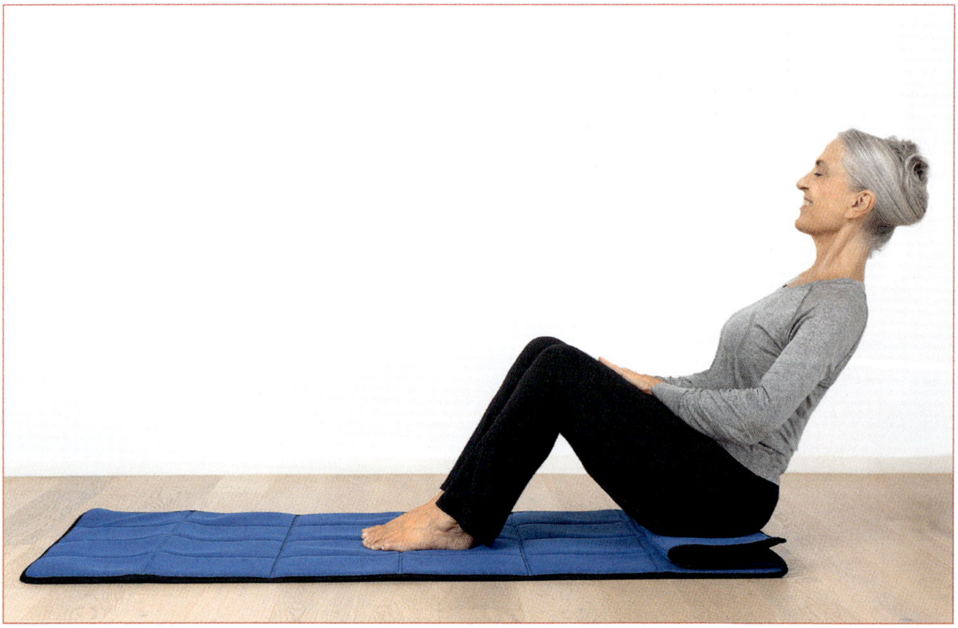

- Hände entspannt auf die Oberschenkel legen, Finger zeigen Richtung Knie. Oberarme entspannt und in Körperkontakt, die Ellbogen zeigen nach hinten (Abb.).

- Die Hände in die Oberschenkelmuskeln schieben, loslassen, wieder aufsetzen, in die Muskeln schieben. Korrekt verstanden senkt sich der Torso mit dem Handschub ab, Richtung Boden, und hebt sich wieder, wenn die Hände sich lösen.

- Zwölfmal.

Atmung: Diese Kraftübung sieht einfach aus und ist anspruchsvoll. Konzentrieren Sie sich auf die Aufspannung und atmen Sie ruhig durch die Nase ein und durch den Mund aus.

Selbstcoaching: Halten Sie den Rücken aufgespannt und versuchen Sie, mit dem Rücken bei jeder Wiederholung ein bisschen tiefer zu kommen. Nehmen Sie wahr, wie der untere Rücken und der untere Bauch zusammenarbeiten.

- Behutsam die Hände auf den Boden setzen, auf die Unterarme kommen und in die Rückenlage.

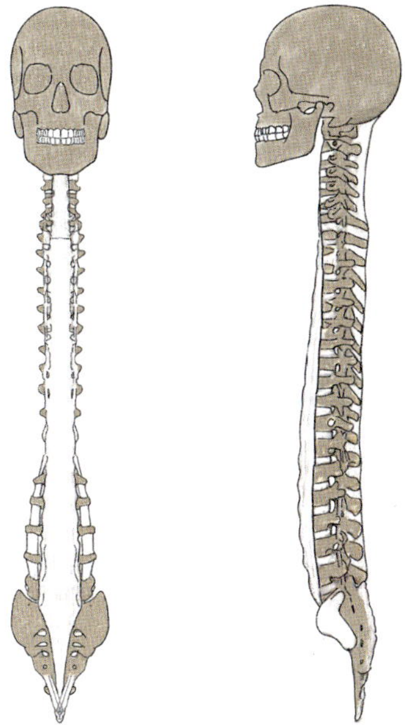

Wofür es gut ist

Die Längsbänder an der Wirbelsäule und an der Bauchseite werden bewusst in die Länge gedehnt und bilden ein zentrales »Kraftrohr«.

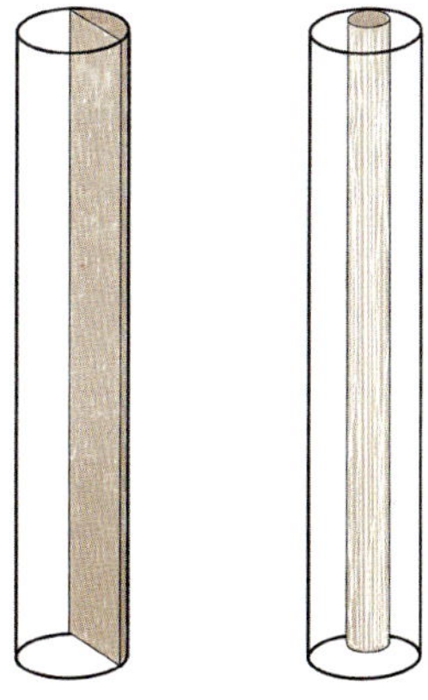

12. Rücken lang in Rückenlage

- Die Hände anwinkeln und die Kleinfingerseite in die Leisten legen. Die Ellbogen ziehen zu den Seiten, die Oberarme liegen auf der Unterlage. Die Leisten Richtung Füße schieben und wahrnehmen, was dabei passiert: Der untere Rücken und der Unterbauch werden lang. Die Lendenwirbel schweben. Der berühmte CANTIENICA®-Schmetterling hat seinen Platz unter der Lendenwirbelsäule. Kreuzbein in den Körper einholen und noch mehr Leichtigkeit in den unteren Rücken bringen.

Unterstützende Atmung: Am Damm ein-, am Kronenpunkt ausatmen. Variante: Diagonal vom rechten Sitzbeinhöcker zur linken Achselhöhle atmen, wenn sich das rechte Bein federleicht hebt. Vom linken Sitzbeinhöcker zur rechten Achselhöhle, das linke Bein leicht anheben.

Selbstcoaching: Nehmen Sie sich Zeit, die Wahrnehmung abzuspeichern. So soll sich der Rücken immer anfühlen, wenn Sie in Rückenlage trainieren. Immer.

- Halten Sie den Schub mit den Handseiten. In der Vorstellung Marionettenfäden aus der Mitte der Kniekehlen zur Decke denken.

- Der unsichtbare Puppenspieler zieht am rechten Faden, am linken Faden, am rechten. Die Beine fühlen sich federleicht an.

- Jetzt den rechten Sitzbeinhöcker anziehen, das rechte Bein ganz wenig vom Boden heben, wieder absetzen. Den linken Sitzbeinhöcker anziehen, das linke Bein superleicht anheben, nur ein paar Zentimeter, absetzen. Zehnmal mit jedem Bein wiederholen.

Selbstcoaching: Der Fuß landet gleichzeitig mit Ferse und Großzehengrundgelenk auf der Unterlage. Die Bewegung kommt aus dem Beckenboden. Sie wissen, dass Sie es gut machen, wenn die Unterschenkel während der ganzen Übung schwerelos hängen. Sobald die Unterschenkel leicht oder stark nach vorne kicken, arbeiten Sie aus den vorderen Oberschenkelmuskeln. Um das zu verhindern, halten Sie auch den Schub mit den Handseiten.

- Position halten für die nächste Übung.

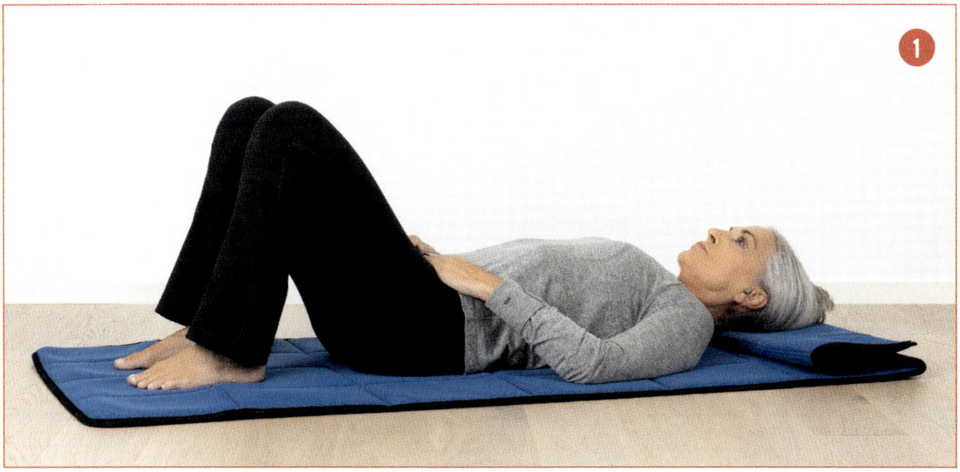

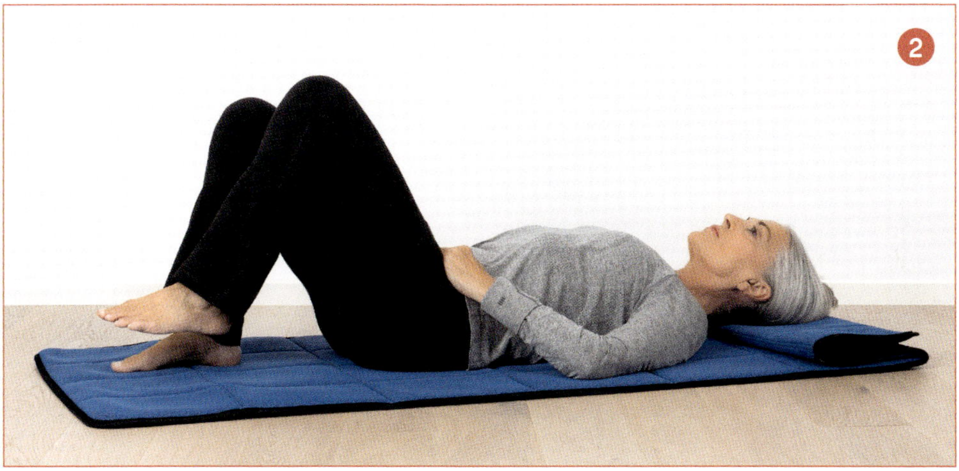

Wofür es gut ist

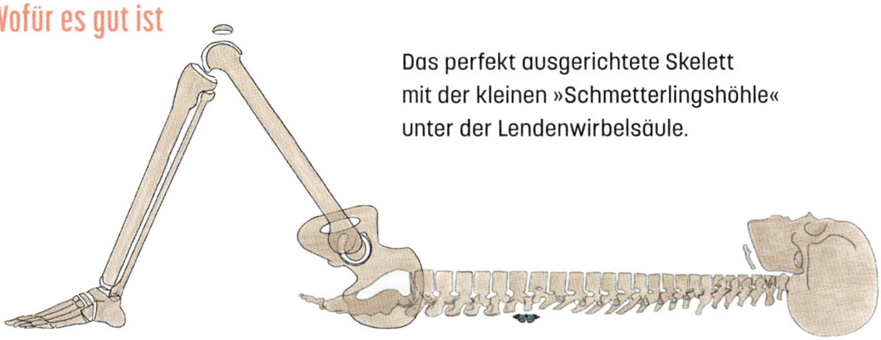

Das perfekt ausgerichtete Skelett mit der kleinen »Schmetterlingshöhle« unter der Lendenwirbelsäule.

13. Gelenkgleiten

Sturzschutz. Fördert die Beweglichkeit und Reaktionsschnelligkeit der Fuß-, Bein- und Beckengelenke.

Neues Element: das Goldei im Sprunggelenk. In der Vorstellung die rechte Ferse auf dem Goldei ausrichten, das Goldei behutsam nach vorne gleiten, bis das Bein gestreckt ist. Die linke Hand flach auf die Leiste legen. Den Psoas einladen, in die Hand zu wachsen.

- Links immer noch die Handseite an der Leiste, das ist ein wertvolles Selbstcoaching. Wahrnehmung in das Becken bringen, die Hüftpfannen lang denken und ultrazart zusammenziehen, um den Tonus in die Beckenhälften zu bringen, den es für Stabilität braucht.

- Das Goldei im linken Fuß nach vorne gleiten. Die Fußsohle bleibt parallel zum Boden, solange es geht. Sobald sich der Fuß vom Boden heben will, das Goldei zurückziehen, das Bein wieder anwinkeln. Mindestens zehnmal.

- Beine angewinkelt halten, das linke Bein in die Streckung schweben lassen. Gelenkgleiten mit dem rechten Bein wie beschrieben, ultrasanft. Zehnmal.

Begleitende Atmung: Ultraleicht, langsam und gleichmäßig durch die Nase einatmen, durch den Mund ausatmen.

Selbstcoaching: Dieses Gelenkgleiten stabilisiert und mobilisiert alle Gelenke von Zehen bis Kreuzbeingelenk. Sie können unter den Händen an den Leisten spüren, wie ruhig die Beckenseiten liegen, wie perfekt sie miteinander arbeiten. Diese Übung schützt auch vor Hüftgelenkarthrosen. Falls die Hüftgelenke schon beschädigt sind, ist dieses Gelenkgleiten perfekte Reparaturarbeit: Die Gelenkflüssigkeit wird stimuliert und in Kreislauf gebracht. Wenn Ihnen die Übung eindeutig guttut, können Sie die Anzahl der Zehner-Sets beliebig steigern. Einfach darauf achten, dass Sie gleichmäßig auf beiden Seiten arbeiten.

Atemkoordination: Durch die Nase einatmen während des Ausgleitens des Beines. Langsam durch den Mund ausatmen, während das Bein zurückgleitet in die angewinkelte Stellung.

- Position halten für die nächste Übung.

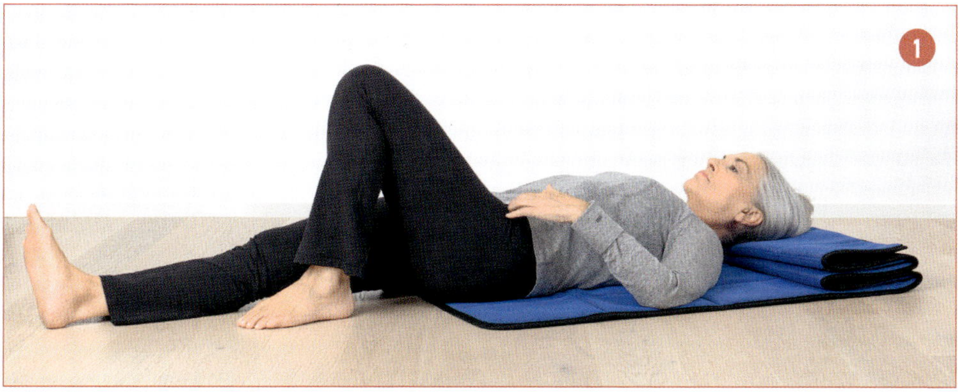

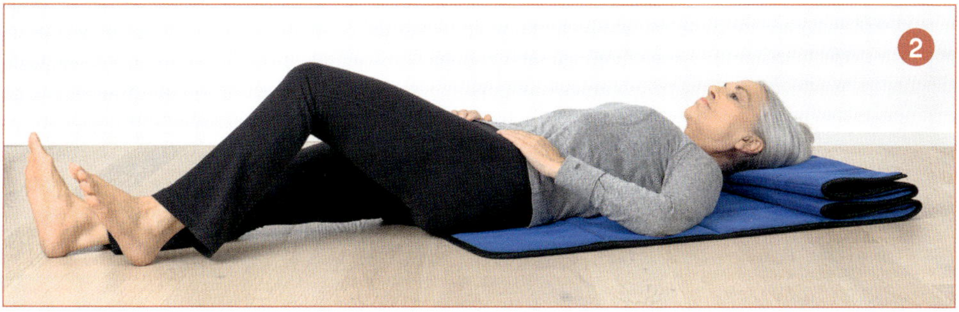

Wofür es gut ist

Die Knochen und Gelenke in ihrer biomechanischen Anordnung: Das Becken ist perfekt positioniert, die Wirbelsäule frei von jedem Druck.

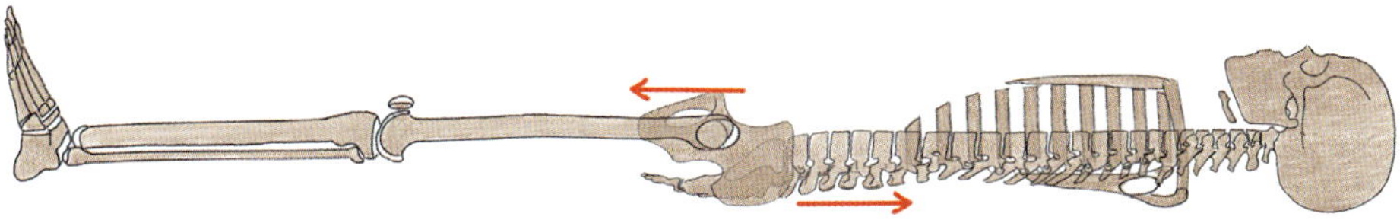

14. Streckbein für Bauch

• Die Arme parallel zum Torso ausrichten. Achtung: Die Ellbogen sind zu den Seiten ausgerichtet, die Handflächen schauen nach unten. Handgelenke entspannt und breit auf den Boden abgeben.

Jetzt ist Ihr Körperforschergeist gefragt. *Variante 1:* Schieben Sie die Handwurzeln in den Boden und nach vorne, Richtung Füße. Bitte nur das, die Fingerspitzen bleiben entspannt liegen. Gleichzeitig zu diesem Dehnschub die Armmuskeln heimholen zu den Achselhöhlen und aus den Achselhöhlen ausdrehen. Wiederholen, bis die Oberarmkugeln butterweich auf der Unterlage aufliegen und die Schulterblätter schweben.

Variante 2: Ziehen Sie die Handwurzeln an, Richtung Ellbogen. Nichts anderes, nur Handwurzeln in den Boden und anziehen. Muskeln der Arme heimholen zu den Achselhöhlen und ausdrehen. Wiederholen, bis die Oberarmkugeln und die Schulterblätter sich schwerelos anfühlen.

Variante 3: Schieben Sie rechts, ziehen Sie links und umgekehrt. Finden Sie heraus, welche der drei Varianten für Sie stimmt, und vertrauen Sie Ihrer Wahrnehmung.

Neues Element: Die seitlichen Längsbänder wahrnehmen und in der Vorstellung mit Zauberkräften ausstatten und den ganzen Torso vom Kreuzbein aus an diesen Zauberbändern Richtung Kronenpunkt verlängern.

• Diese seitlichen Längsbänder bis zu den Ohrläppchen verlängern. »Ng, ng, ng« sprechen und zum Kronenpunkt denken und gleichzeitig den Kronenpunkt zur Decke hochziehen. Der Kopf kommt in die Luft. Wenn das Kinn parallel zum Hals steht, mit »ng, ng, ng« den Kehlkopf entspannen. Das Brustbein entspannen.

Selbstcoaching: Kopf unbedingt vom Kronenpunkt her anheben. Mit »ng, ng, ng« steht der Mund leicht offen, Unterkiefer ist entspannt. Wenn Sie anderswo gelernt haben, mit dem Kinn in die Luft zu steuern, können Sie eine Hand ultrazart auf den Hals legen und den Kronenpunkt um die Hand herum zur Decke ziehen.

• Handwurzeln anziehen oder wegschieben, wie es für Sie stimmt, Kronenpunkt gleichzeitig mit diesen Pulsen aus dem Handgelenk noch höher dehnen. Mindestens zehnmal. Nach und nach auf 30 Wiederholungen steigern.

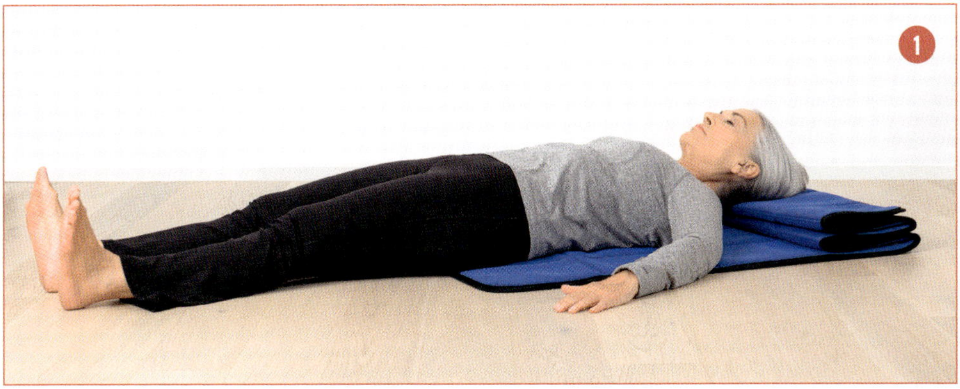
1

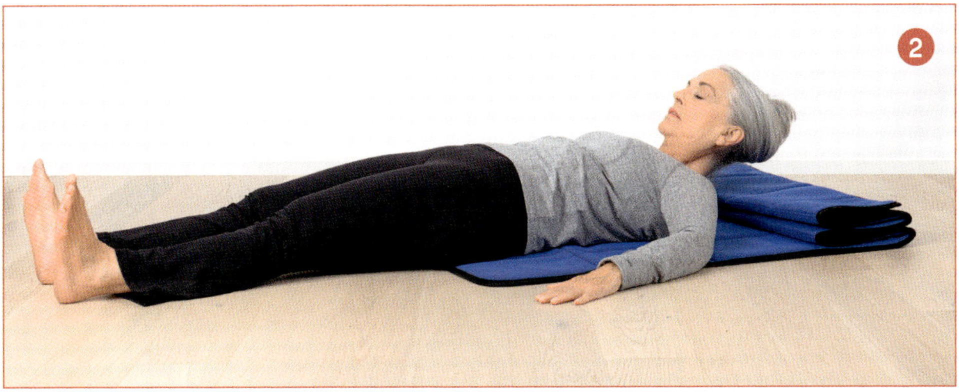
2

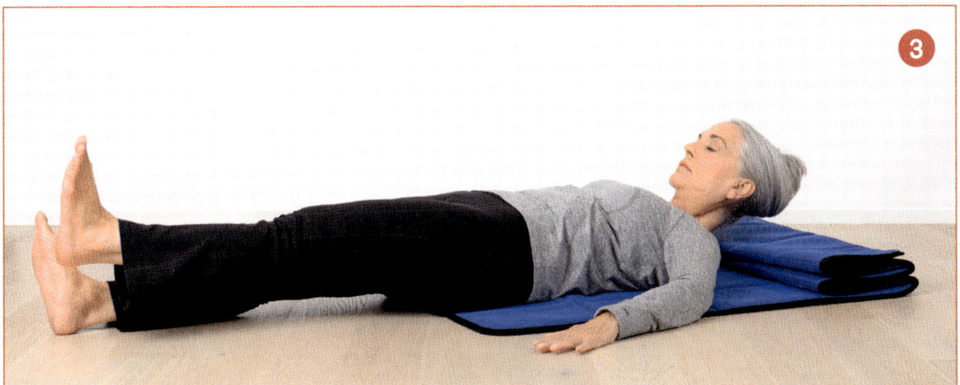
3

Unterstützende Atmung: Am Damm einatmen. Das Atemrohr mitten durch den Körper zur Spitze des Brustbeines lenken, Atem teilen und zu den Achselhöhlen ausatmen, die Achselhöhlen beim Ausatmen weit auseinanderdehnen.

Variante, Steigerung: Kronenpunkt hochhalten und die federleichten Beine abwechselnd ein wenig vom Boden heben (Abb. 3). Die Federleichtigkeit der Beine ist ein Indiz für die gute Position.

Selbstcoaching: Spüren Sie noch Gewicht in den Beinen, haben Sie wahrscheinlich das Becken leicht gekippt und arbeiten aus den vorderen Oberschenkeln. Legen Sie die Hände auf die Leisten und schieben Sie die Beine aus den Leisten.

- Kopf zurück auf die Unterlage und entspannen.

Wofür es gut ist

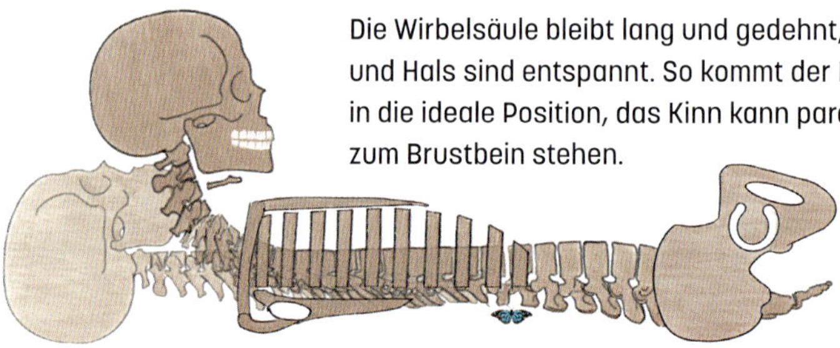

15. Linsendreh Arme hinter Kopf

- Die Finger verschränken und die Hände unter den Schädel betten. Den Schädel in die Hände entspannen. Ellbogen auseinanderdehnen und die Arme entspannt auf die Unterlage abgeben. Oberarmmuskeln zur Achselhöhle entspannen und die Achselhöhlen nach vorne oben »drehen«.

Atemreise: Die linke Ferse noch länger dehnen, einatmen, am rechten Ellbogen ausatmen und den Ellbogen noch mehr nach rechts ziehen. Die rechte Ferse noch länger dehnen, einatmen, den Atem zum linken Ellbogen ziehen und diesen noch mehr nach links ziehen. Jede Diagonale dreimal.

• Die Augenlider sanft schließen. Hinter den Augenlidern die Augenhöhlen und die Augäpfel in den Schädel entspannen. »Ng, ng, ng« unterstützt diese Entspannung. Augenlinsen vorstellen und diese Augenlinsen in der Vorstellung vergrößern, entspannen, vergrößern, entspannen. Sie werden staunen, wie schnell Ihre Augenlinsen der Vorstellung folgen!

• Jetzt auf Höhe der Augenlinsen eine Linie um den Kopf vorstellen und die Linsen auf dieser Umlaufbahn linksherum um den Kopf drehen. Achtung, der Kopf bewegt sich nicht, nur die Linsen. Drehen, drehen, drehen, und wenn sich ein Gähnen anmeldet, gähnen Sie genüsslich und tief.

• Fingerstellung wechseln. Diagonal dehnen. Linsen vergrößern, entspannen, vergrößern, entspannen und die Linsen rechtsherum drehen, bis sich das Gähnen einstellt.

Selbstcoaching: Nehmen Sie wahr, wie köstlich es sich in der absoluten Aufspannung gähnt. Spüren Sie, wie sich das Zwerchfell aus- und aufdehnt, und nehmen Sie sich vor, immer so zu gähnen, auch im Alltag. Bis es zur neuen Gewohnheit wird, können Sie auch im Stehen und Sitzen die Hände flink verschränken und hinter den Kopf heben und den Schädel beim Gähnen hochhalten.

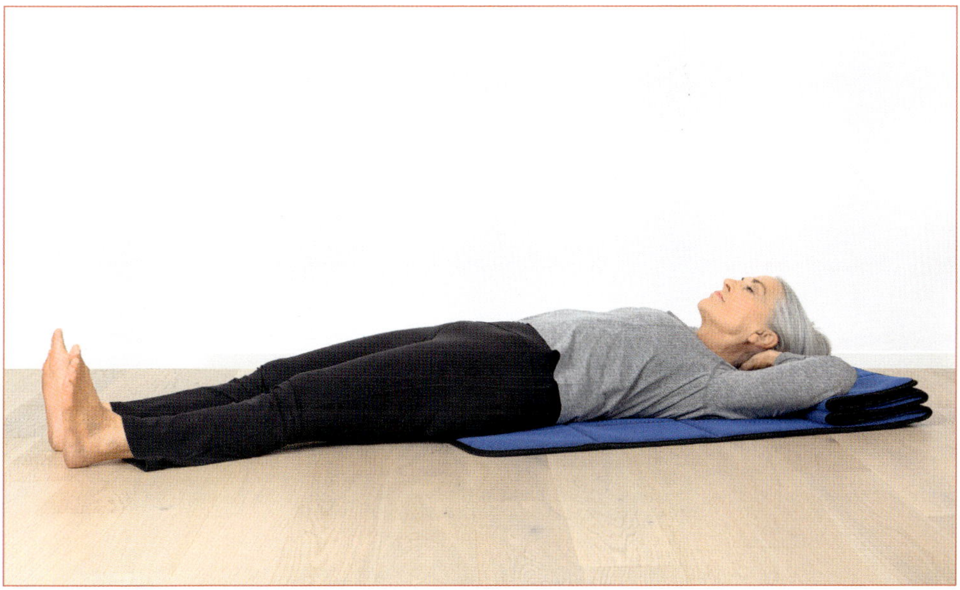

16. Rücken lang mit 1 g-Bein

• Fingerstellung wechseln. »Ng, ng, ng«, die seitlichen Längsbänder lang denken, den Kronenpunkt zur Decke anheben. Abwechselnd die Beine aus den Sitzbeinhöckern kurz und wenig anheben, rechts, links, rechts. Fünfmal. Fingerstellung wechseln, entweder mit Kopf in der Luft oder Kopf ablegen, Handstellung wechseln, »ng, ng, ng« und Kronenpunkt hoch.

Selbstcoaching: Finden Sie diese Übung noch sehr herausfordernd, können Sie das zweite Set mit dem Kopf auf der Unterlage machen. Den rechten Sitzbeinhöcker anziehen, das rechte Bein anheben und wieder absenken, den linken Sitzbeinhöcker anziehen, das linke Bein heben und senken. Jede Seite fünfmal.

• Hände lösen, auf die Leisten legen und direkt in die nächste Übung wechseln.

1

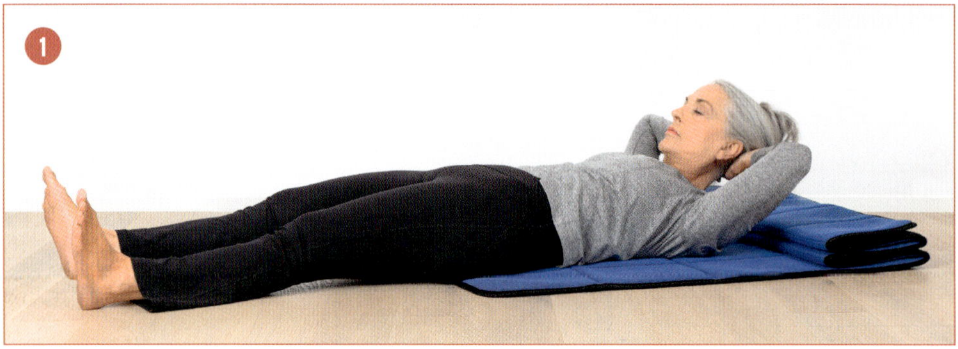

2

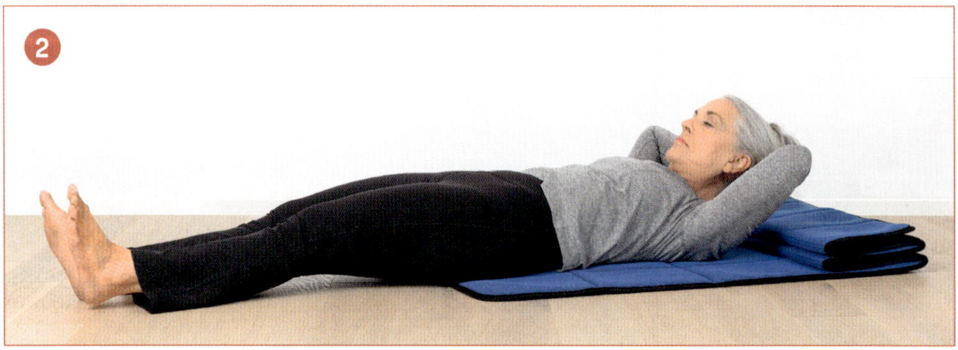

17. Hüftdehnung

Sturzvorsorge. Superschutz für Oberschenkelhals und Hüftgelenke.

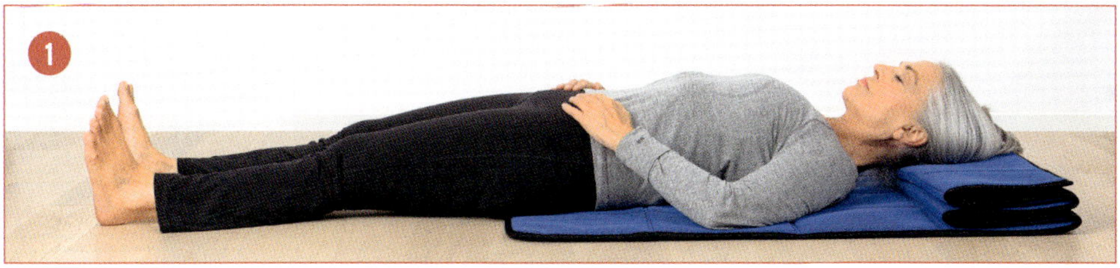

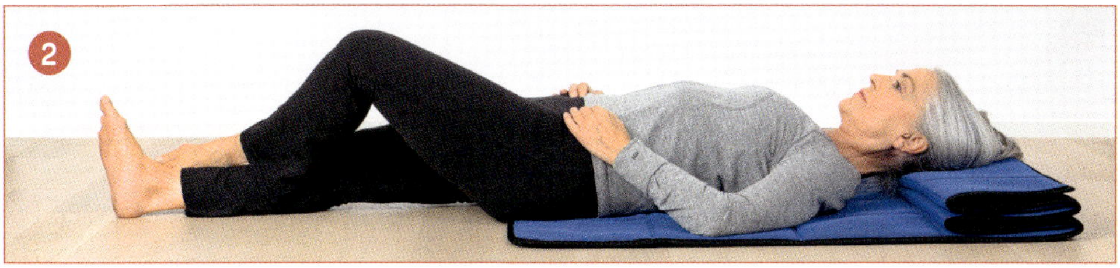

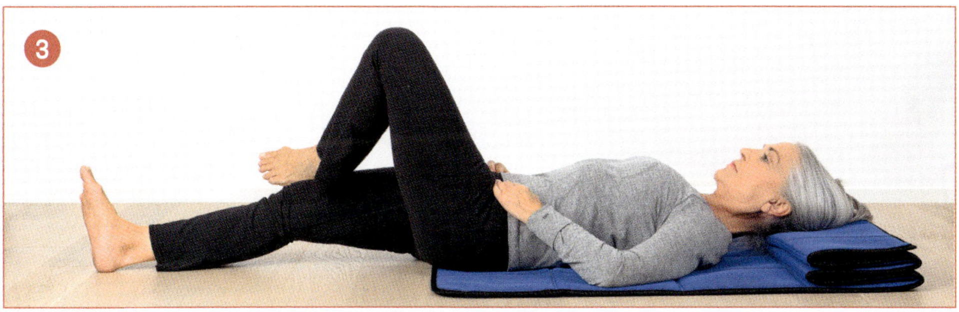

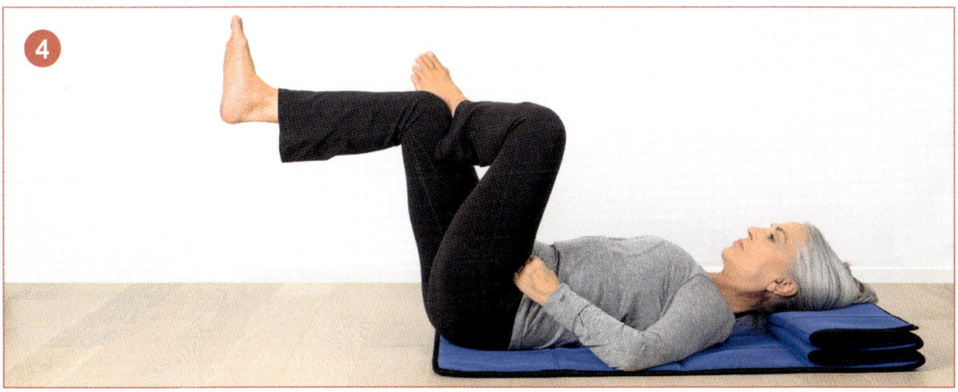

Selbstcoaching: Es folgt eine anspruchsvolle Hüftdehnung, die auch alle Beckengelenke mobilisiert und schmiert. Wichtig ist für Sie die Vorstellung von zwei Becken. Sie besitzen ein rechtes Becken, ein linkes Becken. Zwischen den Becken gibt es starke Bänder, die Kreuzbein, Steißbein und Oberschenkel verbinden. Mit den Händen auf den beiden Becken können Sie spüren, was Sie machen. Falls eine Beckenseite plötzlich in die Luft schnellt, bedeutet das, dass Sie Ihr Gewicht von einer Beckenseite auf die andere verlagerten. Sie können auf dieser Seite die Beckenschaufel beherzt fassen und wieder an Ort schieben. Je mehr Sie das Einholen des Kreuzbeines kultivieren, umso schneller werden Sie Herr*in über Ihre zwei Becken.

- Mit den Fingern die Beckenschaufeln berühren. Die Sitzbeinhöcker zusammenziehen und die Beckenschaufeln am Oberrand ganz weit denken. Die linke Kniekehle nach links ziehen, die linke Fußsohle an das rechte Bein legen, sofort die Innenseite der linken Ferse anheben. Die Kniescheibe fliegt nach links davon.

- Den linken Fuß über das rechte Bein legen, über das rechte Knie gleiten, sofort das rechte Bein anwinkeln und, wenn möglich, in die Luft heben, die Unterschenkel parallel zum Boden ausrichten, die Kniekehle exakt über der Hüftpfanne.

Selbstcoaching: Auch wenn Sie die Dehnung zu kennen glauben, lassen Sie sich auf den Weg der Präzision ein. Sorgfältig ausgeführt, wirkt die Dehnung Wunder für Fußgelenk, Knie, Hüft- und Kreuzbeingelenke. Schlampig gemacht, nützt sie nichts – im besten Fall.

- Mit den Handseiten Leisten lang schieben. Kreuzbein noch mehr in den Körper einladen. Längsbänder aktivieren.

Selbstcoaching: Die Oberarme müssen auf der Matte bleiben, die Ellbogen dehnen sich seitlich auseinander. So und nur so ist der Rücken lang, gedehnt, geschützt.

- Das Kreuzbein in der Vorstellung mehr nach links drehen, damit der linke Sitzbeinhöcker auf gleiche Höhe und Ebene mit dem rechten kommt. Wenn Sie diskret zwischen den Beinen hindurchschauen, soll der rechte Unterschenkel nicht zu sehen sein.

Wofür es gut ist

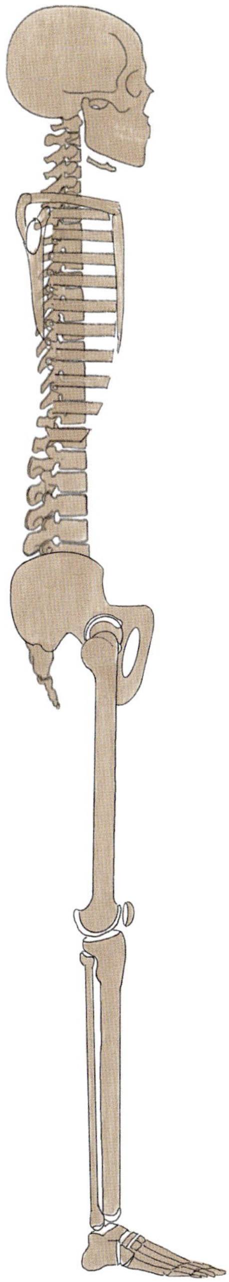

Die Wirbelsäule ist aufgespannt, egal, ob Sie liegen, sitzen, stehen, gehen. So bleiben die Gelenke gesund. Das Hüftgelenk kann reibungslos funktionieren und ist vor Arthrose und anderen Schäden geschützt. Ebenso Knie und Kreuzbeingelenk. Das Goldei ist ein wichtiges Verbindungsgelenk zwischen Fuß, Bein und Becken.

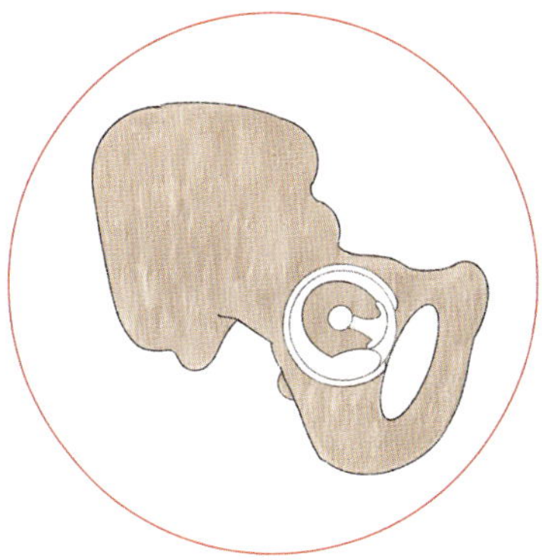

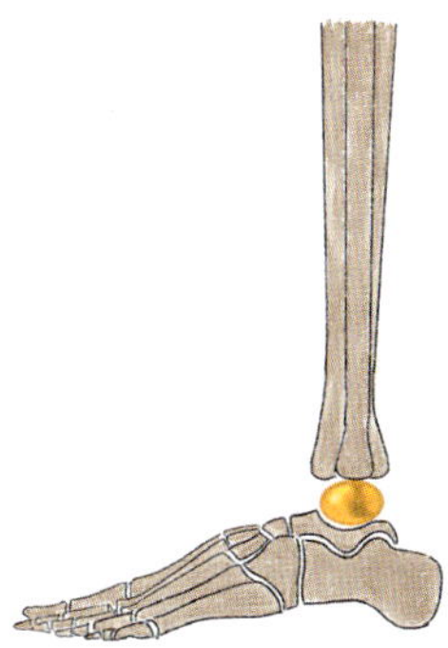

Neues Element: Das Goldei im rechten Sprunggelenk nach vorne rollen, entspannen. Nur das. Das Bein bewegt sich nicht. Nur das Goldei in der Ferse. Das fühlt sich die ersten paar Male nach »Was soll das?!« an. Spätestens nach der siebten Wiederholung wird außen am rechten Oberschenkel ein Superzug spürbar. Die Sartoriusmuskeln entfalten ihre Wirkung, die seitlichen Muskeln und Sehnen entspannen sich in eine neue Dehnung. Mit etwas Übung werden Sie spüren, wie der rechte Sitzbeinhöcker sich in die Vernetzung einmischt.

- Rollen Sie das Goldei 20-, 30-mal an Ort nach vorne.

- Den rechten Unterschenkel hängen lassen und behutsam den rechten Fuß auf den Boden bringen, Großzehengrundgelenk und Fersenmitte landen gleichzeitig. Das Goldei in der rechten Ferse ausgleiten, Bein strecken, den linken Fuß auf dem rechten Bein zum rechten Fuß schieben, das linke Bein parallel zum rechten bringen und wahrnehmen, wie sich das anfühlt. Wenn sich das linke Bein länger anfühlt als das rechte – und wahrscheinlich auch länger daliegt –, so haben Sie alles richtig gemacht.

- Rechte Kniekehle nach rechts ziehen, Fuß am linken Bein. Ferseninnenseite anheben, damit der Fuß in seinem natürlichen V steht. Fuß über Bein, hochgleiten über das Knie. Das linke Bein in der Luft anwinkeln. Kreuzbein an Ort nach rechts drehen, um die Sitzbeinhöcker gleichauf zu bringen. Mit dem linken Goldei arbeiten. Gleich oft wiederholen wie auf der ersten Seite. Unterschenkel hängen lassen, Fuß zurück auf den Boden.

Selbstcoaching: Diese Übung hilft auch, Beckenschiefstand auszugleichen. Außerdem schützt sie vor Hüftgelenkarthrose – oder unterstützt die Reparatur.

Atemunterstützung: Durch die Nase einatmen, den Atem in einem Bogen über die Ellbogen legen, und beim Ausatmen die Ellbogen noch weiter auseinanderdehnen. Das spannt das Zwerchfell weit auf und hilft, in der anspruchsvollen Position entspannt zu bleiben.

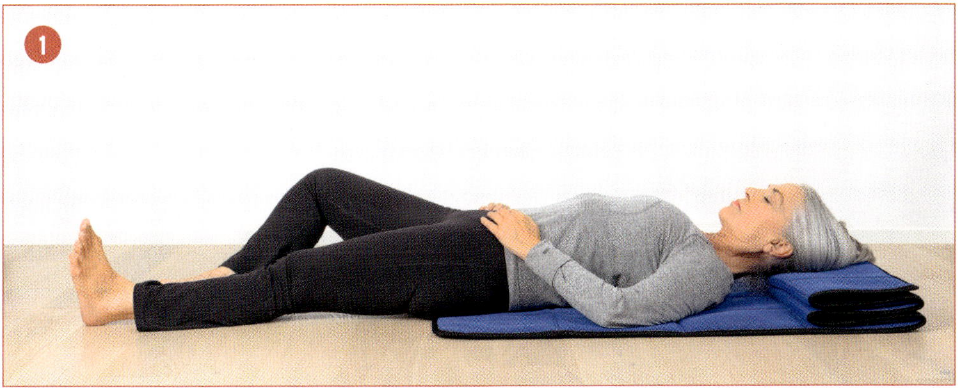
1

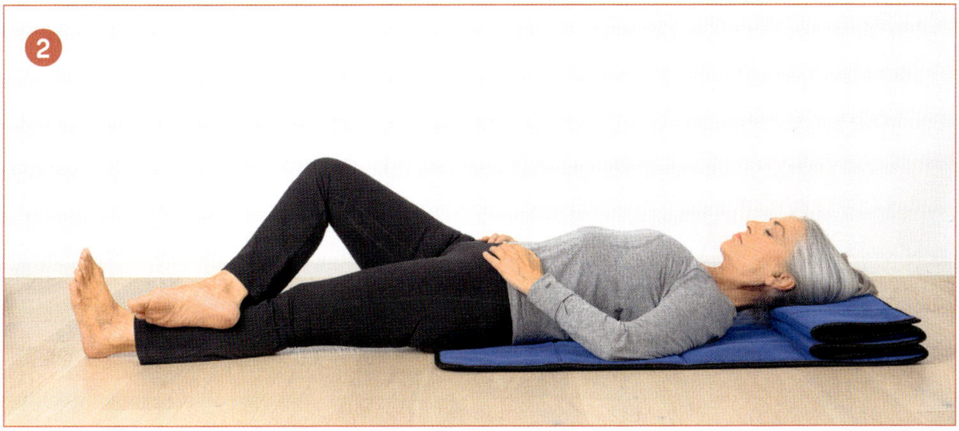
2

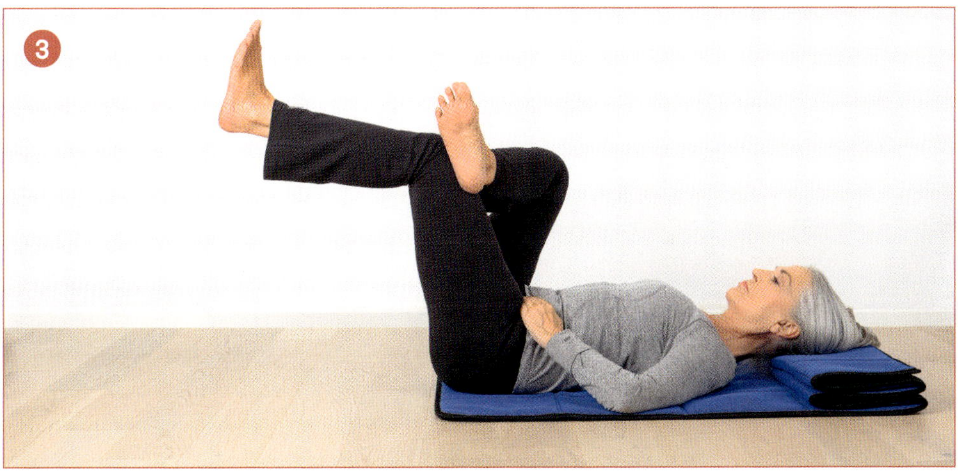
3

Abschluss für 30 Minuten

Möchten Sie hier pausieren, Beine anwinkeln, auf die Seite der Wahl drehen. Auf die Fersen kommen, Oberkörper bleibt tief. Die Hände längs an die Unterschenkel legen, die Unterschenkel mit den Händen über den Fersen halten (wie Abb. 3, Seite 142). Kronenpunkt höher ziehen, behutsam und bewusst aufrichten. Die Hände gleiten mit nach oben und kommen über den Leisten zur Ruhe. Ellbogen zu den Seiten dehnen, Fingerspitzen gleichzeitig zueinander dehnen. Mit den Händen die Leisten mitsamt Torso exakt über die Fersen bringen. Arme entspannen, einatmen am Damm, den Atem einmal als Spirale linksherum um die Wirbelsäule legen, bis zum Kronenpunkt, unterwegs entspannt und langsam ausatmen. Einatmen am Damm, den Atem rechtsherum um die Wirbelsäule winden.

Selbstcoaching: Falls Ihre Knie die Hocke nicht können, lassen Sie diese Phase aus und kommen direkt in den Steilhang.

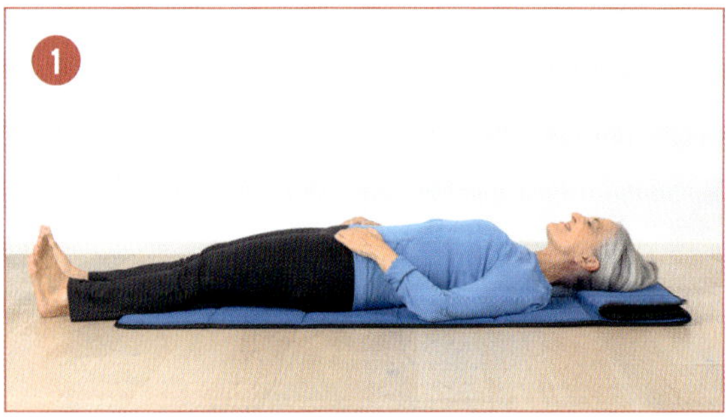

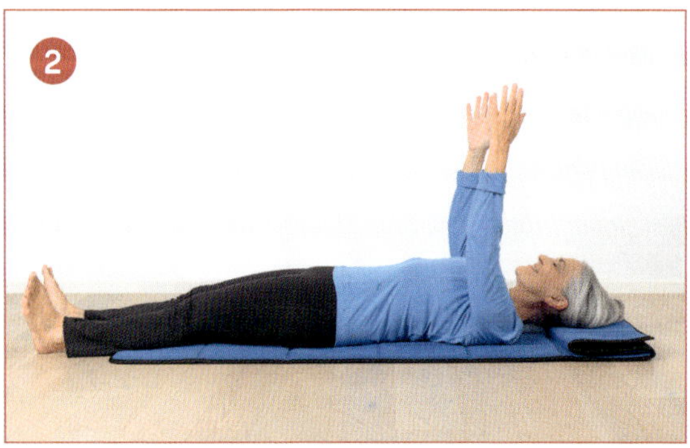

18. Rückenlage mit Armreise

Sturzschutz. Schützt die Schultergelenke und die Arme.

- Wenn Sie hier neu einsteigen: Auf den Sitzbeinhöckern ausrichten, Beine angewinkelt, den Torso wie in der Übung 11 Kraftsenke in Rückenlage bringen.

- Rückenlage. Kreuzbein vom Boden wegheben. Scham- und Steißbein Richtung Fersen dehnen, Kreuzbein und Wirbelsäule Richtung Kronenpunkt. Das rechte Bein aus dem Goldei in die Streckung begleiten, das linke Bein ebenfalls. Kreuzbein tiefer in den Körper holen und mit allen anderen Wirbeln zum Kronenpunkt lenken. Den Längsbandzylinder aktivieren.

- Die Finger verschränken, die Hände zur Decke ausdrehen, Arme in die Luft. Darauf achten, dass die Handgelenke über den Achselhöhlen schweben, so können die Schultergelenke entspannt bleiben.

- Die Armknochen lang denken, die Armmuskeln zu den Achselhöhlen entspannen. Die Schulterpfannen nach vorne oben drehen. Die entspannt gestreckten Arme etwas absenken, 15 bis maximal 20 cm. Wieder anheben, senken, anheben, acht- bis zehnmal. Am Endpunkt dieser Armreise Finger-

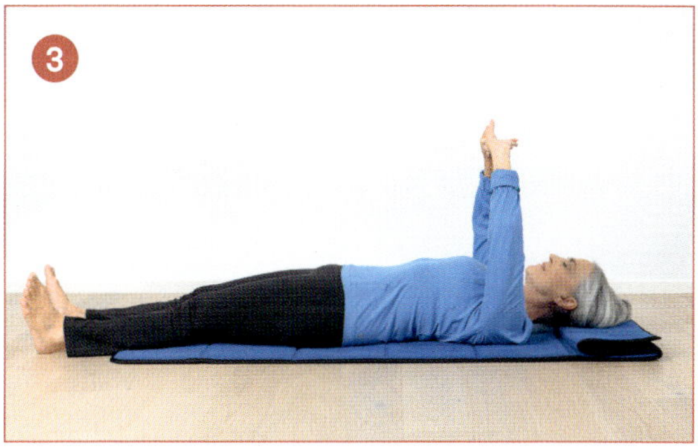

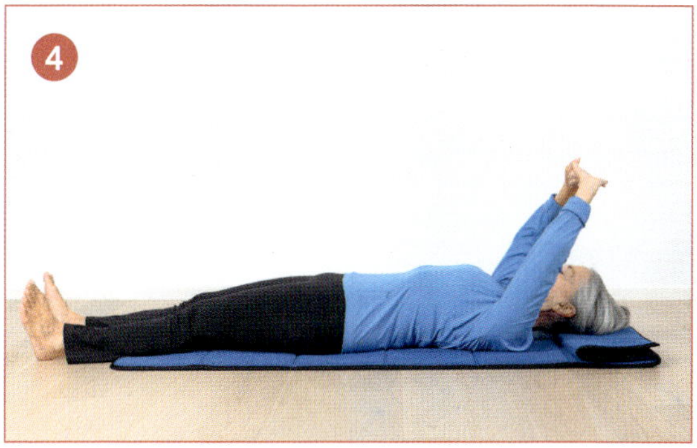

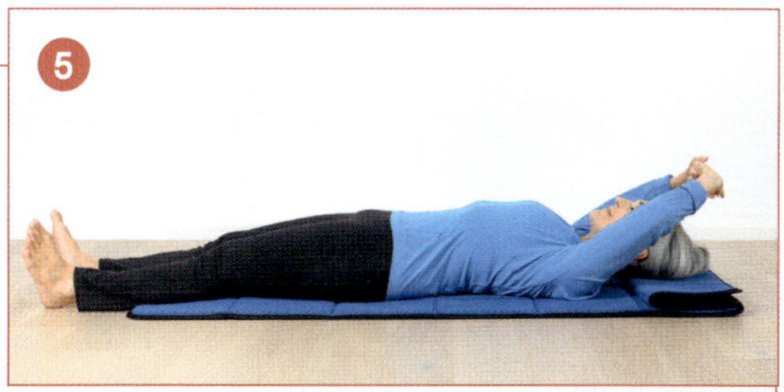

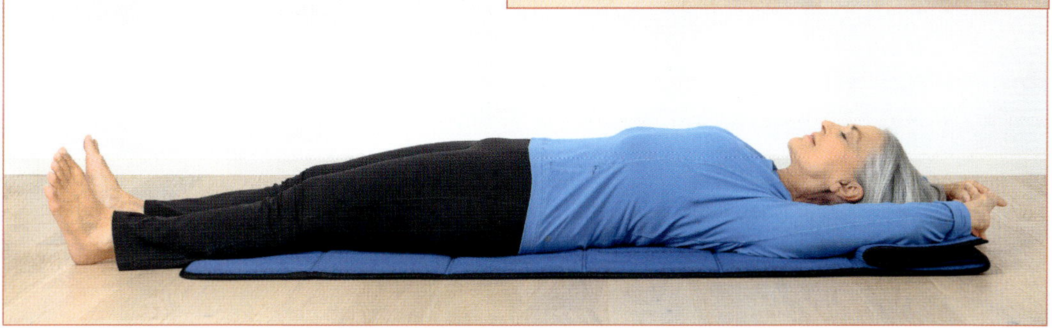

stellung wechseln. Arme absenken, anheben. Acht- bis zehnmal. Fingerstellung wechseln, wiederholen, bis die Arme federleicht auf die Matte kommen.

Selbstcoaching: Darauf achten, dass die Oberarmkugeln auf der Matte bleiben und sich nur an der Schulterpfanne mitdrehen. Die Schulterblätter liegen flach am Rücken. Der Hals ist lang und entspannt.

Atemreise: An der linken Ferse ein-, an der rechten Achselhöhle ausatmen. Von der rechten Ferse zur linken Achselhöhle. Je dreimal. Von der linken Hüftpfanne zur rechten Achselhöhle, von der rechten Hüftpfanne in die linke Achselhöhle. Je dreimal. Nehmen Sie wahr, sämtliche Torsomuskeln beim Atmen mitmachen und auf der ganzen Körperlänge die Organe massieren. Nehmen Sie dieses wunderbare Gefühl des aufrichtenden Atmens mit in Ihren Alltag. Es fühlt sich auch im Sitzen und Stehen und Gehen und Laufen köstlich leicht an.

- Position halten für die nächste Übung.

Wofür es gut ist

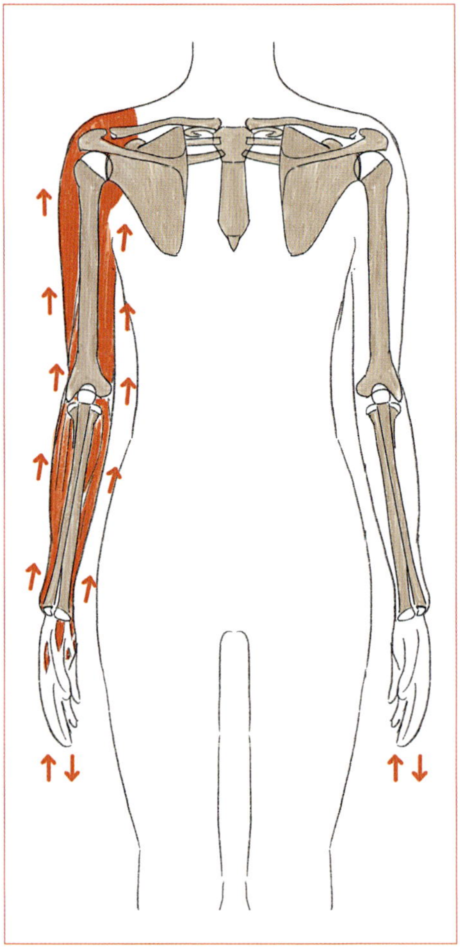

Eine Vorstellungshilfe für das Heimholen der Armmuskeln an langen Armknochen. Dieses Zug-Gegenzug-Prinzip hält die Gelenke gesund und die Muskeln entspannt. So sind die Arme bereit, die Welt zu umarmen.

19. Pedalo intensiv

• Die linke Kniekehle zur Decke ziehen und das Bein in der Luft anwinkeln, Kniekehle exakt über der Hüftpfanne. Die rechte Kniekehle anheben, das Bein parallel zum linken ausrichten, Füße in V-Position ausrichten.

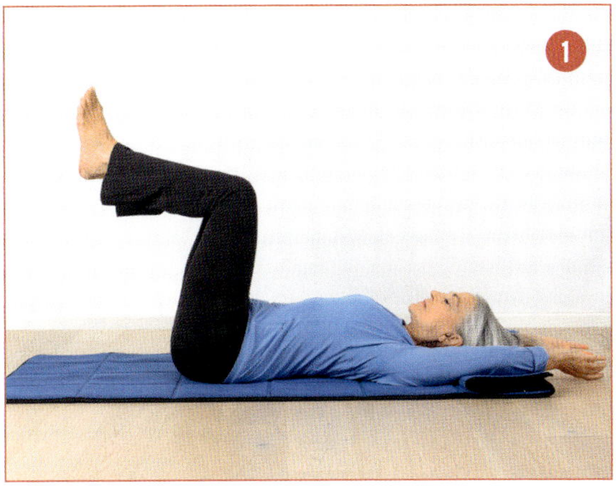

Selbstcoaching: Achten Sie zwischendurch immer mal wieder auf Ihre Fußstellung. In der V-Position werden in jeder Übung die Muskeln und Sehnen der Füße gedehnt und gestärkt. Die Sprunggelenke werden entlastet. Die Faszien werden stimuliert. Wasserstau in den Fußgelenken verschwindet wie von Zauberhand.

• Ferseninnenseiten zart aneinanderlegen, die Füße bilden ein großes V. Knie seitlich öffnen und gleichzeitig die Hüftpfannen zueinanderziehen. Das Kreuzbein tiefer in den Körper holen, mit allen anderen Wirbeln zum Kronenpunkt hin ausrichten. Längsbänder zum stützenden, schützenden Zylinder dehnen.

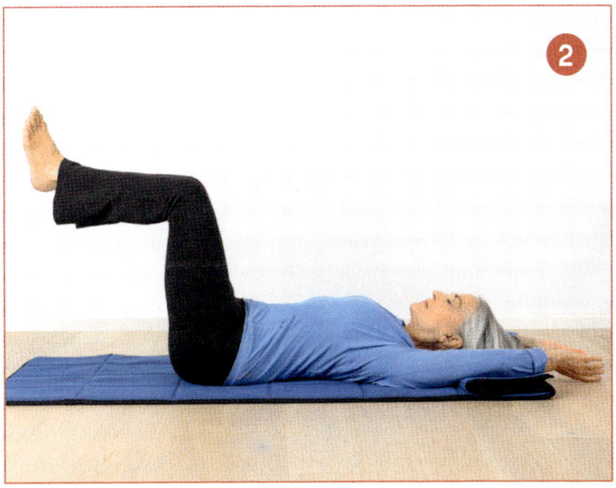

Selbstcoaching: Der Torso soll nicht »ruckeln«. Wenn Sie unsicher sind, können Sie die Handseiten wieder in die Leisten legen und die Leisten aktiv lang halten. Sobald Sie mehr Gespür für Stabilität haben, können Sie die Übung mit gestreckten Armen machen.

Mikropuls: Die Hüftpfannen noch mehr zueinanderziehen, gleichzeitig die Fersen aneinandertupfen und die Füße/Unterschenkel etwas mehr nach vorne bewegen. Hüftpfannen sanft loslassen, die Beine zurückziehen. 20-mal.

Steigerung: Die Hüftpfannen zueinanderziehen, die Unterschenkelknochen in der Vorstellung nach innen oben »drehen«. Fünfmal. Die Unterschenkel weiter vorschieben, wiederholen, fünfmal. Unterschenkel weiter vor und noch mal fünf Pulse »drehen«.

Selbstcoaching: Ich stelle mir vor, dass ich die Unterschenkel wie Teigroller nach innen oben drehe. Die Bewegung ist von außen unspektakulär. Spüren Sie rein: Korrekt umgesetzt vernetzen sich die Muskeln und Sehnen an der Außenseite der Oberschenkel mit den tief liegenden Hüft- und Gesäßmuskeln. Die Übung hilft bei der Reparatur von Hüftgelenkarthrosen, Piriformis-Syndromen, Ischiasnervenschmerzen und Psoasbeschwerden.

- Beine parallel ausgerichtet in der Luft lassen für die nächste Übung.

Unterstützende Atmung: Entspannt durch die Nase ein- und durch den Mund ausatmen, mit der Vorstellung, der Atem gleite gleichmäßig vom Damm zum Kronenpunkt.

Wofür es gut ist

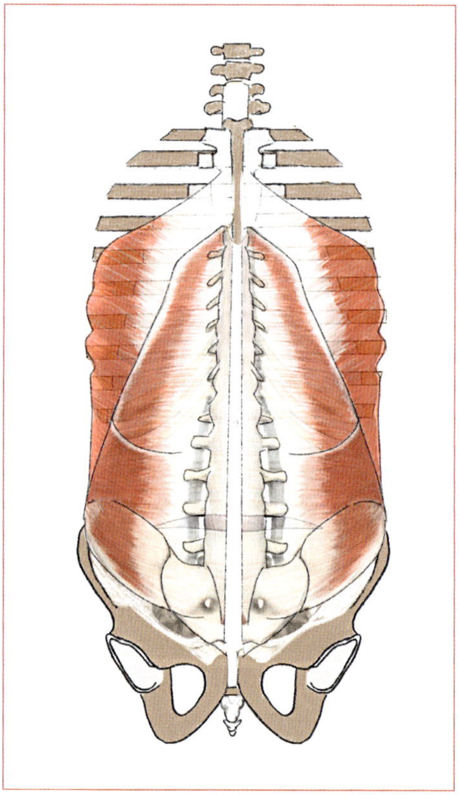

In den perfekt ausgeführten Bauchübungen arbeiten alle Bauchmuskeln zusammen, die langen, die queren und vor allem die schrägen. Für einen Flachbauch mit Kraft.

20. Luftbeine

Neues Element: die Achillessehnen. Stellen Sie sich vor, die Achillessehne von der rechten Ferse nach vorne zu dehnen, zur nächsten Wand. Jetzt die Achillessehne wie eine Strumpfnaht zur Kniekehle dehnen, von der Kniekehle zum rechten Sitzbeinhöcker. Den Sitzbeinhöcker Richtung Boden dehnen. So entsteht an der Beinhinterseite Zug und Gegenzug in der Achillessehne, in den Wadenmuskeln, in der Kniesehne, in den Hüftsehnen. Links die Achillessehne genauso sorgfältig dehnen.

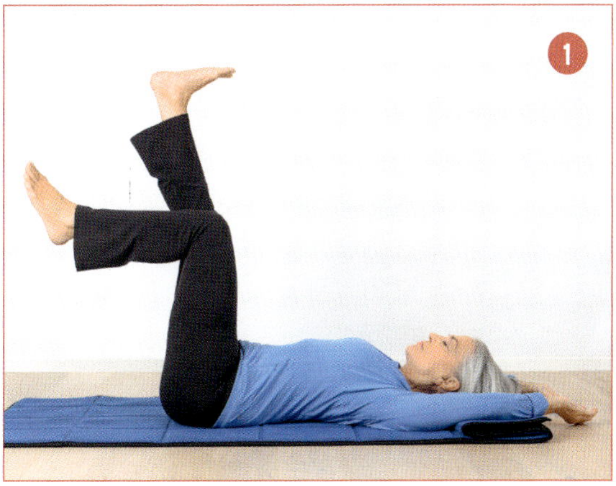

1

- Die rechte Achillessehne zur Decke dehnen, die linke Achillessehne zur Decke dehnen.

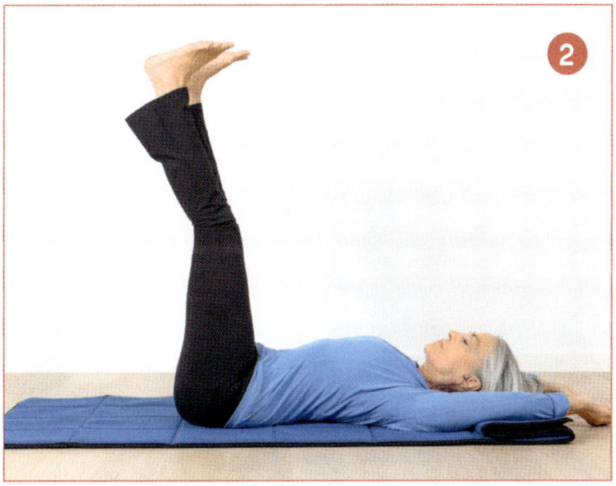

2

Selbstcoaching: Stellen Sie sich vor, dass die Achillessehne Ihre neuen Beinstrecker sind. So arbeiten alle Strukturen am Bein, die vorderen Oberschenkel bleiben entspannt.

- Die Füße ausrichten: Großzehengrundgelenke und Fersen stehen gleichauf. Sie können ein Tablett mit kostbarem Geschirr auf Ihren Füßen halten.

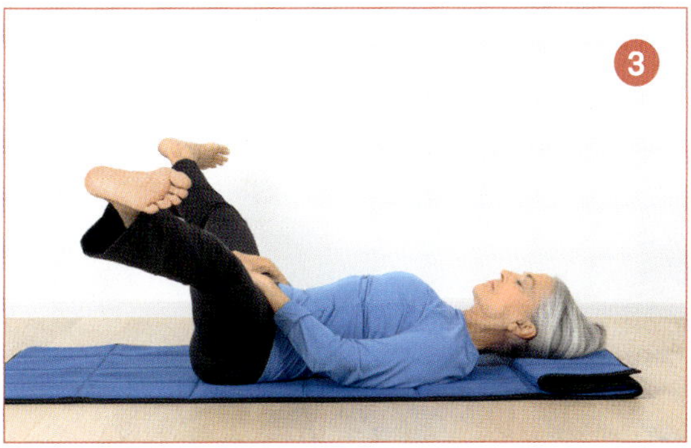

3

Selbstcoaching: Ist das sehr herausfordernd beim ersten Versuch? Beugen Sie ein Bein nach dem anderen und wiederholen Sie die Dehnung aus den Achillessehne. Drei-, viermal. Sie werden sehen, es wird jedes Mal leichter.

- Links die Ferse noch mehr zur Decke ziehdenken, rechts den Sitzbeinhöcker Richtung Matte dehnen. Rechte Ferse, linken Sitzbeinhöcker auseinanderdehnen. Fünfmal auf jeder Seite wiederholen.

Selbstcoaching: Spüren Sie, wie sich Ihre Beckenseiten selbstständig machen und immer weiter und entspannter auf die Matte kommen? Die Kreuzbeingelenke entspannen sich mit der Tiefenmuskulatur der Hüften und des Gesäßes.

Steigerung: Mit fortschreitender Übung können Sie die Beine in der Luft grätschen. Kreuzbein unter allen Umständen hochhalten, die Leisten offen halten. Die Beine auf Hüftpfannenhöhe seitlich öffnen. Die Innenseiten der Fersen noch mehr nach innen und oben drehen, in kleinen, gleichmäßigen Pulsen. Fünf- bis zehnmal, nach und nach steigern. Beine wieder parallel ausrichten.

- Ein Bein nach dem anderen beugen, einen Fuß nach dem anderen auf die Matte bringen. Dieses Nacheinander beim Absetzen schützt die Gelenke des Beckens. Fersen hüftpfannenschmal, die Füße im V ausrichten.

- Direkt in die nächste Übung.

Wofür es gut ist

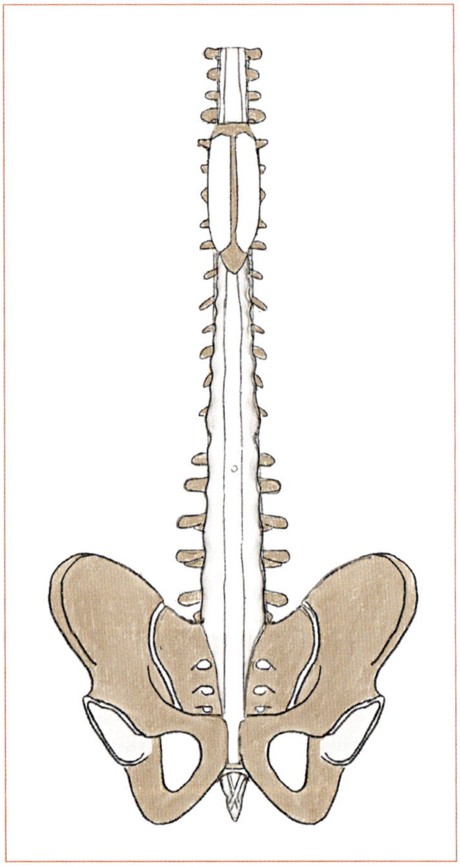

Hier das Längsband an der Bauchseite. Es führt vom Schambein bis zu den Schlüsselbeinen. Dieses Band möchte 24 Stunden am Tag für Sie arbeiten, jeden Tag Ihres Lebens. Kräftige Längsbänder bedeuten lange Muskeln, zusammen sind sie auch ein Organschutz.

21. Armdreieck

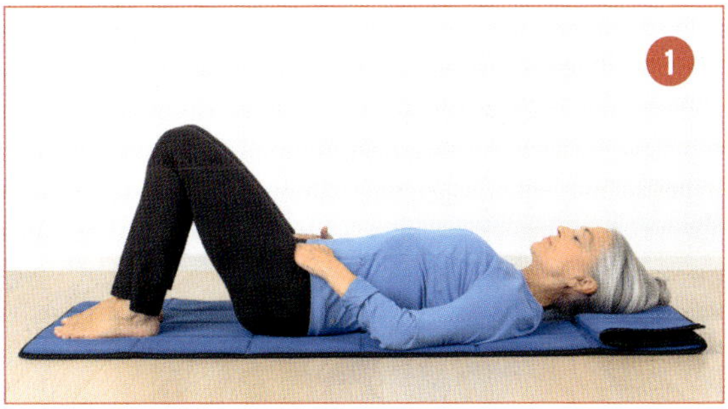

- Mit den Handseiten die Leisten optimieren und Richtung Füße dehnen.

Finger über der Brust verschränken. Die Oberarme auf der Unterlage, die Ellbogen aktiv zu den Seiten dehnen, die Hände schweben.

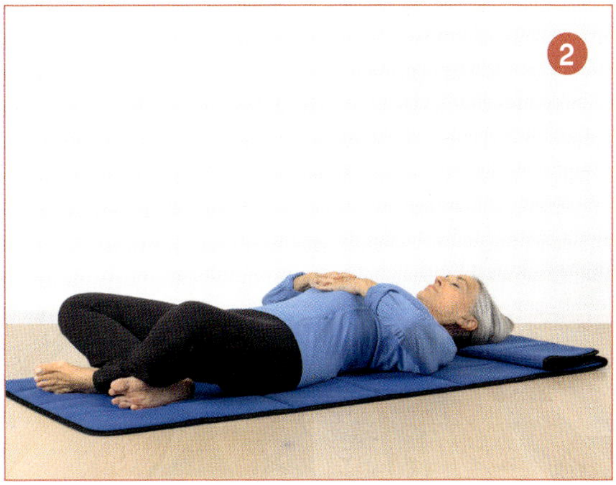

- Die rechte Kniekehle zur Seite ziehen, die linke Kniekehle zur Seite ziehen, die Füße kreuzen, die Fersen leicht schwebend. Hüftpfannen zusammenziehen und die Leisten gleichzeitig öffnen und entspannen.

- Den Längsbandzylinder aktivieren. Am rechten Sitzbeinhöcker einatmen und zur rechten Achselhöhle ausatmen. Umgekehrt vom linken Sitzbeinhöcker zur rechten Achselhöhle. Je dreimal.

- Fingerstellung wechseln. Fußstellung wechseln. Die linke Kniekehle und den rechten Ellbogen diagonal auseinanderdehnen. Rechte Kniekehle, linker Ellbogen. Je dreimal.

Selbstcoaching: Reisen Sie diese Diagonaldehnungen bewusst mit und spüren Sie die wunderbar vernetzten Dehnungen im gesamten Torso. Diese sanfte Dehnung bringt nach und nach Beweglichkeit in »steife Hüften«. Wagen Sie es, sich in die Dehnung zu entspannen. Wer sich sehr schwertut, kann die Knie mit Kissen oder gefalteten Decken unterlegen, der leichte Halt kann die Entspannung erleichtern.

- Position für die nächste Übung halten.

22. Fußsohlenfrosch

Sturzschutz. Die Bänder und Sehnen des Beckens werden elastisch und »rückfedernd«.

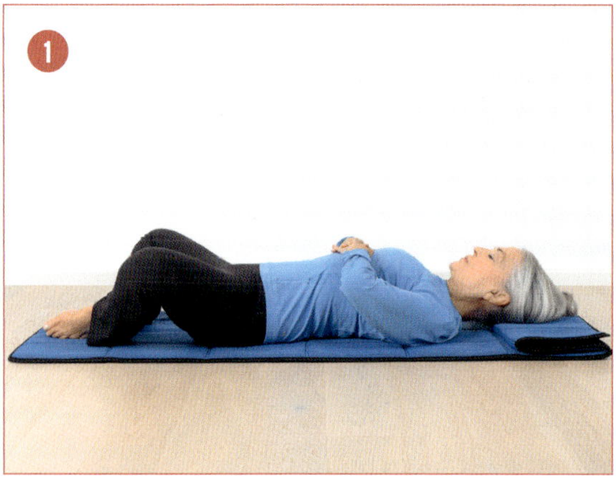

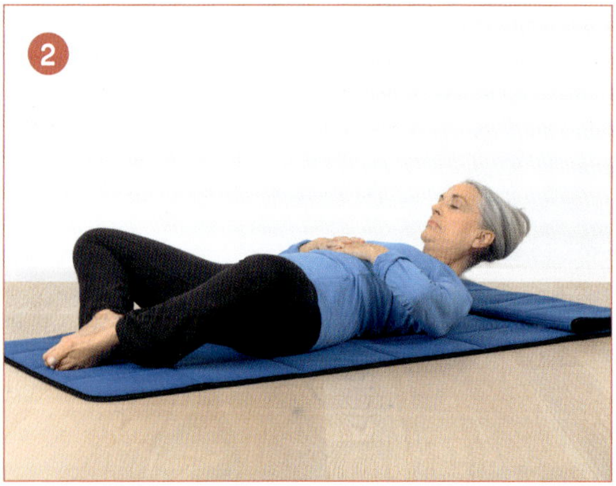

• Die Fußsohlen von Zehen bis Fersen aneinanderlegen; sofort die Innenseiten der Fersen in die Luft heben und während der Übung so halten, zum Schutz aller Gelenke.

Selbstcoaching: Wer die Fersen nicht in der Luft halten kann und die Füße arg verkrampft, kann die Füße wieder kreuzen, wie im Armdreieck.

• Fingerstellung wechseln, Hände etwas tiefer am Körper halten. Ellbogen auseinanderdehnen und die Oberarmmuskeln zur Achselhöhle hin entspannen und aus der Achselhöhle ausdrehen.

• Die seitlichen Längsbänder dehnen und aktivieren, bis zu den Ohrläppchen. »Ng, ng, ng«. Die Augenhöhlen und Augäpfel tief in den Schädel entspannen. Kronenpunkt zur Decke dehnen, bis das Kinn parallel zum Brustbein steht.

• Sitzbeinhöcker in der Vorstellung zu den Fersen dehnen, am Damm einatmen, den Damm mitten durch die Wirbelsäule (Spinalkanal) zum Kronenpunkt lenken und beim Ausatmen den Kronenpunkt noch mehr direkt zur Decke ziehen. Fünfmal mindestens.

• Fingerstellung wechseln, nachspüren, ob die Fußsohlen noch geschmeidig aneinanderliegen. Für den Puls: Hüftpfannen lang denken, zusammenziehen, gleichzeitig Kronenpunkt zur Decke und die Ellbogen auseinanderdehnen. Zehnmal, beliebig steigern.

Selbstcoaching: Anfangs denken Sie die Zutaten für diesen anspruchsvollen Puls nacheinander, mit etwas Übung macht sich alles zusammen. Empfinden Sie die Übung als anspruchsvoll, können sie beliebig oft den Kopf ablegen, kurz entspannen und wieder in die Position kommen. Heben Sie den Kronenpunkt, mit »ng, ng, ng«. Lassen Sie Hals und Kinn unbeteiligt und entspannt. Sie können einen leichten Schal auf den Hals legen, um besser wahrzunehmen, was Ihr Hals macht.

• Kopf ablegen, Beine anwinkeln, über eine Seite in die Hocke kommen.

Wofür es gut ist

Organheber und Zwerchfell sind über die Längsbänder vorne und hinten und unmittelbar miteinander verbunden. Eine gute Bauchübung ist daher immer auch eine gute Beckenbodenübung und eine gute Rückenübung.

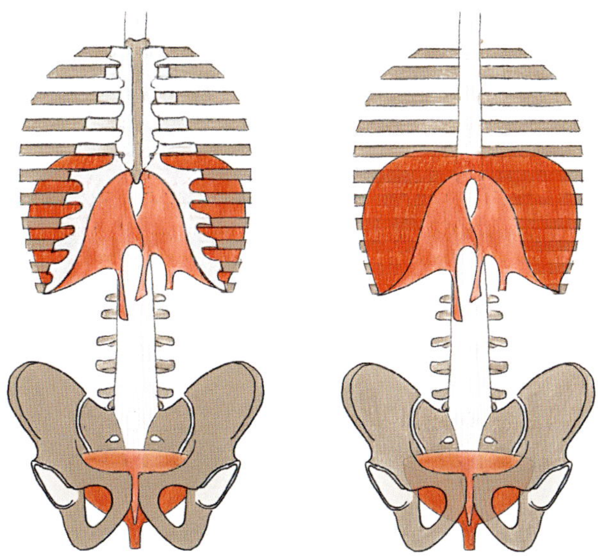

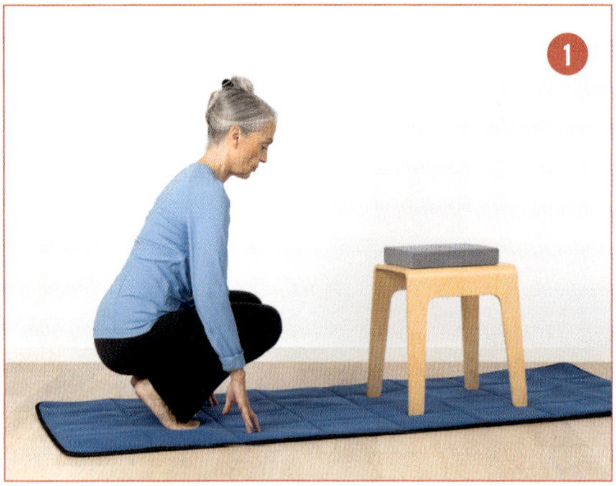

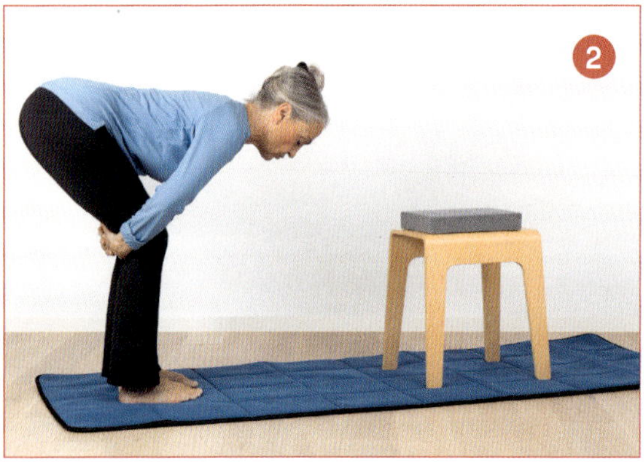

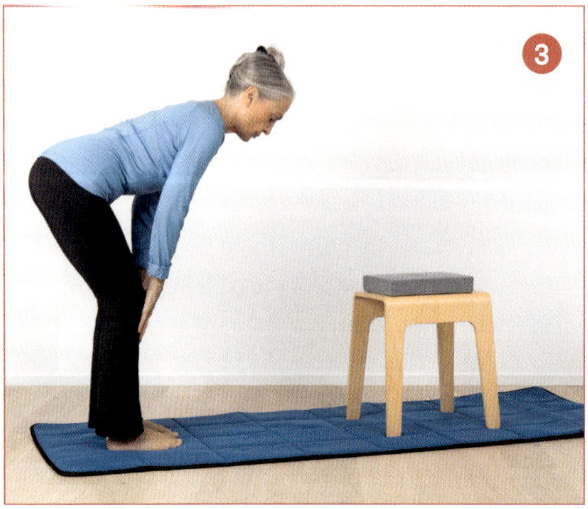

23. Einbeinstand

- In der Hocke mit den Großzehengrundgelenken fünfmal in die kleinen Wolken einsaugen, das Becken wie auf einer Rutschbahn Richtung Fersen entspannen. Am linken Sitzbeinhöcker einatmen, in der rechten Achselhöhle ausatmen. Vom rechten Sitzbeinhöcker zur linken Achselhöhle atmen.

- Auf die Fersen kommen, Oberkörper bleibt tief, Becken höher als die Kniekehlen. Finger hinter den Kniekehlen verschränken. Kniekehlen nach vorne dehnen, Sitzbeinhöcker gleichzeitig nach hinten oben. So entsteht Dehnung in den Oberschenkeln, in den Hüften, am unteren Rücken. An der Position ändert sich nichts. Fünfmal Kniekehlen und Sitzbeinhöcker auseinanderdehnen. Dann diagonal: rechte Kniekehle, linker Sitzbeinhöcker; linke Kniekehle und rechter Sitzbeinhöcker. Je fünfmal.

- Hände längs an Unterschenkel legen, Unterschenkel mit den Händen über den Fersen halten. Kronenpunkt höher ziehen, behutsam und bewusst aufrichten. Hände gleiten mit nach oben, kommen über den Leisten zur Ruhe. Ellbogen zu den Seiten dehnen, Fingerspitzen zugleich zueinander dehnen. Mit den Händen die Leisten mitsamt Torso exakt über die Fersen bringen.

- Mit den Handseiten die Leisten an Ort und Stelle halten und die rechte Kniekehle anheben, das angewinkelte Bein zur Hüftpfanne anheben. Absetzen, die linke Kniekehle anheben, absenken. Zehnmal pro Bein.

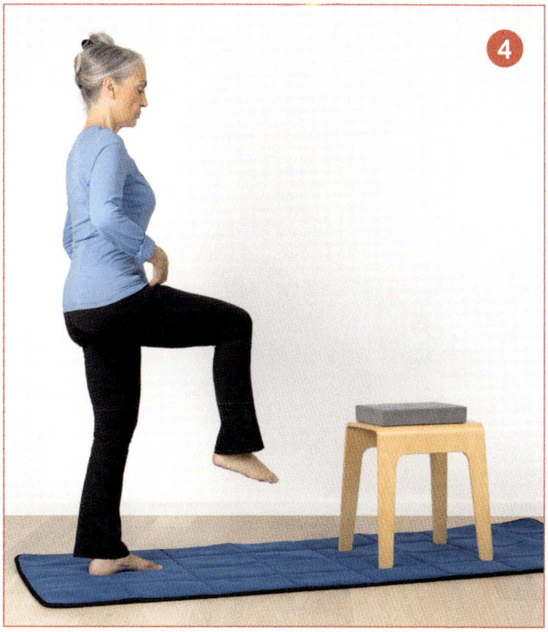

- Versuchen Sie, die Beine mindestens 10 Sekunden in der Luft zu halten, bevor Sie absetzen und die Seite wechseln. Das trainiert die Mittelachse aus Längsbändern, autochthonen Rückenmuskeln und den Gleichgewichtssinn. Nach und nach auf 30 Sekunden steigern. Idealerweise bauen Sie das Beinheben in Ihren Alltag ein und üben es täglich.

Selbstcoaching: Achten Sie darauf, dass Sie in der Mitte aufgespannt bleiben. Kronenpunkt hoch, Längsbandzylinder aktiv. Durch die Nase einatmen, den Atem teilen und als V zur Schädeldecke hin ausatmen kann helfen, um in der Mitte zu bleiben. Das Standbein aufrichten, Gewicht nicht verlagern, sondern wirklich in der Mitte halten.

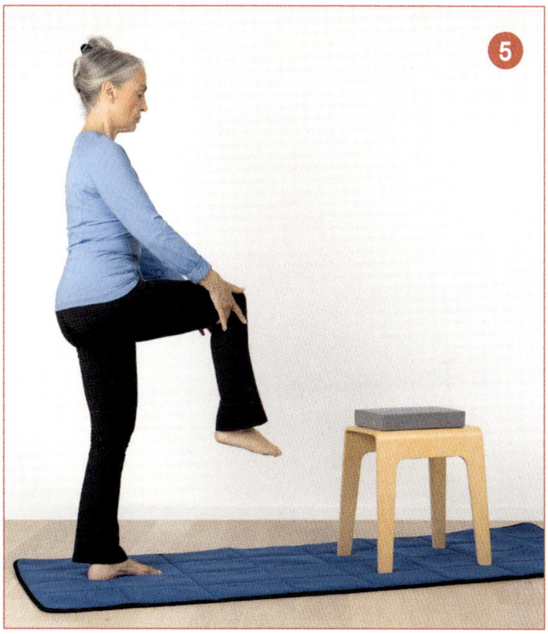

Möchten Sie hier eine Pause einlegen? Füße schweben auf Wolken. Alles über den Fersen ausrichten, Unterschenkel, Oberschenkel, Becken, Brustkorb, Kopf. Holen Sie das »Ng, ng, ng« aus dem

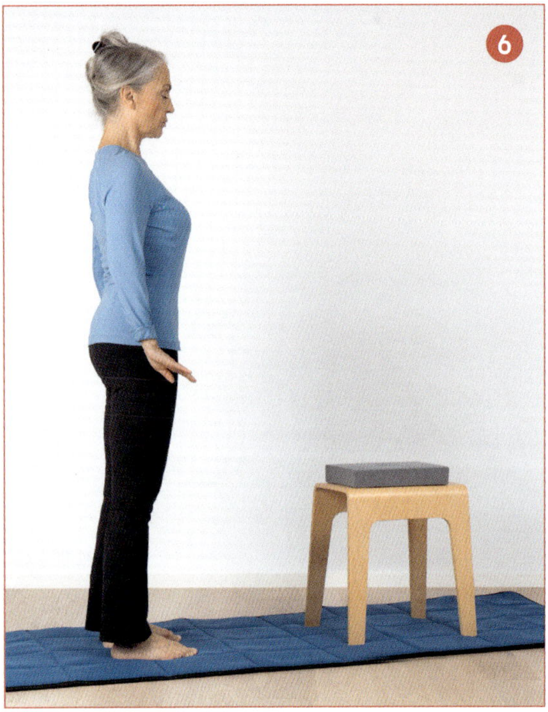

Damm, spicken sie es mit dem Organheber zum Kronenpunkt. Klappt das ohne Umwege, so stehen Sie perfekt, mit Kronenpunkt über dem Damm über den Fersen.

Arme entspannt hängen lassen. Hände anwinkeln für den Pinguin, die Finger zeigen leicht zueinander. Handwurzeln Richtung Boden schieben, gleichzeitig die Armmuskeln zu den Achselhöhlen entspannen. Die Schulterpfannen nach vorne oben drehen, koordiniert mit dem Atem: Einatmen durch die Nase und gleichzeitig das Glenoid (Schultergelenkpfanne) nach vorne oben drehen.

Fünfmal. Haltung und Gefühl dazu wahrnehmen. Benennen Sie laut, was Sie fühlen, wie Sie sich fühlen. Was Sie spüren, wie Sie sich spüren.

Wofür es gut ist

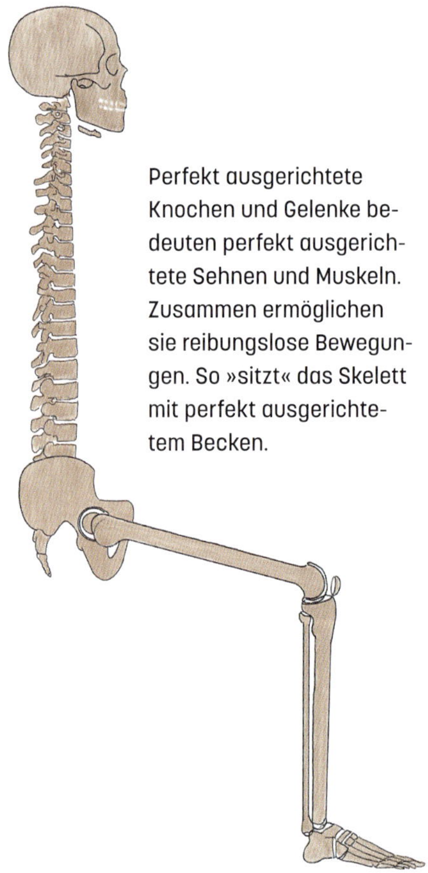

Perfekt ausgerichtete Knochen und Gelenke bedeuten perfekt ausgerichtete Sehnen und Muskeln. Zusammen ermöglichen sie reibungslose Bewegungen. So »sitzt« das Skelett mit perfekt ausgerichtetem Becken.

24. Auf Hocker ausrichten

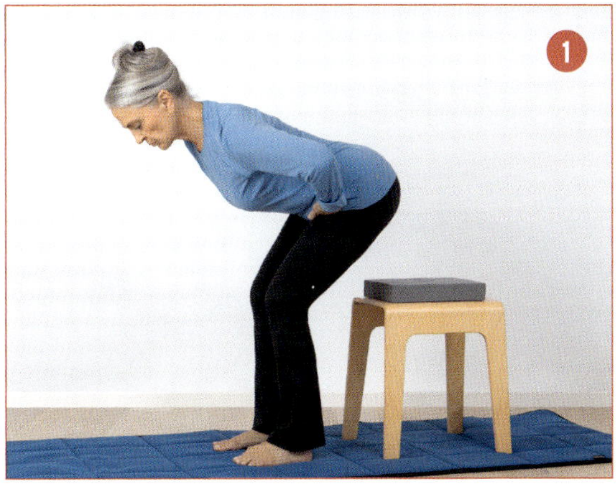

- Den Hocker auf einer rutschfesten Unterlage an eine Wand stellen. Den Hocker so einrichten, dass im Sitzen die Hüftpfannen über den Kniekehlen stehen.

- Möglichst weit vorne am Rand exakt auf den Sitzbeinhöckern ausrichten. Arme hängend vollkommen entspannen. Die Hände anwinkeln für den Pinguin. Die Finger zeigen leicht zueinander, die Hände bilden ihr natürliches A.

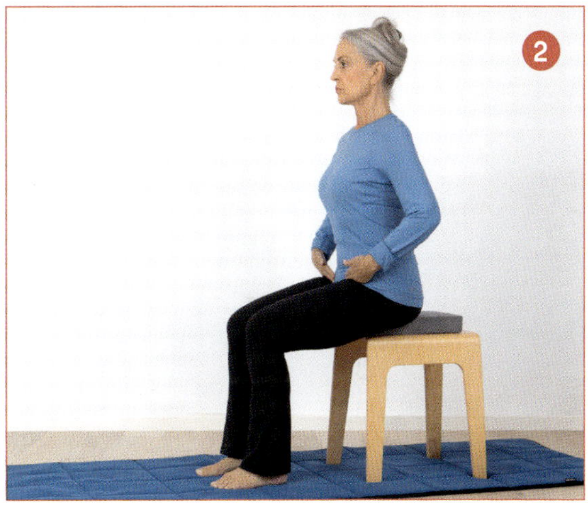

- Handwurzeln Richtung Boden schieben, einatmen am Damm, durch den Spinalkanal zum Kronenpunkt hin ausatmen. Dreimal, und am Atem wachsen.

- Füße und Beine zusammennehmen. Die Kniekehlen und die Sitzbeinhöcker einige Male diagonal auseinanderdehnen.

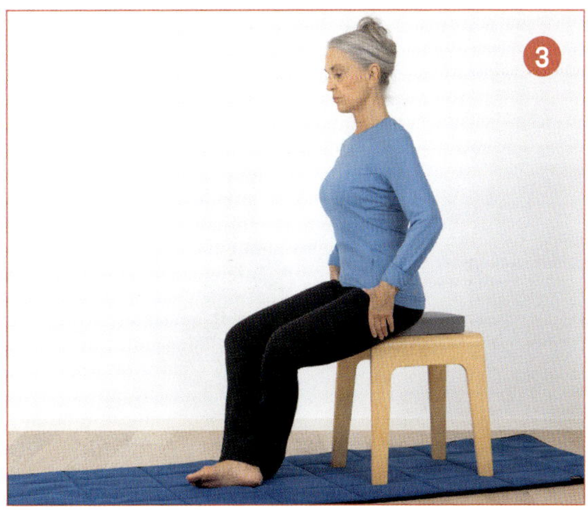

- Ein winziges Schrittchen mit den Zehen zu den Seiten machen, ein Schrittchen mit den Fersen, noch ein Schrittchen mit den Zehen.

Variante: Die Füße kreuzen, die Oberschenkel absichtlich zu den Seiten entspannen (Abb. 3). Fußstellung in gleichmäßigen Abständen wechseln.

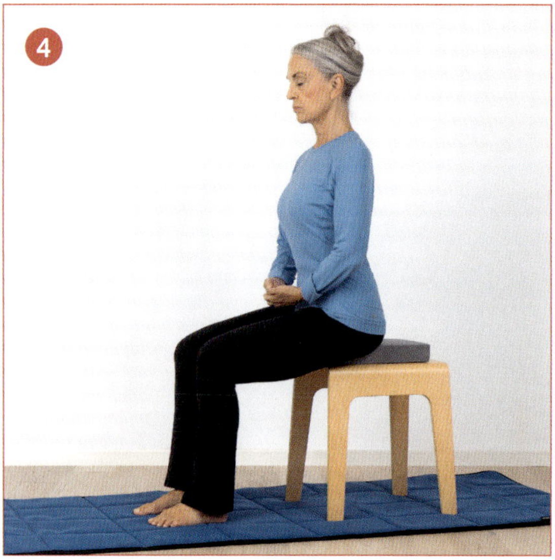

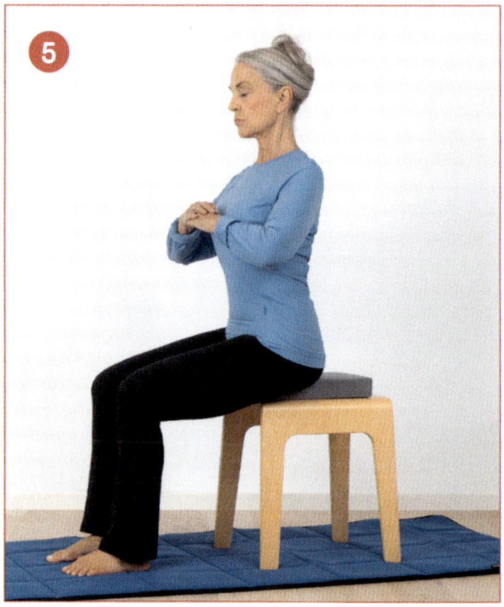

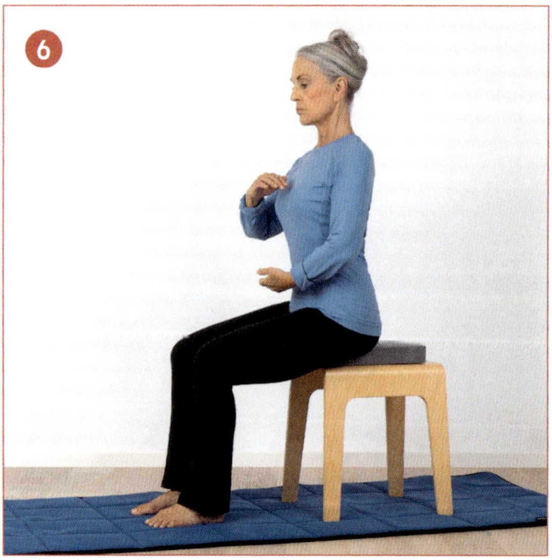

Selbstcoaching: Die Wolken unter den Großzehengrundgelenken und den Fersenmitten einsaugen. Wenn diese kleine Saugbewegung sich bis zum Kreuzbein auswirkt, dann ist die Position gut. Falls nicht, die Füße ganz wenig umstellen, Wölkchen einsaugen und so die ideale Position für die Vernetzung suchen und finden. Falls Sie im Sitzen die Knie zur Seite fallen lassen, können Sie ein gefaltetes Tuch oder einen klein aufgeblasenen Ballon oder ein leichtes Meditationskissen zwischen die Knie nehmen.

• Die Hände ineinanderlegen. Sie bilden eine Schale. Nehmen Sie über diese Schale den Organheber stellvertretend wahr. Ellbogen auseinander »ziehdenken«, ohne die Position zu verändern. Steht der Oberrand des Organhebers gleichmäßig? Kann er hinten noch mehr angehoben werden, um den Rücken lang und leicht aufzurichten?

• Drehen Sie die Hände um, auf Höhe der Brustwarzen. Jetzt stehen sie stellvertretend für das Zwerchfell. Handposition leicht verändern und spüren, wie das echte Zwerchfell reagiert.

Selbstcoaching: Spielen Sie mit dem Oberrand des Beckens, ziehen Sie diesen Rand mal vorne hoch, präzise im Torso, ohne äußeres Kippen. Ziehen Sie den Rand hinten hoch. Nehmen Sie wahr, wie der Brustkorb und das Zwerchfell auf alles reagieren, was das Becken und der Organheber machen. Wenn Sie den unteren Rücken nicht mehr spüren, wenn die Schulterblätter von selbst tiefer sinken am Rücken, wenn sich der Längsbandzylinder ohne Zutun bemerkbar macht – dann stimmt's.

• Schale und Deckel mit Zauberfäden verbinden: Oberrand Organheber hinten Mitte zu Unterrand Zwerchfell vorne Mitte. Oberrand Organheber vorne Mitte zu Unterrand Zwerchfell hinten Mitte.

• Von der rechten Seite des Organheberrandes eine Linie zum Zwerchfell links. Organheber links zu Zwerchfell rechts.

Selbstcoaching: Ist Ihnen die Beschreibung zu kompliziert, können Sie die seitlichen Fäden vom Organheber-Oberrand diagonal zur anderseitigen Achselhöhle dehnen.

• Ab jetzt halten Sie diese Aufspannung mit leicht und angenehm gespannten Fäden zwischen Beckenboden und Zwerchfell. Geht die Aufspannung verloren, einfach wieder aufbauen. Immer und immer wieder. Bis das neue Muster die alte Gewohnheit verdrängt.

• Position halten. Falls Sie die Füße gekreuzt halten, die Position wechseln.

25. Armübungen im Sitzen

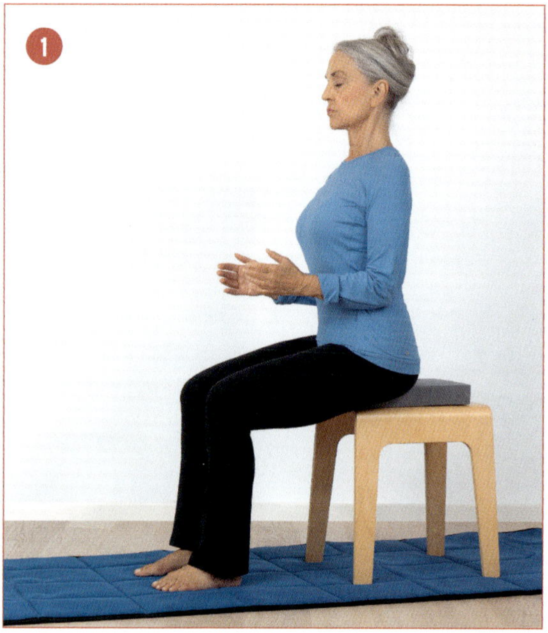

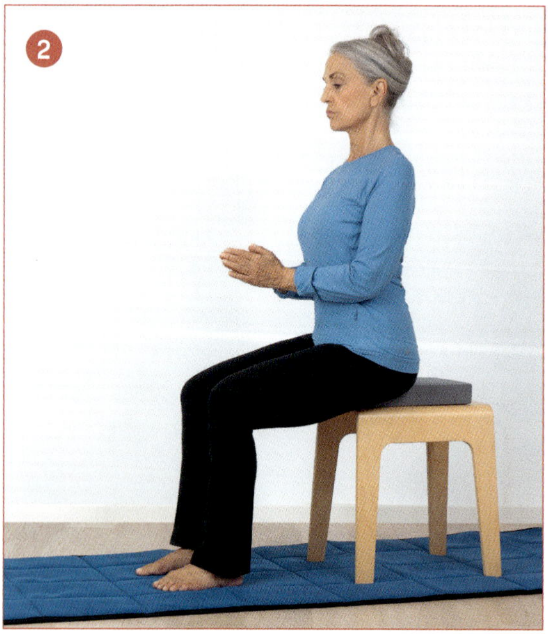

- Die Arme anwinkeln, die Oberarme in Körperkontakt bringen. Das klappt durch Loslassen, Loslassen, Loslassen.

- Die Hände entspannt aneinanderlegen. Die Handränder berühren sich, Finger bleiben entspannt. Den Brustkorb rechts öffnen, das Becken links; Brustkorb links und Becken rechts.

Selbstcoaching: Flattern mit den Armen, als wären es Flügel. Die Ellbogen aktiv nach unten ziehen und die Schulterpfannen gleichzeitig nach vorne oben drehen. Daraus einen Puls machen: Ellbogen ziehen und Schulterpfannen drehen. Wiederholen, bis die Oberarme wirklich entspannt hängen und den Oberkörper berühren. Erst, wenn das klappt, weiter in der Abfolge in dieser Übung.

- Die Ellbogen in den Torso stupsen, als wollten sie sich in der Mitte treffen. Gleichzeitig zart die Handränder aneinanderstupsen. 20-mal.

Selbstcoaching: Achten Sie auf Ihre Hände. Sie sollen weder nach oben zum Daumen abstehen noch Richtung Kleinfinger fallen. Wenn die Linien am Handgelenk parallel verlaufen, ist die Haltung der Hände gelenkschonend, und die Karpalsehnen sind weit und offen. Sie können die Mittelfinger aktiv nach vorne ziehen und gleichzeitig die Ellbogen in die andere Richtung dehnen. Oder Sie stellen sich vor, zwischen Daumen und Zeigefinger und/oder zwischen Kleinfinger und Ringfinger Schwimmhäute zu besitzen. Dehnen Sie diese Schwimmhäute fingerspitzenwärts. Probieren Sie aus, was Ihre Handgelenke in die optimale Position bringt. In der perfekten Position ist zu spüren, wie sich die Bauchdecke dehnt, das Zwerchfell radial aufspannt, die Rippen sich seitlich weiten. Die Tiefenmuskulatur des Brustkorbs ist am Werk, allen voran die kleinen Brustmuskeln und die Serratusmuskeln. Sie sind auch Schönmacher.

- Die Arme aus den Ellbogen langsam nach vorne oben heben und unterwegs die Handränder aneinanderstupsen und die Ellbogen zueinander pulsieren.

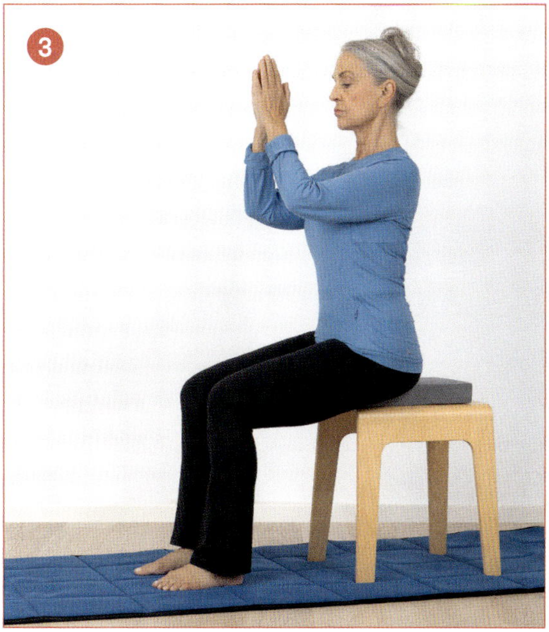

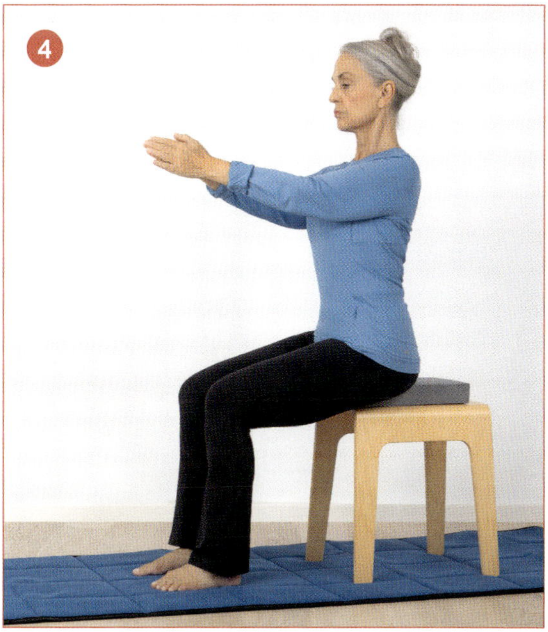

• Wenn die Ellbogen auf Höhe der Achselhöhlen stehen, die Schulterpfannen nach vorne oben drehen und so die Oberarmkugeln nach hinten unten und weit auseinandersetzen. Handränder aneinanderstupsen, die Arme mit Kraft strecken, entspannt beugen. Zehnmal. Kurz entspannen. Die Arme entspannt strecken und mit aller Muskelkraft wieder in den rechten Winkel beugen. Auch zehnmal.

Selbstcoaching: Wenn die Position gut ist, sind Hals und Nacken lang und schmal und vollkommen entspannt. »Ng, ng, ng« passt immer.

• Arme entspannen, federleicht schütteln. Position halten für die nächste Übung.

Wofür es gut ist

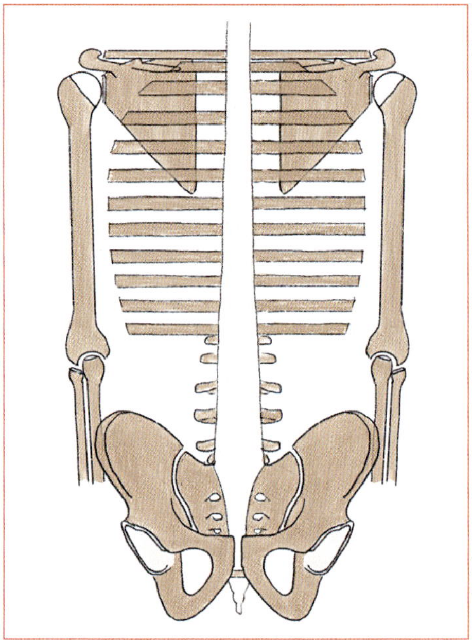

Präzise umgesetzt, formen diese Übungen den Oberkörper neu, hochstehende, gerade Rippen, Raum für Lungen und Herz, entspannte Schultern. Nackenschmerzen und Rundrücken lösen sich in Wohlbefinden auf.

26. Armpendeln

• Den rechten Arm ganz nah am Körper halten. Das entspannt die verpackende und kurz machende Muskulatur und weckt die Zaubermuskeln unter der Oberfläche. Die Fingerspitzen an die Oberarmkugel legen. Den linken Arm genauso ausrichten.

• Die Oberarme hängen in Körperkontakt. Hängen bedeutet für die Arme: Sie sind entspannt. Alle Gelenkspalten der Schultergelenke sind frei und geschmiert.

Selbstcoaching: Manchmal brauchen die Handgelenke eine Extraeinladung, um sich zu entspannen. Denken Sie die Finger entspannt Richtung Decke und ziehen Sie die Ellbogen noch mehr nach unten, Richtung Hocker.

• Schulterpfannen nach vorne oben pulsieren, zehnmal. Aus den Achselhöhlen die Arme pendeln lassen, vor, zurück, abwechselnd links und rechts. Die Brustwirbelsäule nimmt die Einladung begeistert an und dreht sich an Ort mit, links, rechts. 20-mal.

• Die Ellbogen wandern pendelnd nach vorne oben. Sobald sie auf Achselhöhlenhöhe sind, rutscht eine Hand nach der anderen behutsam und federleicht auf den oberen Rücken.

Selbstcoaching: Sprechen Sie »ng, ng, ng«, wenn Sie die Hände auf den Rücken gleiten lassen. Kronenpunkt hoch halten, am Goldfaden mit der Decke verbunden. So bleibt der Kopf an Ort, wenn die Hände auf den Rücken kommen. »Taucht« der Kopf nach vorne unten, flieht die ganze köstliche Aufspannung aus dem Torso. Ist das Ihre Herausforderung, so bleiben Sie beim Aufbau der Grundposition, bis sie klappt. Und arbeiten Sie sich dann durch das, was in dieser Übung folgt.

• Die Hände auf dem Rücken entspannt übereinanderlegen. Die Ellbogen scharf zur Decke ausrichten. Die Muskeln der Oberarme zur Achselhöhle entspannen. Je entspannter die Armmuskeln in ihrer gleichzeitigen Dehnung sind, umso mehr kann die Oberarmkugel in die Achselhöhle sinken, in die Achselhöhle entspannen.

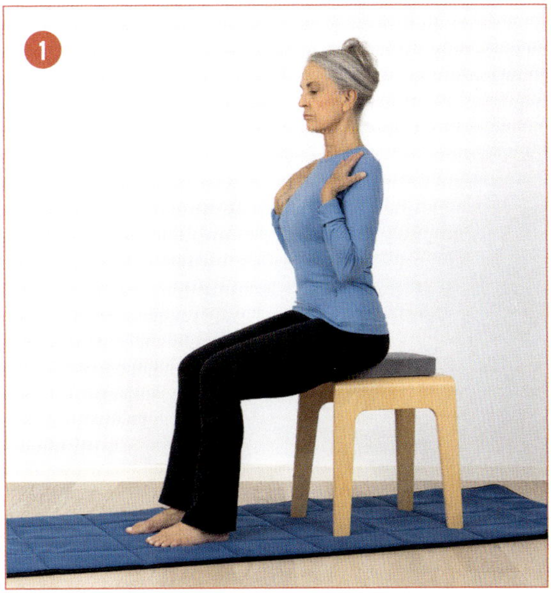

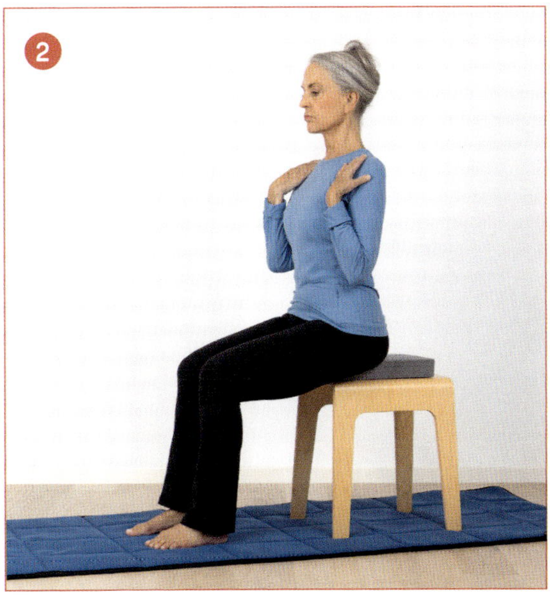

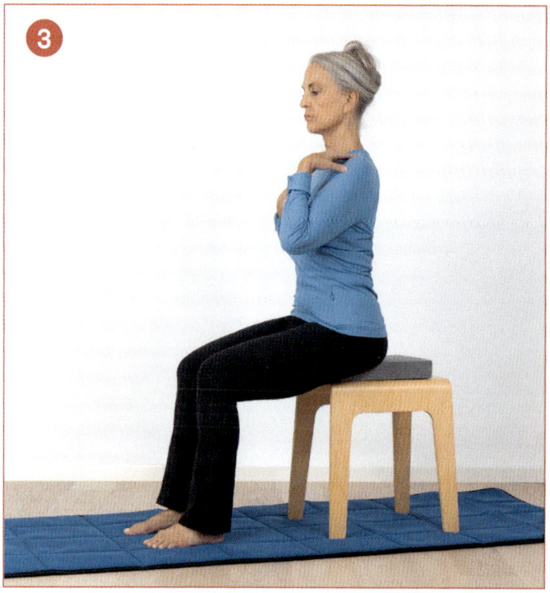

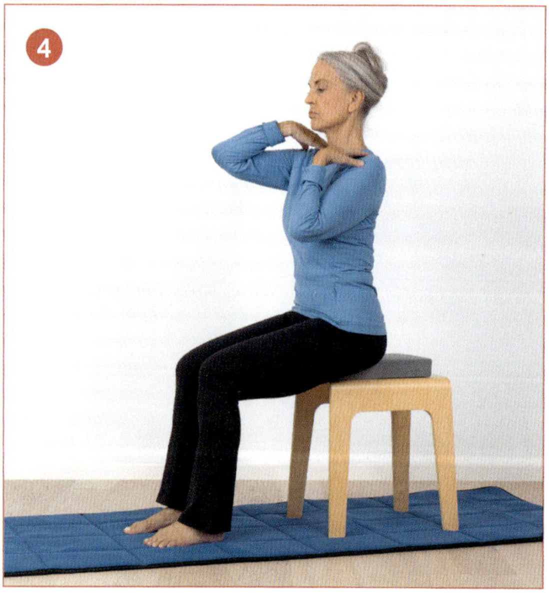

• Wenn die Oberarme die Kopfseiten und die Schläfen berühren, haben Sie es geschafft. Bravissimo. Diese Übung ist für viele Trainierende eine sehr große Herausforderung. Diese Kombination auf aktiver Entspannung ist eine Entdeckung, Zeichen des vivatomisch guten Gebrauchs der Arme. Wenn es einmal klappt, klappt es anschließend immer. Dies ist eine SOS-Übung bei Verspannungen in den Schultergelenken.

• Wenn möglich, die Position beibehalten für die bewegte Fledermaus. Geht das noch nicht: Arme entspannen, Position neu aufbauen. Sie werden sehen, schon beim zweiten Versuch ist es viel leichter.

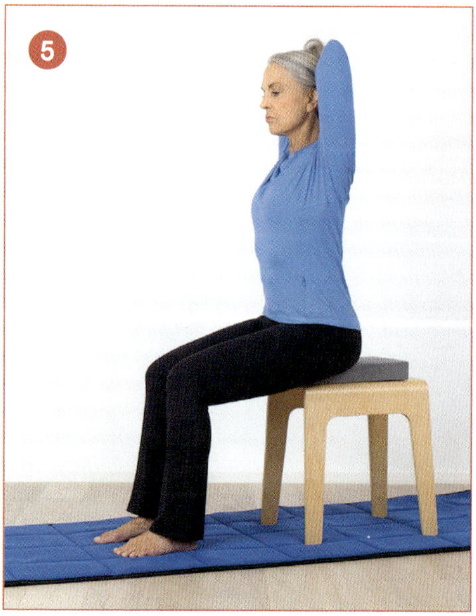

27. Fledermaus bewegt

Sturzschutz. Steigert die Beweglichkeit und Reaktionsfähigkeit des ganzen Körpers.

- Am rechten Sitzbeinhöcker einatmen, am linken Ellbogen ausatmen. Vom linken Sitzbeinhöcker zum rechten Ellbogen atmen. Jede Diagonale dreimal und mit dem Atem wachsen.

- Den Brustkorb rechts, das Becken links dehnen. Der Torso dreht sich nach rechts. Das Kinn geht mit, zwischen den Schlüsselbeinen. Wenn nichts mehr geht, den Brustkorb links, das Becken rechts öffnen, die Brustwirbelsäule noch ein bisschen weiter drehen.

- Behutsam zurück in die Mitte. Hände andersrum übereinanderlegen, der Perfektionismus lohnt sich. Brustkorb links öffnen, Becken rechts. Die Brustwirbelsäule nach links drehen, der Kopf geht mit. Wenn nichts mehr geht, den Brustkorb rechts dehnen, das Becken links und zulassen, dass der Brustkorb sich noch weiter dreht.

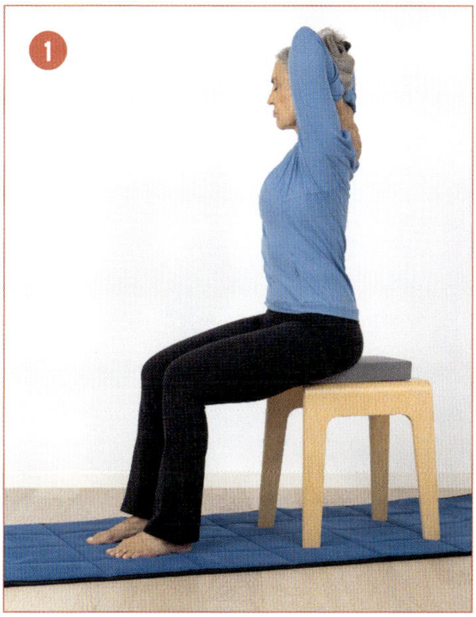

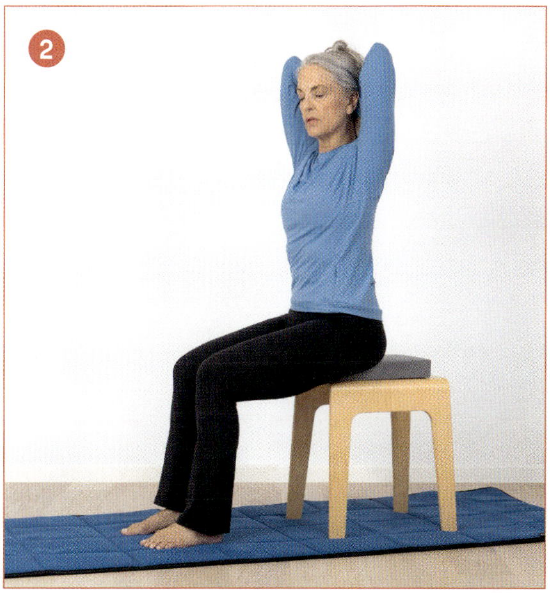

Selbstcoaching: Die Dehnung der Torsoquadranten Brustkorb und Becken konzentriert die Bewegung auf den Brustkorb, Becken und Beine bleiben stabil und bewegen sich nicht mit.

- Mit einer Dehnung auf jede Seite beginnen, auf drei Wiederholungen in jede Körperrichtung steigern.

- Diese bewegte Fledermaus ist der Jungbrunnen für die Wirbelsäule. Eine bewegliche Brustwirbelsäule kann keinen Buckel machen.

- In der Position bleiben für die nächste Übung.

Steigerung: Sie können in der größtmöglichen Drehung die Augenlider sanft schließen und die Augenlinsen zuerst aktivieren und dann auf einem horizontalen Kreis um den Schädel drehen, wie Sie es aus Übung 15 schon kennen. Wenn der Torso nach rechts dreht, rotieren auch die Augenlinsen rechtsherum. Zurück in die Mitte, Handstellung wechseln, nach links wiederholen.

- Die Beine aus den Hüftpfannen und den Kniekehlen abwechselnd federleicht anheben und wieder absetzen, 20-mal.

Wofür es gut ist

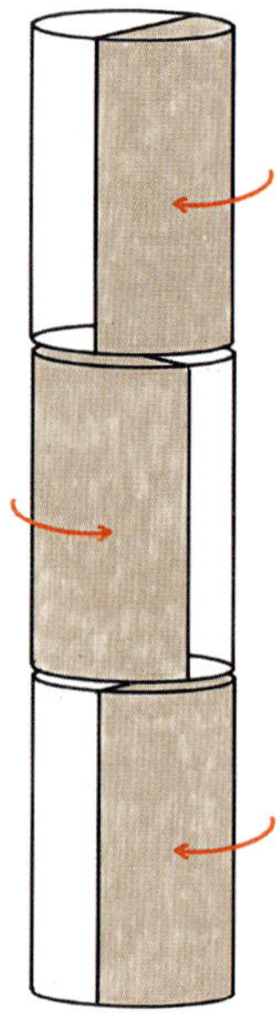

Vorstellungshilfe für die Bewegung: Die Lendenwirbelsäule bleibt stabil, die Brustwirbelsäule dreht sich, die Halswirbelsäule hält dagegen. Das alles passiert »an Ort«, aus den Wirbelachsen, den Wirbelmuskeln und Längsbändern.

28. Kopf frei

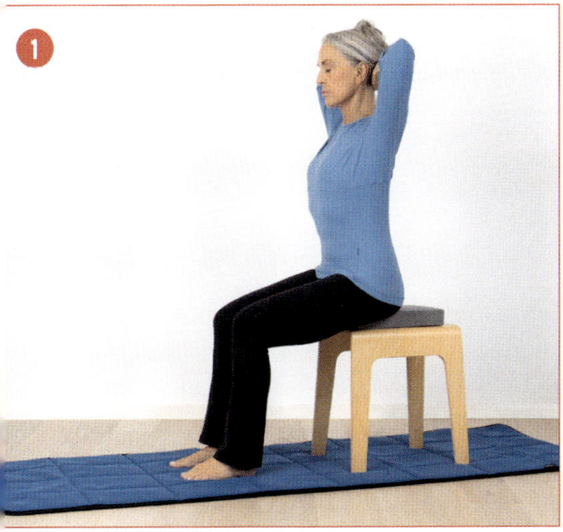

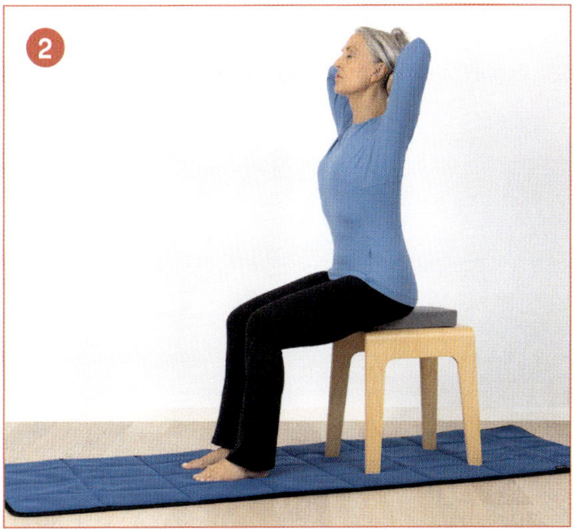

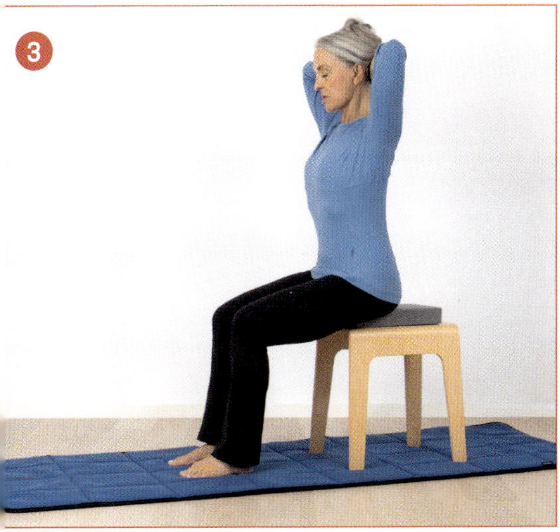

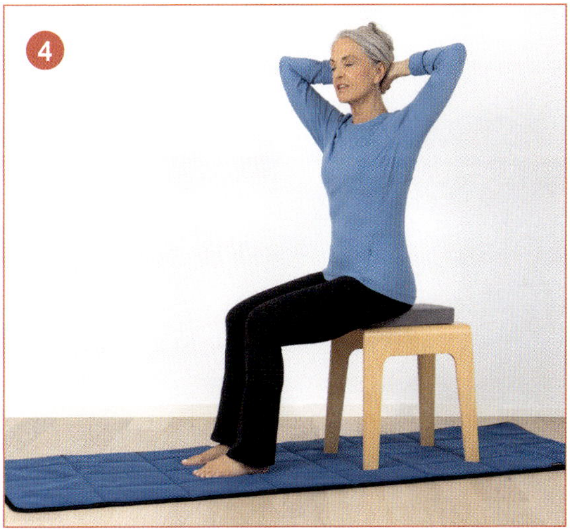

- Direkt aus der Fledermaus die Finger hinter dem Kopf verschränken. Die Daumen schmiegen sich sanft an die Schädelbasis. Den Hinterkopf in die Hände entspannen. Die Ellbogen seitlich auseinanderdehnen. Die Armmuskeln zur Achselhöhle entspannen und die Schulterpfannen nach vorne oben drehen.

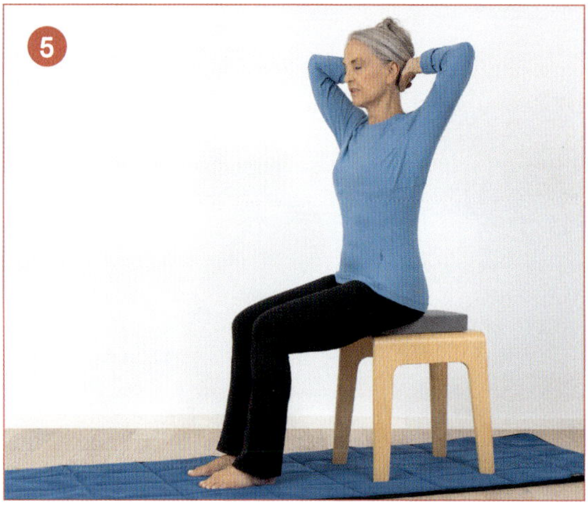

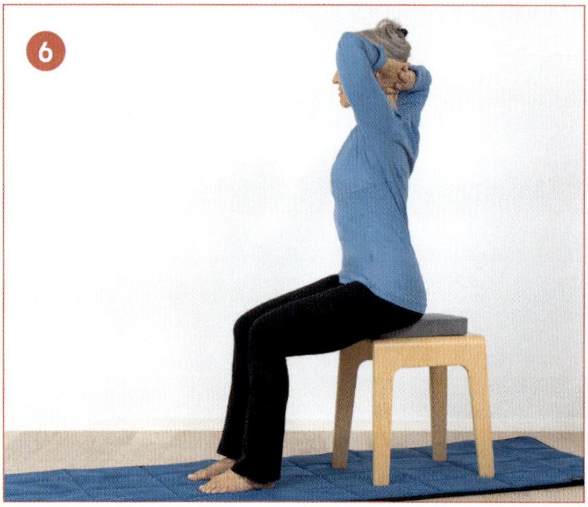

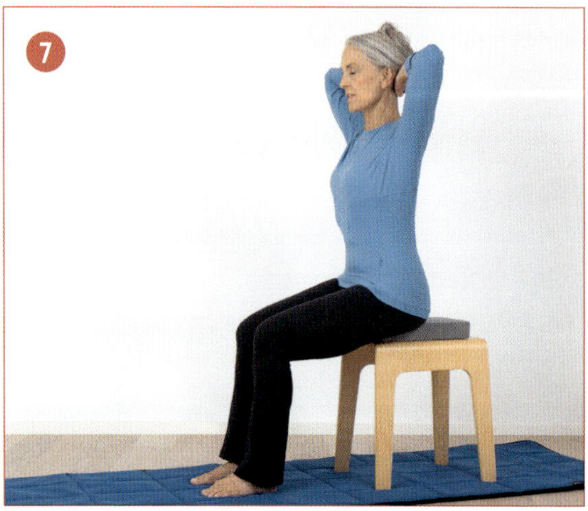

- Die Augenhöhlen tief in den Schädel entspannen, die Augäpfel ebenfalls. »Ng, ng, ng«. Kronenpunkt zur Decke dehnen. Kreuzbein einholen, Längsbandzylinder aktivieren.

Phase 1: Aus der Brustwirbelsäule den Torso nach rechts drehen. Das linke Becken weit und stabil halten. Der Atlas dreht sich ganz leicht nach links (neues Element). Die Brustwirbelsäule nach links, den Atlas leicht nach rechts drehen. Noch zweimal auf jede Seite wiederholen.

- Fingerstellung wechseln, Ellbogen »schulterflach« zu den Seiten dehnen, Oberarmmuskeln und Oberarmkugel in die Achselhöhlen entspannen.

Phase 2: Psoasmuskeln dehnen: In der Vorstellung rechten Psoas durch Sitzbeinhöcker und Hocker Richtung Boden und zugleich Richtung linke Achselhöhle dehnen. Linken Psoas Richtung Boden und zur rechten Achselhöhle dehnen. Jede Diagonale dreimal.

- Die Wölkchen unter den Großzehengrundgelenken und den Fersen einsaugen und so die Sitzbeinhöcker samt Organheber aktivieren.

Selbstcoaching: Machen Sie sich diese Psoasdehnung zur Gewohnheit im Alltag. Sie verwandelt das angeblich so ungesunde Sitzen in eine dynamische Übung. Auch das Einsaugen der Wolken und das Spielen mit den Sitzbeinhöckern hält den Körper pulsierend wach, aufrecht, lebendig.

Phase 3: Augenlider schließen. Unteren Rand der Augenhöhle wahrnehmen und nach vorne oben bewegen. Kopf bewegt sich nach hinten, mit langem Hals und gedehntem Bauch. Unterränder der Augenhöhlen zurückbewegen und in den Kopf denken, Richtung Kronenpunkt. Kopf bewegt sich zart nach vorne. Augenhöhlen nach vorne oben, zurück in den Schädel zum Hinterkopf. Mindestens zwölfmal.

Selbstcoaching: Nehmen Sie sich vor, den Kopf nur noch so zu bewegen, um nach oben und unten zu schauen. Auch bei Tisch: Führen Sie die Gabel und das Glas zum Mund, nicht den Mund zu Gabel und Glas.

- Fingerstellung wechseln, den Schädel in die Hände entspannen, Ellbogen auseinanderdehnen, die Oberarmmuskeln und die Oberarmkugeln in die Achselhöhlen entspannen. Augenhöhlen vor und zurück bewegen, zwölfmal.

Steigerung: Mit etwas Übung können Sie die Brustwirbelsäule behutsam und langsam nach links und nach rechts drehen, während der Kopf nach vorne ausgerichtet bleibt und die Augenhöhlen den Kopf nach vorne und nach hinten bewegt. »Ng, ng, ng« hilft, die Kiefergelenke entspannt zu halten.

Selbstcoaching: Achten Sie auf die Bauchseite. Spüren Sie den Unterbauch aktiv gedehnt, lang und flach, sind Sie aufgespannt und aufgerichtet. Sobald er schwer wird und vorsteht, haben Sie die Aufspannung verloren. Liebevoll wieder aufbauen.

- Arme entspannen, hängen lassen, leicht schütteln.

Wofür es gut ist

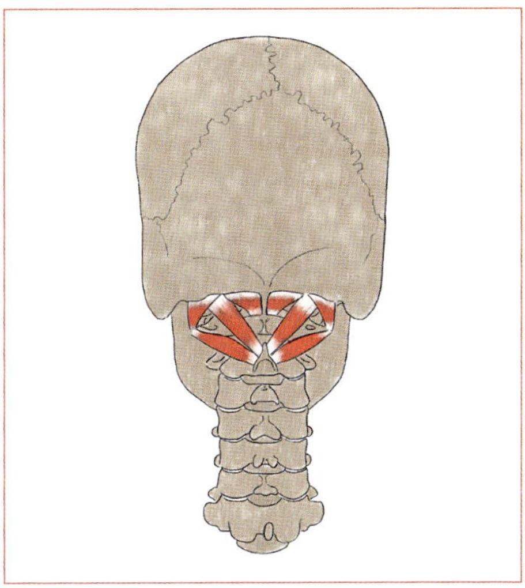

Entscheidend für die schmerzfreie Zusammenarbeit zwischen Hals (Atlasgelenk) und Schädel ist diese Muskelgruppe am Hinterkopf.

29. Vordehnung diagonal

Sturzschutz. Sorgt für reaktionsschnelle Gelenke.

- Handseiten in die Leisten legen. Die Leisten weit und offen halten und nach hinten schieben. Der Torso kommt aufgespannt und gerade nach vorne, das Kinn bleibt im rechten Winkel.

- Die Sitzbeinhöcker und die Hüftpfannen nach hinten oben drehen. Mehr. Mehr. Noch mehr. Das Kreuzbein in den Körper holen. An den Längsbändern mit allen anderen Wirbeln zum Kronenpunkt aufsteigen lassen.

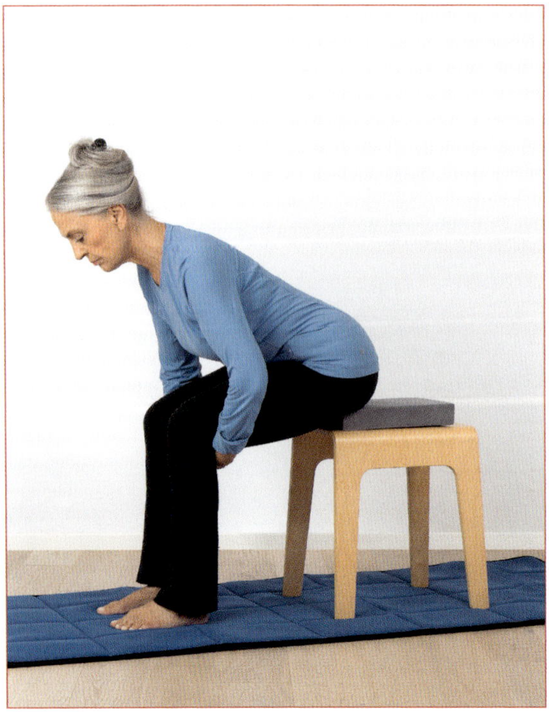

- Die Hände hinter die Kniekehlen bringen, Finger verschränken. Die Kniekehlen sanft und bestimmt nach vorne dehnen, während die Sitzbeinhöcker sich noch mehr nach hinten oben dehnen. Die Dehnung fünfmal pulsierend wiederholen. Fingerposition wechseln.

Diagonal: Das rechte Handgelenk dirigiert die rechte Kniekehle nach vorne in die Dehnung, der linke Sitzbeinhöcker dehnt sich noch mehr nach hinten. Linkes Handgelenk mit rechtem Sitzbeinhöcker diagonal dehnen. Jede Diagonale fünfmal wiederholen.

Selbstcoaching: Die Kniekehlen bleiben immer exakt über den Fersen. Die Diagonalbewegungen finden in den Gelenken statt. Bitte nicht die Beine und das Becken verziehen! Sie wissen, dass Sie es gut machen, wenn sich der Hosenboden deutlich dehnt und die Sehnen und Muskeln an den hinteren Oberschenkeln klar zu spüren sind.

30. Aufstehen Knie über Fersen

Surzvorsorge hoch drei!

- Hände lösen, Arme vor dem Oberkörper entspannt kreuzen, Kronenpunkt samt Torso etwas anheben. Hüftpfannen nach hinten oben dehnen und kraftvoll zusammenziehen. Zwölfmal.

Selbstcoaching: Stellen Sie sich nur vor, dass Sie aufstehen möchten. Konzentrieren Sie sich darauf, die Kniekehlen über den Fersen zu halten. Das ist der simple Trick für gesundes Aufstehen und Hinsetzen: Die Knie bleiben über den Fersen. Nur so bleibt das Becken aufgerichtet, die Psoasse sind lang und gedehnt, der untere Rücken bleibt lang, entspannt und frei von jedem Druck.

- Beim 13. Mal aufstehen. Knie bleiben über den Fersen. Wieder hinsetzen: Sitzbeinhöcker wie Sondiergeräte nach hinten, hinten, hinten strecken und hinsetzen. Der Hocker steht an der Wand, es kann nichts passieren. Sechsmal hinsetzen und aufstehen.

Selbstcoaching: Für viele Menschen Ü50 ist dieses artgerechte Hinsetzen und Aufstehen eine Herausforderung. Ich empfehle folgenden Trick:

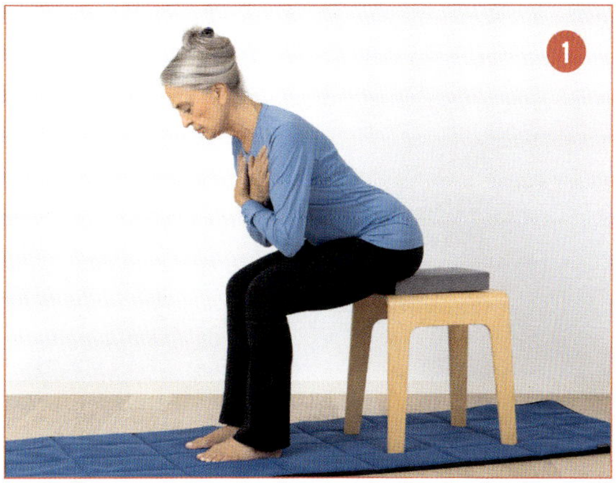

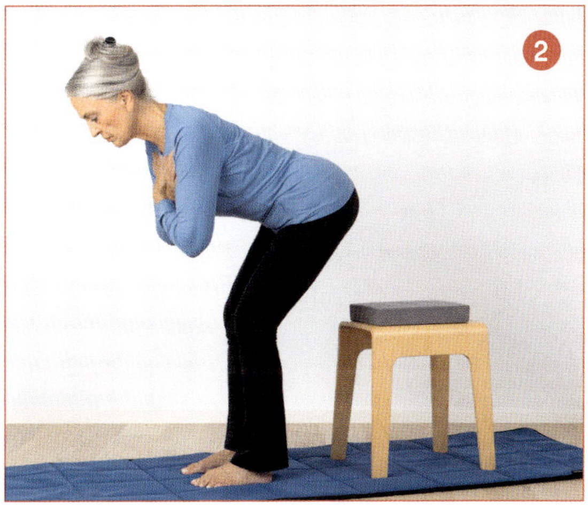

Am Bettrand oder an der Rückwand eines Sofas so sitzen, dass die Füße unter dem Bett oder dem Sofa stehen und die Unterschenkel den Bettrand oder die Sofawand berühren. Arme verschränken. Torso vor, Sitzbeinhöcker und Hüftpfannen nach hinten oben und zusammenziehen und ohne Schwung, dafür mit der neuen Kraft im Beckenboden und in den Beckenmuskeln aufstehen, hinsetzen.

31. Zwei-Bein-Superstand

Sturzschutz. Fördert das Gleichgewicht. Gleichgewicht ist gleichbedeutend mit Reaktionsfähigkeit.

- Eine knappe Beinlänge vor den Hocker (immer noch an der Wand) stellen. Wölkchen unter den Füßen. Hände auf die Leisten legen, die Psoasse einladen, in die Hände zu wachsen. Den Torso über den Fersen auf- und ausrichten: Unterschenkel vom Boden weg denken. Oberschenkel von den Unterschenkeln wegdenken. Becken weg von den Oberschenkeln, Brustkorb weg vom Becken, »ng, ng, ng« und Kronenpunkt hoch.

- Arme hängen lassen, Finger, Handteller, Unterarme tropfen Richtung Boden. Schulterpfannen nach vorne oben drehen, Oberarmkugeln loslassen. Armmuskeln an den langen Knochen heimholen zu den Achselhöhlen und ausdrehen. Kreuzbein in den Körper holen. Brustkorb rechts öffnen, Becken links; Brustkorb links, Becken rechts.

- Hände anwinkeln in den Pinguin, die Finger zeigen zueinander, Handwurzeln Richtung Boden schieben und den Auftrieb im Körper halten.

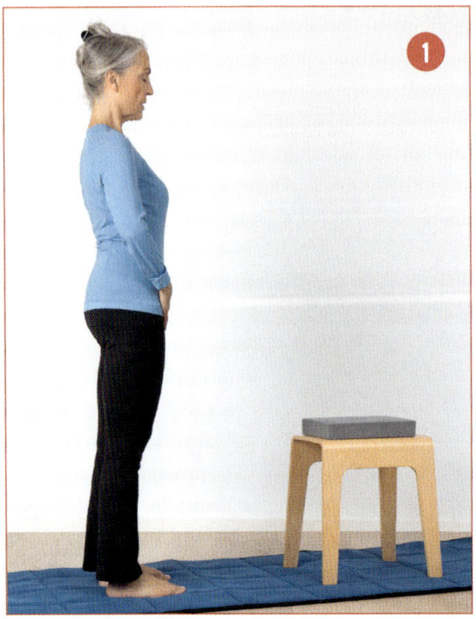

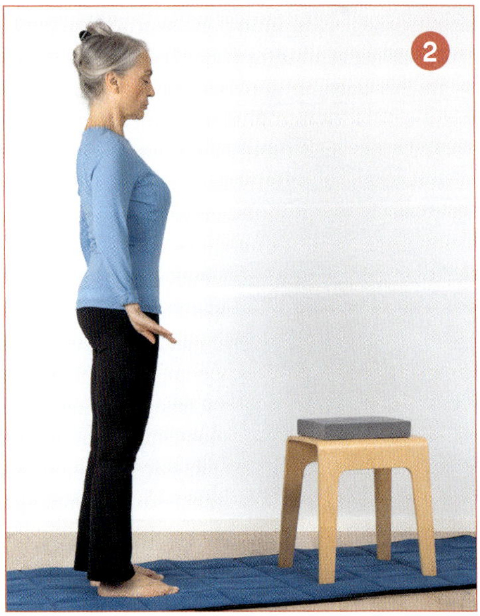

32. Beindehnung auf Hocker

Achtung, es folgt eine Übung in zwei Phasen (Übungen 32 und 33).

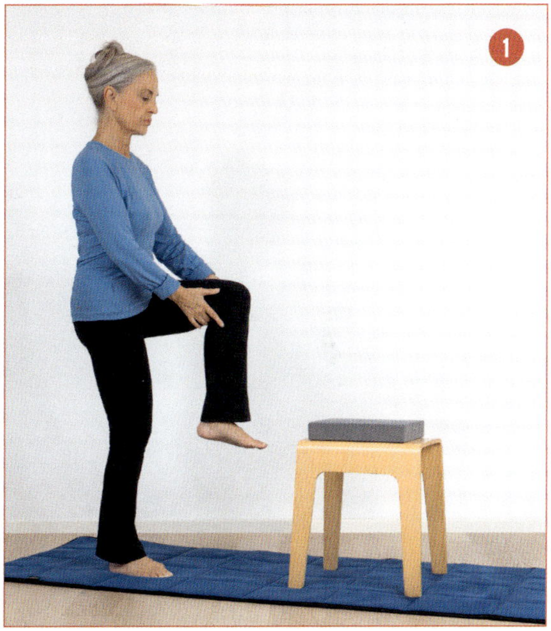

- Die Wahrnehmung in die linke Kniekehle senden, die linke Kniekehle nach vorne oben heben, den Oberschenkel federleicht von Zauberhand weiter anheben. Darauf achten, dass die Sitzbeinhöcker sich nicht bewegen, sie bleiben, wo sie sind.

- Jetzt können die beiden Mittelfinger das angehobene Bein innen und außen an der Kniekehle leicht berühren. Versuchen Sie, den Einbeinstand so lange wie möglich zu halten, und jedes Mal ein paar Sekunden länger.

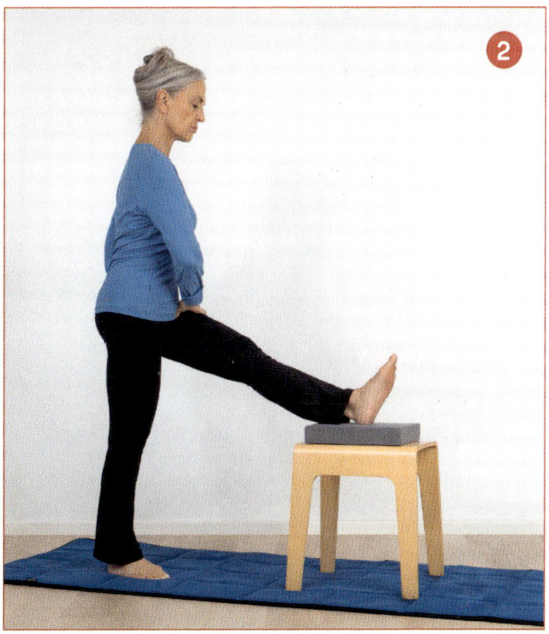

Selbstcoaching: Standbein stabil halten, Unterschenkel lang, Oberschenkel lang. Beim angehobenen Bein die Kniekehle nach vorne denken, den Sitzbeinhöcker aktiv nach hinten ziehen.

Phase 1: Linken Unterschenkel leicht nach vorne schwingen, Ferse auf den Hocker bringen (Abb. 2). Brustwirbelsäule nach links drehen. Brustkorb links, Becken rechts öffnen, Brustkorb rechts, Becken links. Links die Leiste ausdrehen, rechts das Becken offen halten, Beckenschaufeln parallel ausrichten.

- Für die Dehnung die linke Ferse auf dem Hocker in die Länge denken und gleichzeitig den linken Sitzbeinhöcker noch mehr nach hinten dehnen. Auf 30 Zähler halten.

Steigerung: Die Venenpumpe. Stellen Sie sich vor, dass Sie alle Muskeln und Faszien aktiv von der Ferse zum Sitzbeinhöcker ziehen, wie einen Stützstrumpf. In schnellen Pulsen wiederholen, sooft es geht.

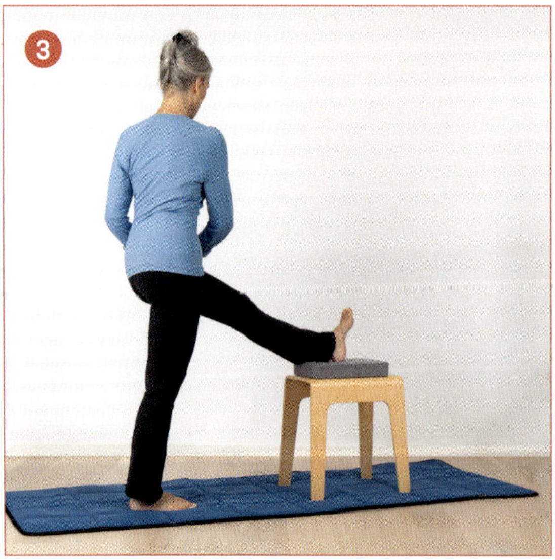

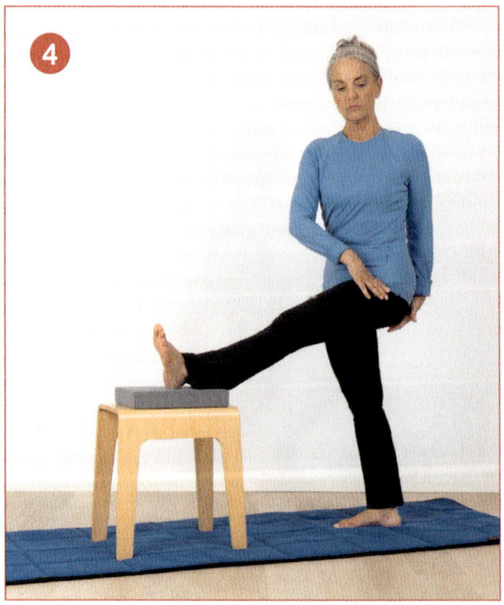

33. Beinkraft mit Dehnung

Sturzschutz. Fördert Standfestigkeit und Reaktionsfähigkeit.

Phase 2: Den linken Fuß auf dem Hocker aufsetzen, die Kniekehle exakt über dem Fersenbein. Das rechte Bein und der Torso kommen automatisch in Schrägbretthaltung und in eine intensive Dehnung.

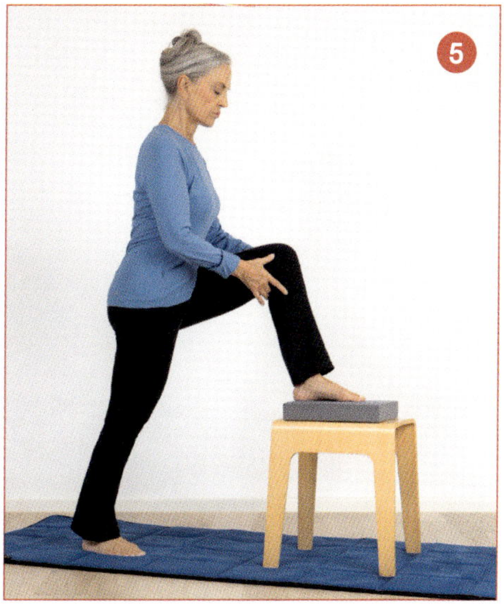

Selbstcoaching: Die Hände an die Beckenschaufeln legen und absolut parallel ausrichten, auch die Sitzbeinhöcker parallel stellen. Sie spüren, wie der Organheber als innerster Beckenboden links und rechts ein intensives Eigenleben führt. Spielen Sie mit den Sitzbeinhöckern, um herauszufinden, wie sich das anfühlt, und suchen Sie genau dieses Gefühl ab heute bei jedem Schritt, den Sie im Alltag machen!

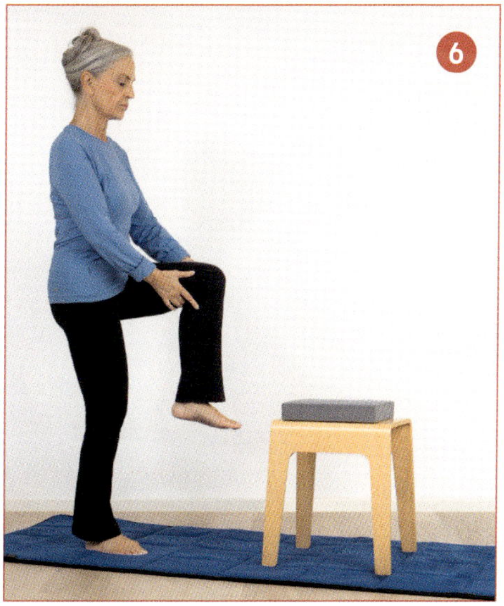

- Rechts alle Knochen vom Boden wegdenken, Unterschenkel, Oberschenkel. Die Beinmuskeln samt Faszien auch bewusst von den Knöcheln weg nach oben zum Sitzbeinhöcker dehnen. Links die Wölkchen unter dem Fuß ein paarmal einsaugen und die Kettenreaktion zum Sitzbeinhöcker genießen. Zwölfmal.

- Mittelfinger an die linke Kniekehle legen, Kronenpunkt in die Aufrichtung über der rechten Ferse ziehen, Bein federleicht anheben. In der Luft halten, solange es geht, behutsam auf den Boden absetzen.

- Mit dem rechten Bein Phase 1 und Phase 2 wiederholen (Abb. 3).

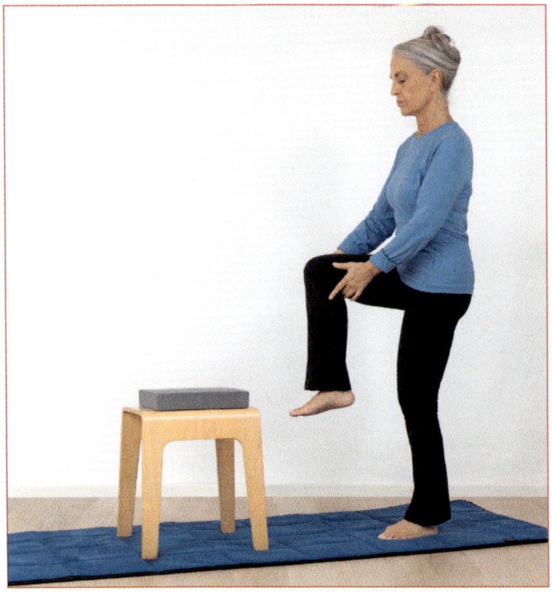

Wofür es gut ist

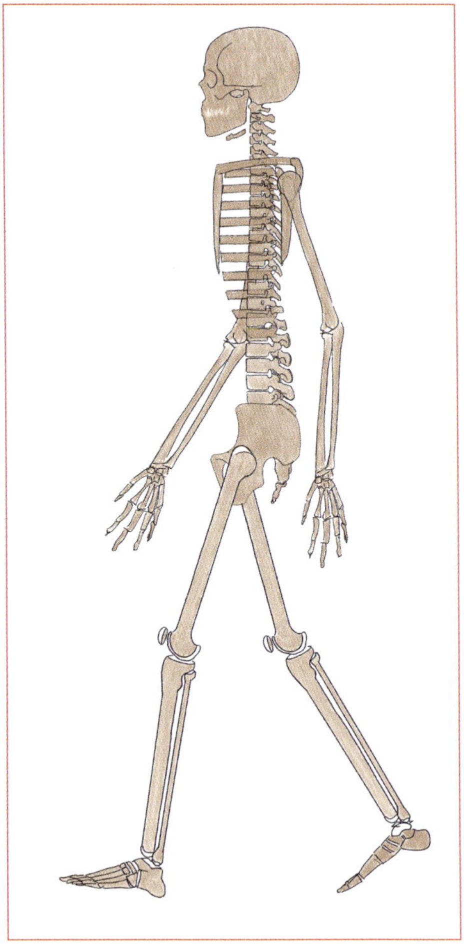

Diese filigranen Dehnübungen aktivieren alle Gelenke des Bewegungsapparates. Sie vermitteln mehr Stabilität aus der Mitte und bringen Ihnen den jugendlichen Gang zurück.

34. Stand mit Pinguin

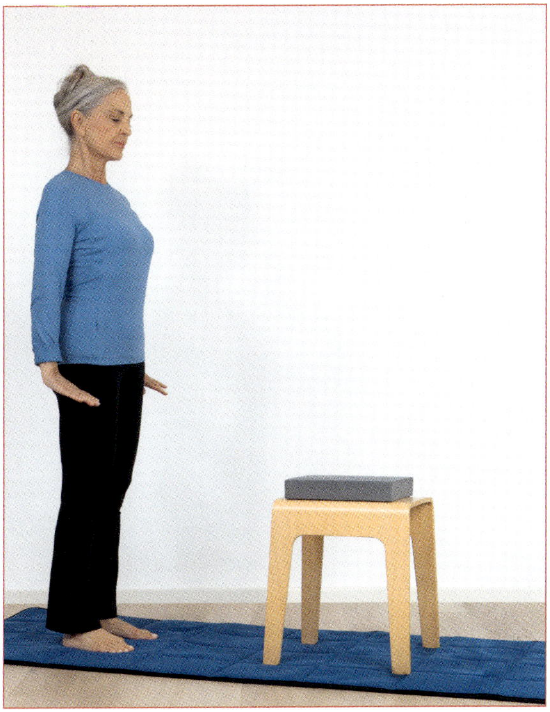

- Die Arme in Pinguinposition bringen, Hände winkeln, Finger leicht zueinander schauen lassen. Die Ellbogen sind durchlässig, trotz Streckung, und seitlich ausgerichtet.

Variante: Mit dem Rücken zum Hocker (an der Wand) stellen. Die Unterschenkel berühren den Hocker, das unterstützt die Aufspannung über den Fersen.

- Die Schulterpfannen nach vorne oben drehen und gleichzeitig die Handwurzeln Richtung Boden schieben. Dreimal.

Steigerung: Schulterpfannen nach vorne oben, Handwurzeln Richtung Boden, einatmen am Damm, den Atem durch den Spinalkanal und durch den Kronenpunkt lenken. Alles gleichzeitig. Fünfmal. Beim Einatmen wachsen, beim Ausatmen noch mehr wachsen.

- Hände entspannen, Position halten für die letzte Übung im Programm.

35. Spiralatmung

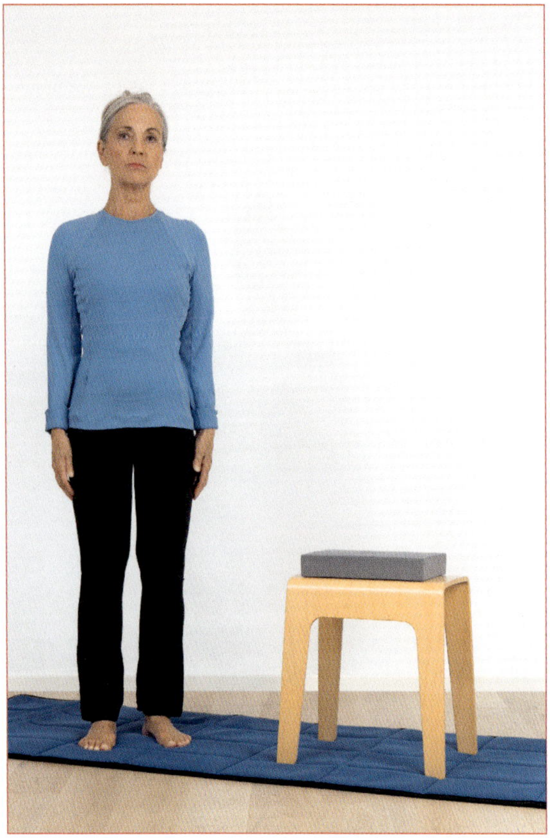

- »Ng, ng, ng«, die Lippen von den Zähnen wegdenken, Kronenpunkt hoch. In der Vorstellung durch den Damm einatmen, den Atem als Spirale linksherum um die Wirbelsäule wickeln. Am Halsgrübchen den Atem um das linke Schlüsselbein winden, zur Oberarmkugel, das Schlüsselbein mit dem Atem lang und gerade formen. Dieser Atem legt sich in der linken Achselhöhle zur Ruhe. Ein neuer Atem legt sich um den linken Oberarmknochen, aus der Achselhöhle ausdrehend, wie Sie das nun kennen. Die Atemspirale windet sich zum Ellbogen, um den Unterarm, der Atem zieht die Armknochen lang, zieht die Hand weg vom Unterarm, zieht den Mittelfinger in die Länge.

Selbstcoaching: Machen Sie diese Übung vor einem bodenlangen Spiegel. Sie werden staunen, wie viel länger der linke Arm verglichen mit dem rechten steht! – Die Atemübungen sind großartig, um langsam atmen zu lernen. Lassen Sie den Atem durch die Nase in den Körper fließen, durch den Mund ausatmen, mit »ng, ng, ng« passiert das praktisch von selbst. Gleichzeitig lenken Sie den Atem wie beschrieben durch den Körper, von unten nach oben.

• Einatmen am Damm, die Atemspirale rechtsherum um die Wirbelsäule legen, bis zum Hals. Den Atem um das rechte Schlüsselbein wickeln, das Schlüsselbein unendlich lang und gerade denken. Den Atem aus der Achselhöhle erneuern, Oberarmknochen aus der Achselhöhle ausdrehen, den Atem den Oberarm entlangwinden, um den Unterarm, um den Handteller und um den Mittelfinger.

Selbstcoaching: Beim ersten Versuch sind Sie wahrscheinlich mit einer dieser Spiralatmungen zufrieden. Mit der Übungspraxis geht auch diese Atemreise immer schneller, und Sie können sie wiederholen, sooft Sie möchten.

Wofür es gut ist

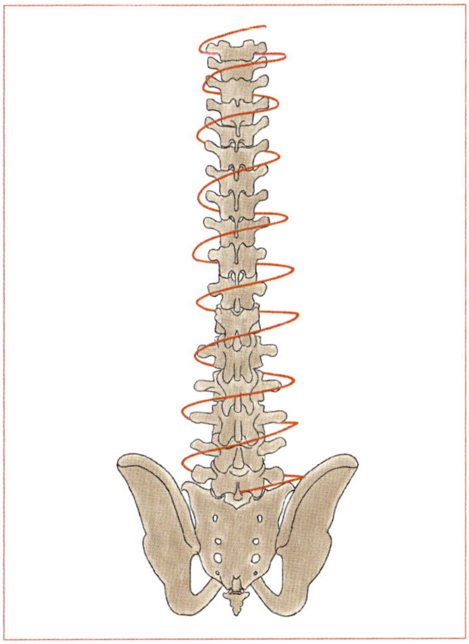

Die Spiralatmung bringt Leichtigkeit und Bewegung in die Wirbelsäule, denkt die Bandscheiben und schützt die Knochen.

Sie haben das Programm geschafft! Herzlichen Glückwunsch. Wie wäre es mit einem Trainingstagebuch, in das Sie notieren, wie Sie sich fühlen, was sich verändert hat?

Stürzen ist lernbar

Weil das Thema für uns Jahresammler so wichtig ist, hier noch einmal eine Auswahl der wirksamsten Übungen zum Schutz vor Stürzen – und während dem Stürzen selbst. Ein umfassend trainierter Körper verkörpert auch das Wissen der Katze und kann sich im Fallen selbst helfen, indem er sich entdreht und auffängt.

Sie kennen die Übungen schon, sie sind alle in das 60-Minuten-Programm integriert und kommen hier in der Kurzfassung. Sie können diese Übungen als kleine Extras in den Alltag einbauen. Ich erwähne bei den Übungen, wie ich sie einbaue, als Inspiration für Sie.

Steilhang am Bettrand

Im Steilhang lernt der Körper, den Rücken und das Becken in Bewegung aufrecht zu halten. Die Hüftgelenke werden optimal ausgerichtet, und alle Strukturen dieses wichtigen Gelenks werden geschmeidig gemacht und gekräftigt.

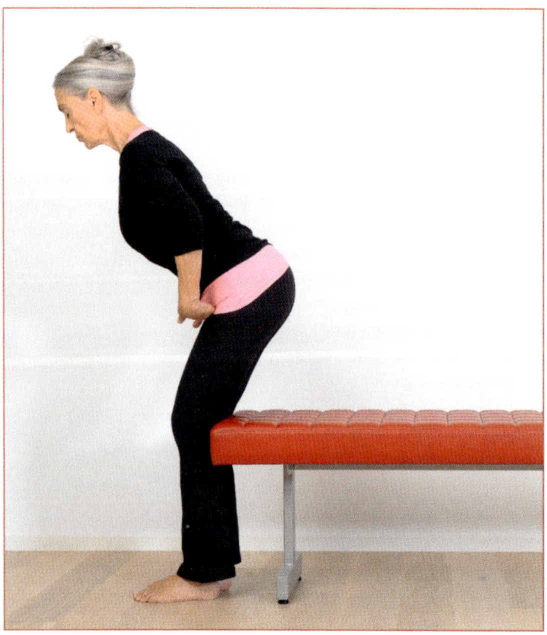

Ich mache das morgens gleich nach dem Aufstehen am Bettrand. Oder am Sofarand beim Fernsehen. Bei Gartenarbeiten achte ich sehr darauf, die Knie über den Fersen und den unteren Rücken so gerade zu halten. Bücken und Kinder oder Sachen vom Boden aufheben – immer im Steilhang.

- Am Bettrand stehen. Die Unterschenkel berühren den Bettrand. Die Kleinfingerseite der Hände auf die Leisten legen und die Leisten nach hinten schieben. Das Becken folgt. Die Sitzbeinhöcker nach hinten und nach oben schieben, so weit, wie es geht.

• Ellbogen auseinanderziehen, Armmuskeln heimholen und aus den Achselhöhlen ausdrehen. Jetzt auf die Sitzbeinhöcker und/oder die Hüftpfannen konzentrieren: zusammenziehen, lösen, zusammenziehen, lösen. Wenn sich der Torso beim Lösen der Sitzbeinhöcker automatisch und leicht anhebt und beim Zusammenziehen der Sitzbeinhöcker wieder senkt, so machen Sie alles richtig. Zehnmal und jedes Mal steigern.

• Zur Mobilisierung der Hüftgelenke und der Kreuzbeingelenke: Ziehen Sie den linken Sitzbeinhöcker noch mehr nach hinten oben, den rechten, den linken. Jede Seite mindestens zehnmal.

C-Bogen im Unterschenkelstand

Man kennt den klassischen Katzenbuckel. Da wird das Gesäß angespannt, die Wirbelsäule wird gerollt und verkürzt, alles wird gestaucht. Die vivatomische Version davon ist der C-Bogen: Der Körper lernt, sich in schnellem Tempo so in eine Rundung und zurückzudehnen, dass nichts auf Kosten von etwas anderem geht. Die Wirbel vergrößern den Abstand, die Bandscheiben werden dadurch gedehnt. Der Längsbandzylinder und die aufgespannten Psoasse schützen und stützen den Torso. Wer diese optimierte Superdehnung häufig übt, wappnet den Körper. Er wird sich im Fallen genauso dehnen, und nach der Landung wird er sich aufrollen, statt in der Krümmung zu verweilen.

Ich mache den C-Bogen praktisch in jedem Training. Zwischendurch lege ich die Hände auf Schreibpult oder Tischplatte und mache ein paar C-Bögen.

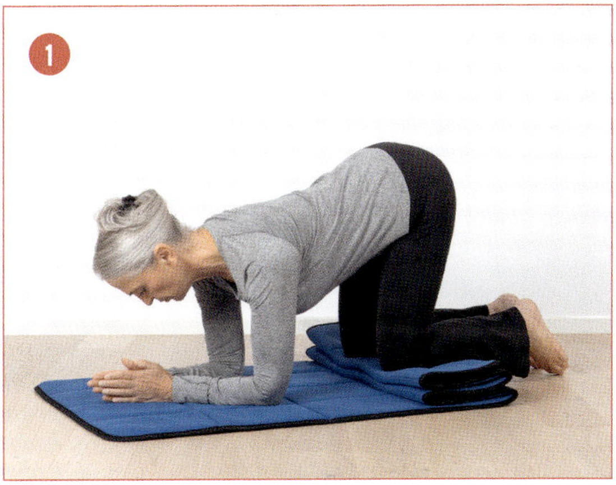

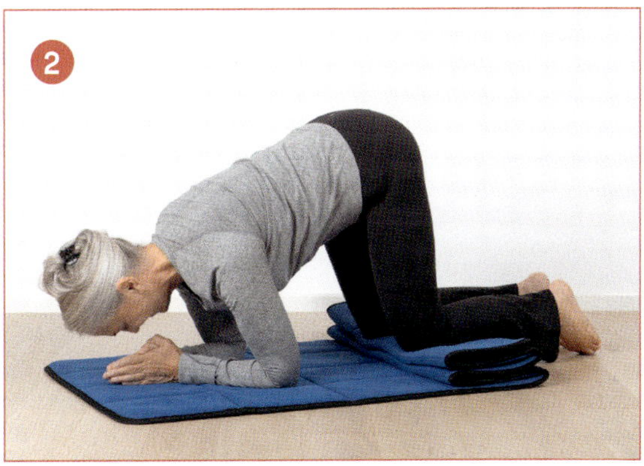

• Unterschenkelstand. Die Unterarme am Boden. Ellbogen unter der Achselhöhle, Hände aneinandergelegt wie zum Gebet. Der Kronenpunkt dehnt sich nach vorne, das Steißbein nach hinten. Dazwischen spannen sich die Psoasmuskeln auf, wie eine Zwischenwand zwischen Körpervorder- und Körperrückseite.

• Jetzt formt die »Psoaswand« einen C-Bogen. Der Kronenpunkt bewegt sich aus der Psoaswand nach vorne unten, die Sitzbeinhöcker und/oder Hüftpfannen dehnen sich nach hinten unten. Sofort wieder in die Gerade dehnen, Kronenpunkt nach vorne, Damm und Sitzbeinhöcker nach hinten.

• Nächsten C-Bogen bilden und wieder in die Gerade spannen. Fünfmal wiederholen, Tempo für die Formung des C-Bogens ist »ein-und-zwan-zig«, für die Dehnungen ebenfalls.

• Mit dem Torso »wandern«. Zuerst schiebt sich der Oberkörper weiter kopfwärts, C-Bogen, gerade dehnen, noch weiter kopfwärts, C-Bogen, gerade dehnen. Wenn nach vorne nichts mehr geht, macht sich der C-Bogen auf die Reise nach hinten, dehnt und entspannt die Muskeln und Sehnen um die Lendenwirbel, um Kreuzbein und Steißbein. Wiederholen, bis die Sitzbeinhöcker über den Fersen schweben.

• Arme locker strecken. Handwurzeln auf Matte oder Boden aufsetzen, mit der linken Hand schieben, mit der rechten ziehen, rechts schieben, links ziehen, sehr zart und ziemlich schnell. Das macht die Beckenseiten und Kreuzbeingelenke reaktionsfähig und schnell.

Pyramide

Die CANTIENICA®-Pyramide ähnelt dem yogischen »Hund, der nach unten schaut« – auf den ersten, flüchtigen Blick. Wer genau hinschaut und dann die Anleitung genau umsetzt, spürt die Unterschiede: Die Fersen am Boden zwingen den unteren Rücken in eine Dehnung, die nur die Pyramide schafft. Durch diese Rückendehnung werden Achillessehne und Kniesehne befreit und können sich mühelos in ihre angestammte Länge dehnen. Die Hände, Arme und Schultergelenke lernen neue Muster, mit denen sie sich schützen können, wenn Sie mal auf die Hand stürzen. Die Wirbelsäule lernt, dass sie an den Sitzbeinhöckern anfängt und am Kronenpunkt aufhört.

Ich brauchte ziemlich lange, bis ich den Dreh mit der perfekten Pyramide raushatte. Seit ich sie mühelos beherrsche, macht sie mir Spaß, und ich mache sie bei jeder Gelegenheit. Nach dem Duschen mit warmen Gelenken ist sie zur lieb gewordenen Gewohnheit geworden – nackt und weit weg vom Spiegel.

- In die Hocke gehen, mit den Händen am Boden vorwandern, bis der Körper die Pyramide bildet. Hände einschütteln, die Finger kommen in A-Position zu liegen.

- Die Ellbogen zeigen zu den Seiten und sind entspannt. Die Armknochen sofort wegdenken von den Handgelenken, Richtung Ellbogen. Die Oberarmknochen Richtung Achselhöhlen dehnen. Die Achselhöhlen nach vorne oben drehen. Jetzt alle Armmuskeln an den langen Knochen heimholen zur Achselhöhle und ausdrehen.

- Fersen haben leichten Bodenkontakt. Zehen sind entspannt und lang. In der Vorstellung die Nahtstrümpfe von anno dazumal abholen. Fersen schön aufgerichtet hochziehen. Das aktiviert die Achillessehnen, sie lassen sich nun wie Strumpfnähte hochziehen zu den Kniekehlen, zu den Sitzbeinhöckern. Sitzbeinhöcker noch mehr zur Decke dehnen.

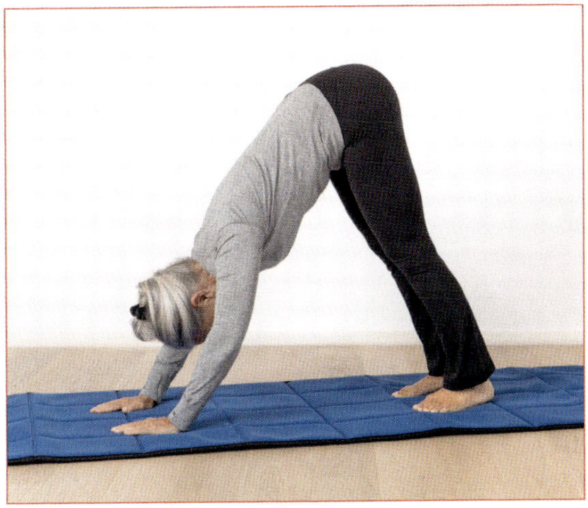

- Am linken Sitzbeinhöcker noch mehr ziehen, gleichzeitig einatmen. Den Atem zum rechten Handgelenk lenken, ausatmen. Umgekehrt vom rechten sich dehnenden Sitzbeinhöcker zum linken Handgelenk. Dreimal in jede Diagonale dehnen.

- Mit den Händen zurückwandern. In die Hocke kommen und sorgfältig aufrichten.

Langsitz und Bein anheben

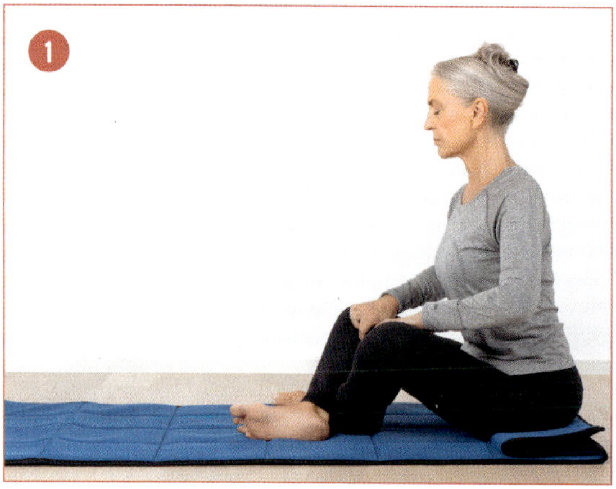

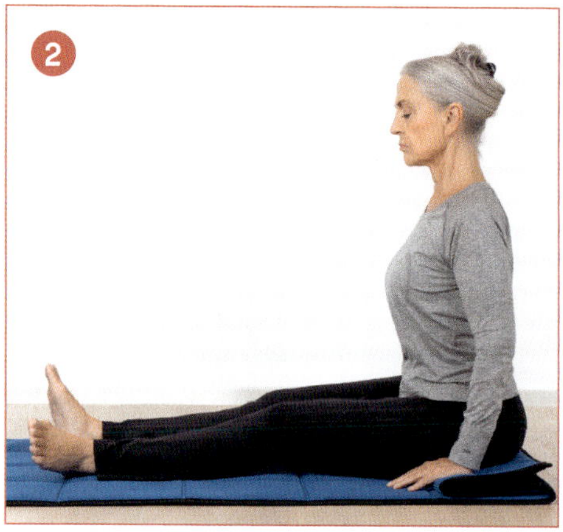

Sie alle kennen Berichte von Menschen, die stürzten und sich entweder den Oberschenkelhals oder gleich das Becken brachen. Der Langsitz mit Beinheben ist die perfekte Prophylaxe. Durch die Aktivierung des Beckenbodens wird das Becken unten schmal, oben weit. Am schmalen Beckenunterrand sind die Hüftgelenke frei von Reibung und geschützt vor Arthrose. Der Oberschenkelkopf steht perfekt in der Pfanne. Der Oberschenkelhals wird weder bedrängt noch belastet, er kann sich frei bewegen. Durch das sorgfältige Ausdrehen der Oberschenkel wird die raffinierte Bandfaszien-Konstruktion, die den Oberschenkel einhüllt wie eine Spindel, elastisch gemacht und gestärkt. Oberschenkel, Oberschenkelhals und Becken wissen sich im Sturz selbst zu helfen und zu schützen.

Seit ich meine Kund*innen auf den Zauber dieser Übung aufmerksam mache, lieben sie die anspruchsvolle Umsetzung. Für mich war der Langsitz eine der effizientesten Übungen, um die sehr starke Arthrose in meinem rechten Hüftgelenk zu reparieren. Da erlebte ich, wie sich augenblicklich die Statik meines Beckens veränderte. Ich liebe die Übung ihrer Wirkung wegen und mache sie mindestens zweimal pro Woche.

- Schneidersitz einnehmen, und zwar so, dass die Unterschenkel auf Kniehöhe parallel liegen. Die Mittelfinger von innen leicht in die Kniekehlen legen. Organheber ausrichten wie eine Schale im Körper, das Zwerchfell wie den gewölbten Deckel zur Schale. Den Rücken aus der Hose ziehen, indem Sie den hinteren oberen Rand des Organhebers im Körper anheben. Die Kniekehle rechts nach vorne dehnen, gleichzeitig den linken Sitzbeinhöcker nach hinten oben dehnen. Umgekehrt, die linke Kniekehle und den rechten Sitzbeinhöcker diagonal dehnen. Jede Diagonale dreimal. Beinstellung wechseln, wiederholen.

- Die Beine anwinkeln, das rechte Bein behutsam in die Streckung bringen: Ein Goldei im Sprunggelenk vorstellen und mit dem Bein nach vorne rollen lassen. Das linke Bein mit dem Goldei in die Streckung rollen.

- Die Hände auf der Erhöhung neben den Hüftpfannen aufsetzen, Finger in leichte A-Position bringen. Handwurzeln in die Unterlage schieben. Den Auftrieb wahrnehmen: Das Becken kommt ins Schweben, der Abstand zwischen Becken und Brustkorb wird lang. Die gesamte Rumpfmuskulatur sammelt sich zu einem Kraftrohr.

- Diese Aufspannung halten. Die Hüftpfannen in der Vorstellung noch höher denken und zusammenziehen, um alle Beckenbodenmuskeln zu aktivieren. Jetzt aus der Leiste das ganze rechte Bein ausdrehen, der Fuß geht entspannt mit. Mit der Außenseite der rechten Ferse zehn Tropfen Morgentau aus dem Boden saugen. Bein wieder ausrichten. Links wiederholen: Hüftpfannen aktivieren, Bein aus der Leiste ausdrehen, zehn Tropfen Morgentau einsaugen. Jede Seite dreimal.

- Wenn es die Aufspannung des Torsos zulässt, können Sie die Beine in der Ausdrehung leicht anheben und die Ferseninnenseite zart Richtung Decke drehend pulsieren lassen.

Albatros bewegt

Der vivatomische Albatros holt alles aus Ihrem Körper: Länge, Dehnung, Koordination, Kraft, Reaktionsgeschwindigkeit. Wir stürzen selten gerade, sondern meist seitlich, seitlich vorwärts, seitlich rückwärts, direkt auf das Becken. Mit ausreichend Training und Erfahrung im bewegten Albatros wissen Sprunggelenke, Becken, Wirbelsäule, Schultern, Schädel, wie sie sich im Sturz sortieren und weich fallen können. Und selbstverständlich unversehrt wieder aufstehen.

Langsitz, Albatros und Pyramide ergeben für mich ein tolles 5-Minuten-Training. Ich gehe jedes Mal mit

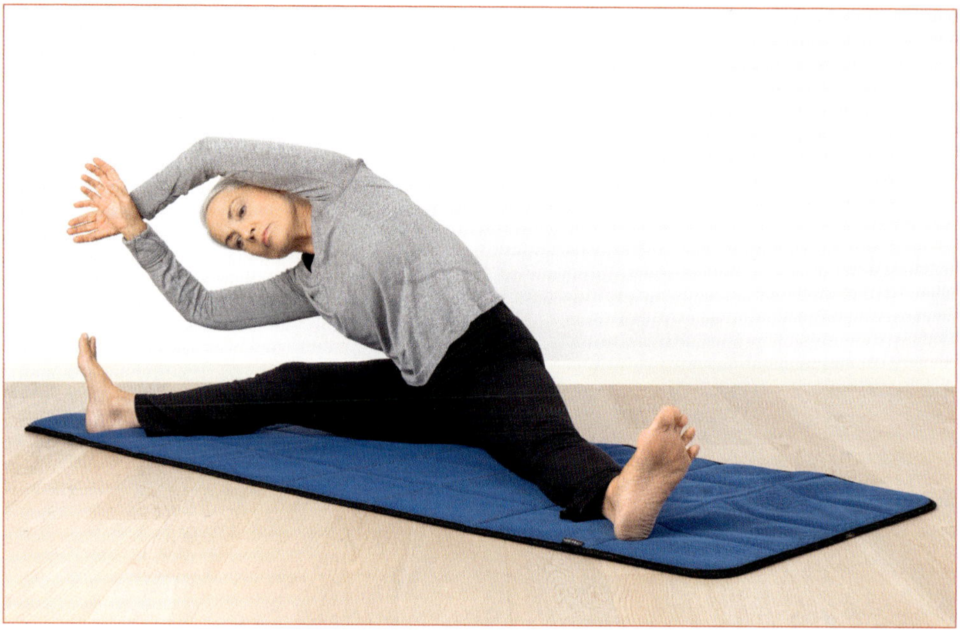

größter Sorgfalt und mit Respekt daran. Die Wirkung durfte ich schon oft erleben, denn als Hansine-guck-in-die-Luft fliege ich öfter mal durch die Gegend. Und lande leicht und fluffig, stehe auf, schüttle mich und – gucke weiter in die Luft. Das war nicht immer so. Bevor ich mein Training entwickelte und in mein Leben einbaute, war jeder Sturz eine Katastrophe mit Stauchungen, Hämatomen, Gelenkschmerzen, einmal schaffte ich es, auf einer Treppenstufe einen Trümmerbruch zu produzieren. Mit meinen alten, durchtrainierten Knochen und Gelenken falle ich wie ein Kind, »hoppala«, aufstehen, strecken und weiter.

- Langsitz. Mit den Händen die Oberschenkel in die Grätsche schieben. Fersen lang ziehen, Kniekehlen entspannen, den Torso auf- und ausrichten mit allen Tricks, die Sie jetzt kennen.

- Das linke Handgelenk über das rechte legen. Die Hände über den Kopf heben, Handgelenke exakt über dem Kronenpunkt. »Ng, ng, ng« intonieren. Armmuskeln entspannen, bis auch die Oberarmkugeln loslassen und sich in die Achselhöhlen entspannen.

- Aus der Brustwirbelsäule nach links drehen. Den Brustkorb rechts öffnen, das Becken links, wie Sie es in der vorherigen Dehnung mit den Händen machten. Der Körper dehnt sich seitlich über das rechte Bein, in einem langen C-Bogen. Wenn nichts mehr geht, die Armmuskeln noch mal entspannen, den Brustkorb links öffnen, das Becken rechts, und mit dem rechten Handgelenk das linke über dem Kronenpunkt halten.

Selbstcoaching: Falls Sie die Tendenz haben, den Körper nach vorne fallen zu lassen, können Sie mit dem rechten Handgelenk den linken Arm zurückschieben. Der Torso soll sich ganz flach anfühlen.

- Zurück in die Mitte, aus der Brustwirbelsäule nach rechts drehen, den Brustkorb links, das Becken rechts öffnen, C-Bogen über das linke Bein. Das Kinn steht immer zwischen den Schlüsselbeinen, der Kopf bleibt eingemittet. Armmuskeln entspannen, Brustkorb rechts dehnen, Becken links. Mit dem rechten Handgelenk das linke in Schach halten, die Dehnung genießen.

- Aufrichten, Armstellung wechseln, also das rechte Handgelenk über das linke legen. Arme über den Kopf, Brustkorb nach links drehen, Brustkorb rechts öffnen, Becken links. Der Körper dehnt nach rechts. Armmuskeln entspannen, Brustkorb links öffnen, Becken rechts, Arme neben den Ohren,

Wofür es gut ist

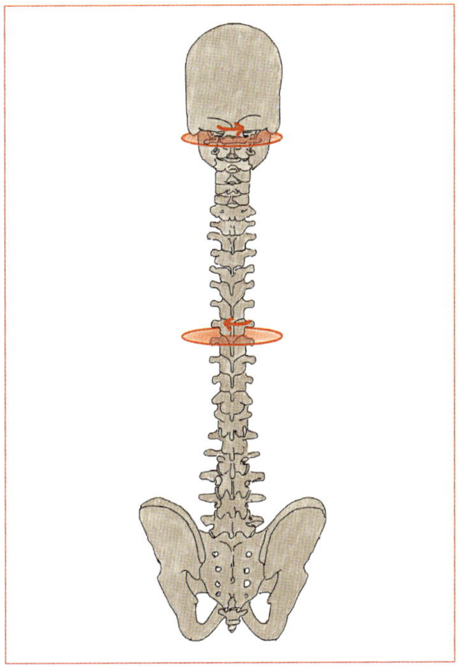

Ein gut umgesetzter Albatros ist ein Jungbrunnen. Er bewegt die ganze Wirbelsäule und ihre Achsen in biomechanischer Präzision.

Handgelenke in der Verlängerung des Kronenpunkts.

- Aufrichten, Brustwirbelsäule nach rechts. Brustkorb links, Becken rechts weit machen, Torso dehnt nach links, Armmuskeln entspannen, Brustkorb rechts, Becken links dehnen, Handgelenke auf Linie mit dem Kronenpunkt.

- Aufrichten, die Arme lösen, die Beine schließen. In die Hocke kommen und aufrichten.

Häppchen für zwischendurch

Hände

LINIENCHECK

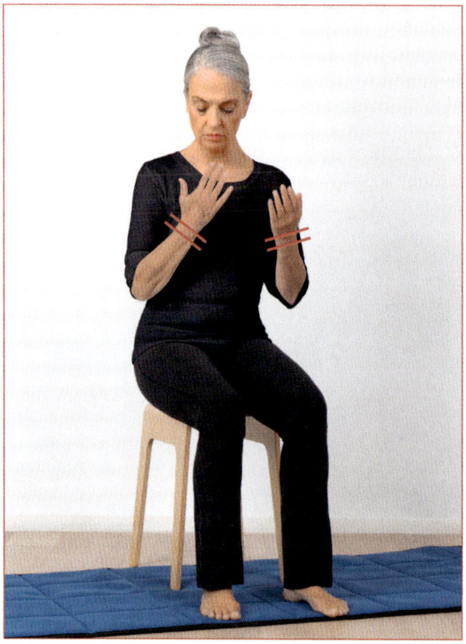

Die Linien am Handgelenk verlaufen im Idealfal parallel.

- Hocker so einrichten, dass die Hüftpfannen über den Kniekehlen stehen. Am vorderen Rand. Beine hüftschmal, Füße in V-Position.

- Kreuzbein einholen, Wirbel zum Kronenpunkt dehnen, Kronenpunkt zur Decke. Längsbandzylinder aktivieren.

- Arme hängen lassen, die Knochen einfach hängen lassen. Wenn alle Armgelenke frei stehen, die Muskeln ultrasanft zu den Achselhöhlen denkziehen. Die Arme seitlich anwinkeln. Betrachten Sie die Linien innen am Handgelenk und richten Sie diese Linien parallel aus. Beobachten Sie, wie sich die Handstellung mit der kleinsten Verschiebung verändert und wie sich in der Idealstellung die Entspannung bis zum Hals fortsetzt.

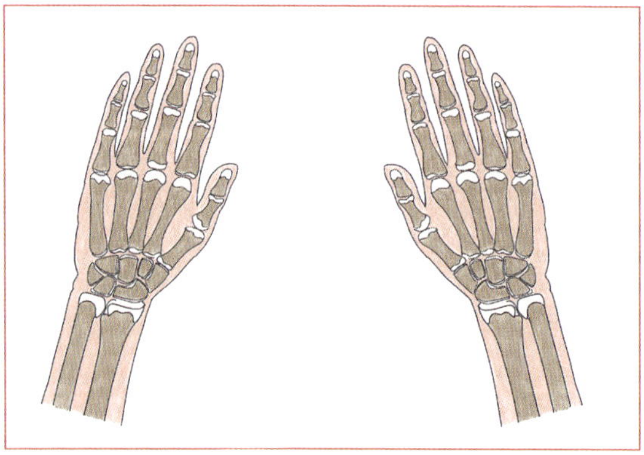

Die Hand hat 27 Knochen. Die meisten Deformationen im Alter lassen sich mit guter Be-Handlung verhindern.

HANDGELENK ÖFFNEN

- Der linke Arm bleibt angewinkelt, Oberarm in Körperkontakt. Handteller so drehen, dass er Sie anschaut. Die Linien am Handgelenk waagerecht und parallel ausrichten. Die Hand entspannt halten, als hielte sie eine reife Frucht.

- Den Daumen der rechten Hand auf die Mitte des inneren Handgelenks legen. Die übrigen Finger an die Außenseite des Unterarms legen. Jetzt gleichzeitig den Daumen an der Handinnenseite Richtung Mittelfinger streichen und die Finger an der Außenseite Richtung Ellbogen.

- Die Gleichzeitigkeit ist wichtig. So öffnen sich die Gelenkspalte im Handgelenk, die Sehnen und Muskeln werden gedehnt.

- Sie können den Daumen versetzen und die Gelenköffnung Richtung Daumenballen und Richtung Kleinfingerballen ausführen.

- Am rechten Handgelenk wiederholen.

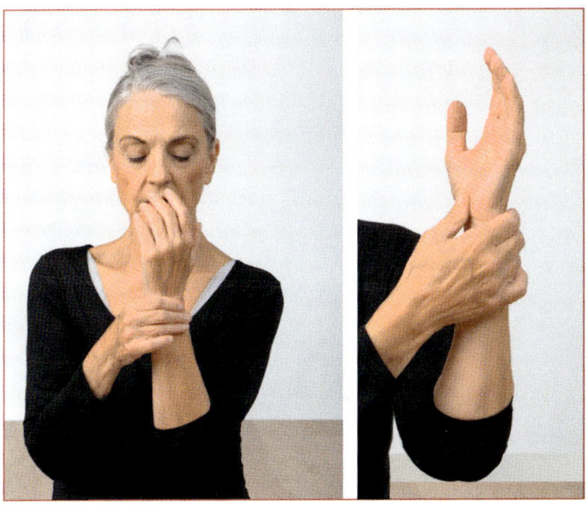

Der Daumen streicht zur Hand, die übrigen Finger streichen weg von der Hand in Richtung Ellbogen.

SCHWIMMHÄUTE MASSIEREN

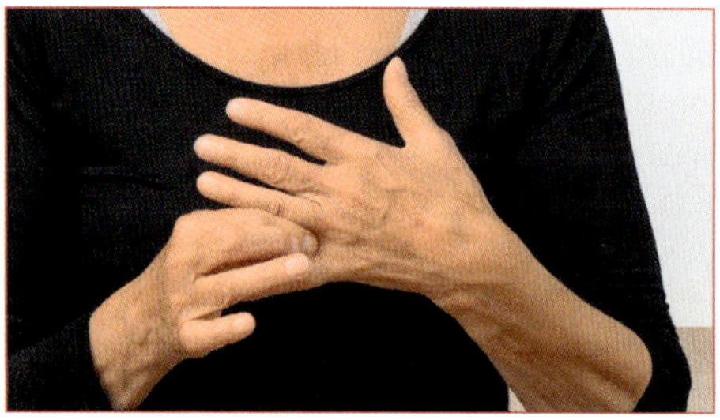

Wohltat für Faszien, Sehnen, Bänder: die Schwimmhäute massieren.

- Massieren Sie an beiden Händen die Schwimmhaut zwischen Daumen und Zeigefinger.

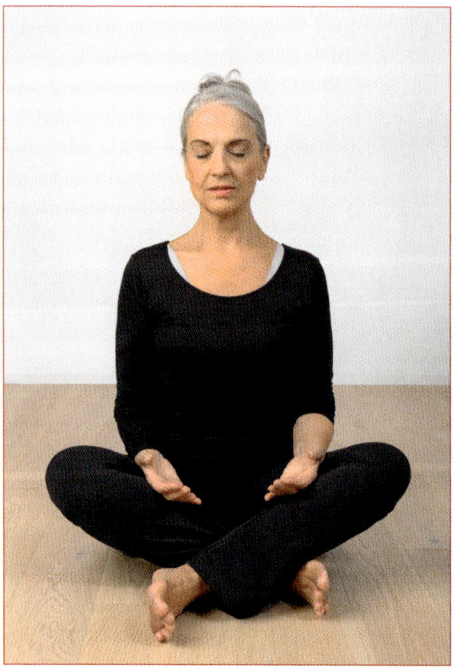

Weil es guttut: Raum und Leichtigkeit in die Hände atmen.

- Die Schwimmhäute zwischen Zeigefinger und Mittelfinger. Zwischen Mittelfinger und Ringfinger. Zwischen Ringfinger und Kleinfinger.

Selbstcoaching: Achten Sie zwischendurch auf die Linien an den Handgelenken innen und außen und richten Sie die Handlinien bei Bedarf wieder parallel aus. Immer und immer wieder.

V-ATMUNG

- Die Handrücken entspannt auf die Oberschenkel legen. Am Mittelpunkt des inneren Handgelenks einatmen, den Atem teilen und in einem lang gedehnten V durch den Daumen und den Kleinfinger ausatmen. Dehnen Sie die Finger sanft weg von der Hand. Das öffnet die Fingergelenke und schützt vor Arthrose.

Anfangs ist es leichter, die V-Atmung durch die Hand einzeln zu üben. So, wie sich alles, was Sie mit den Füßen machen, durch den ganzen Körper fortsetzt, so funktioniert auch die Kettenreaktion aus den Händen. Die Entspannung setzt sich fort nach oben, durch die Schultern, durch den oberen Rücken, durch Nacken und Schädel.

Füße

POSITION IM SITZEN: BEINHOCH

- Hocker an die Wand, für die Standfestigkeit. Ausrichten auf den Sitzbeinhöckern. Kreuzbein einholen. Wirbelsäule aufspannen. »Ng, ng, ng« und Kronenpunkt hoch.

- Hände seitlich an die Oberschenkel und festhalten, für Halt. Torso etwas nach vorne bewegen. Ein Bein nach dem anderen auf dem Goldei ausstrecken, Füße im V. Den rechten Fuß über den linken legen. Mit den Händen die Beckenschaufeln gleichauf halten. Der rechte Fuß gleitet über das linke Knie. Linkes Bein anwinkeln. Die rechte Ferse nach links dehnen, die Kniekehle nach rechts. Die Leisten und die Hüftmuskeln entspannen.

Sie können die folgenden drei Fußübungen nacheinander machen, dann die Beinstellung wechseln. Oder, wenn das anfangs sehr herausfordernd ist, die Beinposition nach jeder Übung wechseln. Linke Ferse aufsetzen, mit dem Goldei in die Streckung rollen. Den rechten Fuß am linken Bein entlanggleiten lassen. Beine parallel. Den linken Fuß über den rechten Unterschenkel, hochgleiten, wie beschrieben.

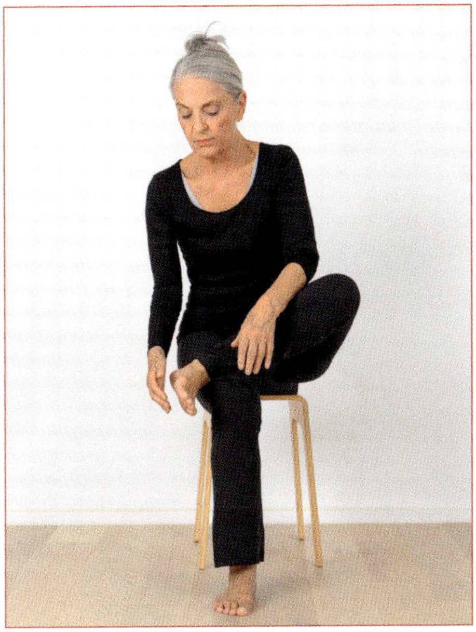

Sitzbeinhöcker aufrichten und zueinander ziehen, das Kreuzbein in den Körper einladen, den Rücken aus der Hose ziehen und so sorgfältig aufgespannt, mit gedehntem Psoas, das Bein anheben, anwinkeln, den Fuß auf den Oberschenkel legen und im V ausrichten. Das ist die Grundposition für die Fußmobilisation.

AUSWRINGEN

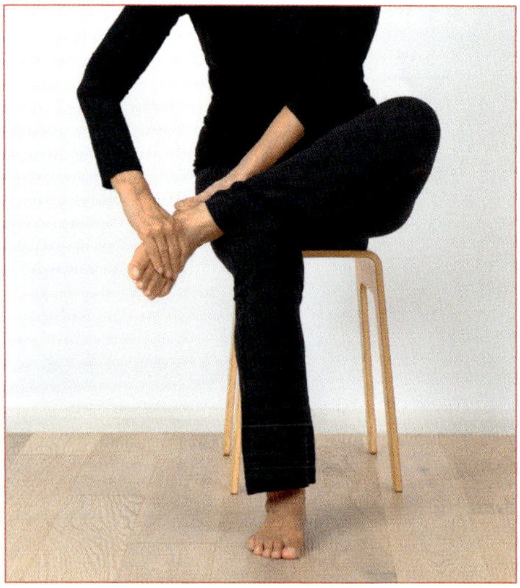

Mit und zwischen den Händen den Fuß auswringen, das aktiviert die Gewölbe, die Sehnen, die Muskeln.

• Mit der linken Hand die linke Ferse fassen. Mit der rechten Hand den Vorfuß sanft fassen, der Daumen ist an der Fußsohle. Den Fuß zwischen den Händen auswringen, wie einen Waschlappen, und gleichzeitig lang ziehen. Achten Sie darauf, dass der Fuß auch während des Wringens im V bleibt!

Entweder Beinstellung wechseln und mit dem rechten Fuß wiederholen oder direkt in die nächste Übung.

LANG ZIEHEN

• Mit der rechten Hand die Zehen sanft fassen, die Fingerbeeren liegen unter den Mittelgelenken der Zehen, die linke Hand bleibt an der Ferse.

• Mit den Händen die Ferse nach hinten, die Zehengrundgelenke nach vorne ziehen. In gleichmäßigen Pulsen wiederholen.

Achtung: Die Zehen bleiben entspannt. Folgen Sie mit den Händen dem Fuß und zwingen Sie ihm nichts auf.

Entweder Beinstellung wechseln und mit dem rechten Fuß wiederholen oder direkt in die nächste Übung.

VORFUSS RICHTEN

• Mit der linken Hand die Zehen umfassen. Die rechte Hand wie einen Rechen an den Übergang der Zehen zum Vorfuß legen. Die Zehen nach vorne dehnen, vom Fuß weg, ohne die Zehen zu überstrecken, und gleichzeitig die Sohlenmuskeln mit der »Rechenhand« zurückschieben, Richtung Fußsohle. In kleinen, gleichmäßigen Pulsen wiederholen.

Beinstellung wechseln und mit dem rechten Fuß wiederholen.

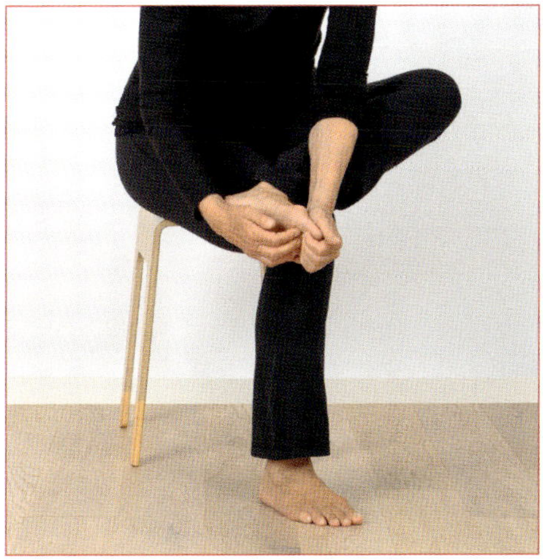

Ordnung an der Fußsohle schaffen.

FUSS GUT STELLEN

• Die Beine hüftschmal anwinkeln, Kniekehlen über Fersen, Füße in ihrem V.

• Von der Ferse ein V atmen zur Großzehe und zur Kleinzehe. Die Zehen nach vorne verlängern.

a) Unter dem Quergewölbe eine kleine Extrawolke einsaugen und so das Quergewölbe stärken.

b) Die Ferseninnenseiten und Fersenaußenseiten abwechselnd dehnen, innen, außen. Wahrnehmen, wie sich die Innenseite des Fußes in eine flexible Längsbrücke verwandelt.

a) und b) gleichzeitig »machen«.

FUSSKNÖCHEL

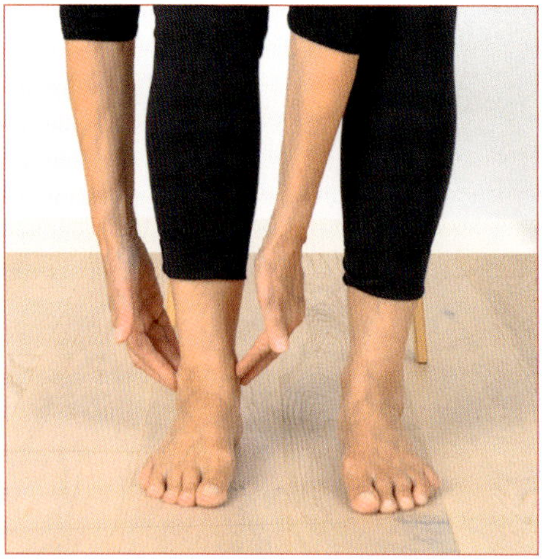

Es ist möglich, die Fußknöchel so auszurichten, dass sie auf einer Linie stehen. Wirkt Wunder für den ganzen Körper.

• Hände auf die Leisten, die Leisten zu den Sitzbeinhöckern schieben. Der Torso bewegt sich gerade nach vorne.

• Wolken unter den Füßen, Füße und Unterschenkel schwebend halten, keinerlei Druck ausüben. Das ist wichtig, wenn die Übung gelingen soll.

• Finger hinter den Kniekehlen verschränken, die rechte Kniekehle nach vorne, den linken Sitzbeinhöcker nach hinten dehnen. Umgekehrt Kniekehle links und Sitzbeinhöcker rechts. Wiederholen, bis sich die Haltung entspannt anfühlt. Hände lösen, die Mittelfinger ultrazart auf die Fußknöchel am linken Fußgelenk legen und mit zarten Fingern die Knöchel auf gleicher Höhe und gleicher Ebene liebkosen.

• Am rechten Fußgelenk genauso: Mittelfinger auf die Fußknöchel und die Knöchel einladen, sich so auszurichten, dass ein kleiner Goldstab absolut waagerecht durch die Knöchel führen könnte.

• Aufrichten, Handrücken auf die Oberschenkel legen.

FERSENBEINE, ACHILLESSEHNE

• Stellen Sie sich vor, Ihre rechte Ferse sitze in einem feinen Netz, dieses Netz ziehe die Ferse sanft hoch. Das Netz mündet in eine Strumpfnaht, und diese Strumpfnaht dehnt sich zur Kniekehle, vermählt sich mit der Kniesehne, zieht zum Sitzbeinhöcker.

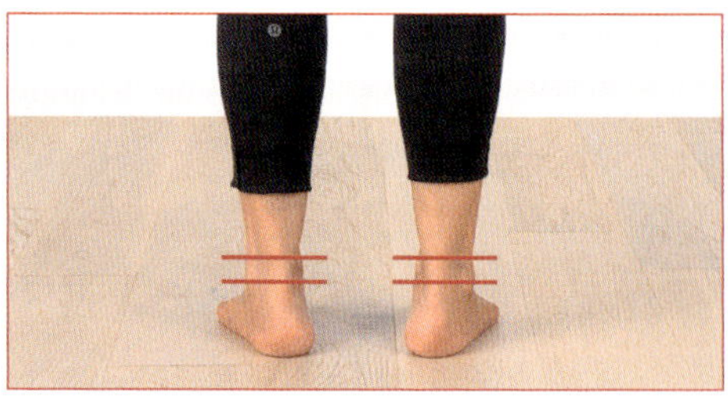

Die Linien auf den Fersen verlaufen im Idealfall auch parallel.

• Links genauso. Sie richten Ihre Achillessehne als wertvolle Verbindung von Fußsohle zu Kronenpunkt ein. Die Beinachse wird optimiert. Die Zusammenarbeit der Gelenke wird angeregt.

• Falls Sie Hornhaut am Fußrand haben, können Sie zusehen, wie die Hornhaut verschwindet, wenn Sie diese Fuß-Ferse-Bein-Verbindung vom Boden weg konsequent in Ihren Alltag übernehmen.

MURMEL FASSEN

• Darf es ein bisschen mehr sein? Legen Sie eine kleine Glasmurmel unter das Quergewölbe. Sie finden die Stelle an der Fußsohle ganz leicht: Da ist höchstwahrscheinlich eine kreisrunde Verhärtung. Versuchen Sie, genau mit dieser Stelle die Glasmurmel zu fassen und anzuheben.

• Manchen Menschen hilft es, wenn sie in die Hand schauen und mit der Hand die Fassbewegung machen, der Fuß übernimmt, wenn Sie ihn dazu einladen. Ob Sie die Murmelübung nacheinander oder gleichzeitig mit beiden Füßen machen, ist egal. Probieren Sie beides aus.

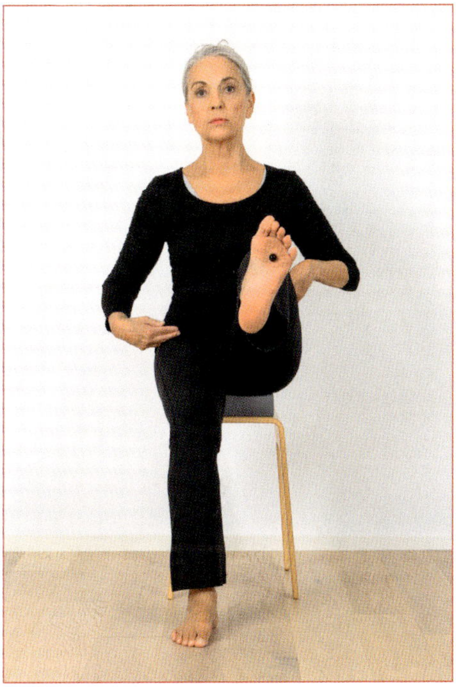

Der Murmelfasspunkt. Er löst die Kettenreaktion bis ins Gehirn aus.

Kleine Reise durch den Kopf

Kopfhaltung »Ng, ng, ng«

- Auf dem Hocker in der Grundposition ausrichten. Handrücken entspannt auf den Oberschenkeln. Kreuzbein einholen, den unteren Rücken aus der Hose ziehen, Wirbel zum Kronenpunkt lenken.

- »Ng, ng, ng« intonieren, die Zunge im Mund aufrichten und gleichzeitig so durch die Nase einatmen, als wollten Sie den Duft von blühendem Flieder einsaugen.

- Saugen Sie den ganzen Energiezylinder mit dem Fliederduft vom Damm zum Kronenpunkt hoch. Dreimal oder sooft Sie mögen.

Wofür es gut ist

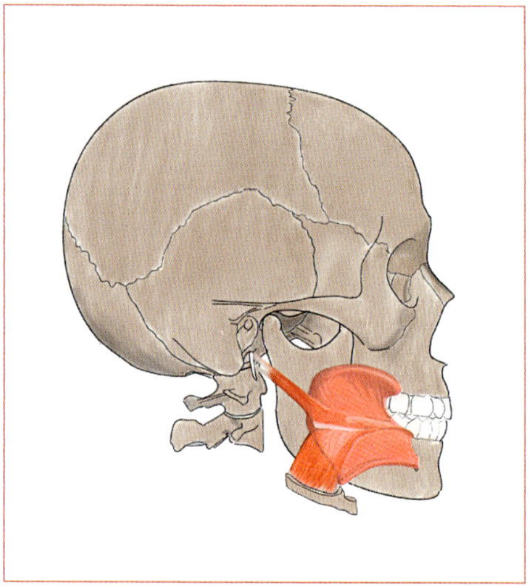

Die Zunge will, kann, soll aufrecht im Mund stehen. Immer. Es ist reine Gewohnheitssache.

Augenhöhlen abtasten

- Halten Sie den Kopf hoch, Kinn im rechten Winkel zum Hals. Die Zunge bleibt aufgerichtet – und entspannt. Wenn Sie durch die Nase einatmen und den Atem zwischen Gaumen und Zunge durch den Mund ausströmen, stimmt die Kopfhaltung.

- Die Arme sind angewinkelt, die Oberarme sind in Körperkontakt. Von hier aus heben Sie nun eine Hand nach der anderen zur gleichseitigen Augenbraue.

- Die Daumen an die Nasenwurzel legen und sanft den Oberrand der Augenhöhle abtasten, Richtung Schläfe wandern.

- Zeige- oder Mittelfinger innen an die Nasenwurzel legen und den unteren Rand der Augenhöhle abtasten Richtung Schläfe.

- Die Zeigefinger ultrasanft auf die Unterlider legen und die Unterlider in der Vorstellung um die Zeigefinger rollen.

- Die Zeigefinger ultrazart auf die oberen Augenlider legen und die Oberlider um die Zeigefinger drehen.

- Beides geht natürlich nicht, doch entsteht eine wunderbare »entfaltende« Dehnung an Unter- und Oberlid.

Wofür es gut ist

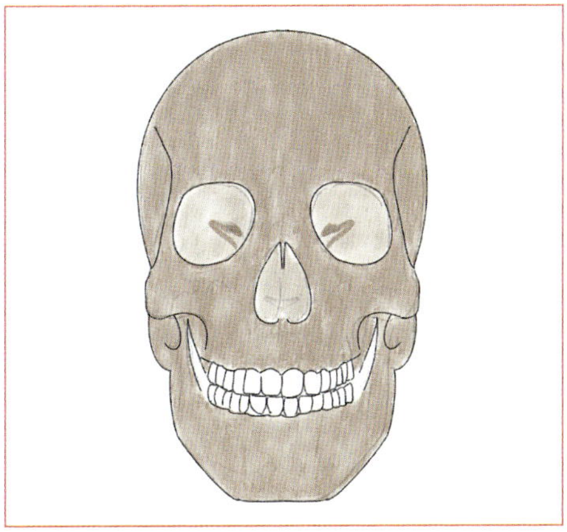

Augenhöhlen

- Die Hände wie einen Blütenkelch um das Kinn legen, die Finger liegen sanft vor den Ohren. »Ng, ng, ng« und das Unterkinn in die Hände betten.

Zunge putzt Augenhöhlen

- Mit der Zunge in der Vorstellung die Augenhöhlen und die Augäpfel putzen. Nichts verändern an der Kopfhaltung, nur die Zunge auf Reise schicken. Probieren Sie alles aus, was Ihrer Zunge einfällt. Kopfhaltung vorausgesetzt, kann nichts passieren. Sie können mit der Zunge auch die Ohren putzen.

Wichtig: Mund einfach offen lassen, die Lippen entspannt halten. Es sieht Sie keiner, während Sie diese Übungen machen.

- Zunge entspannen, mit »ng, ng, ng« ausrichten.

Augenhöhlen-Achterkreisen

• Augenlider schließen. Um die Ränder der Augenhöhlen horizontale Achterbewegungen zeichnen. Wenn Sie, wie die meisten von uns, auch in den Augen eine Seitendominanz haben, beginnen Sie die Achter bewusst am anderen Auge. Mein rechtes Auge weiß alles besser. Also beginne ich die Achter nach links oben, hinten, unten, Kreuzung, nach rechts oben, hinten, unten. Zählen Sie die Achterkreise. Und machen Sie genau so viele in die andere Richtung: nach rechts oben, hinten unten, Kreuzung, links oben, hinten, unten.

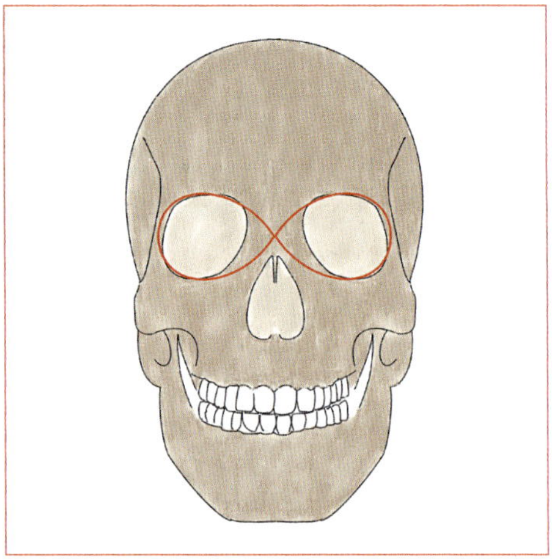

Zeichnen Sie um die Augenhöhlen eine Brille aus Achtsamkeit.

• Dann nach links unten, links nach oben, Mitte, Kreuzung, rechts unten, seitlich, oben, Mitte, Kreuzung. Ein Set.

• Ein Set in die Gegenrichtung. Spielen Sie die vier Möglichkeiten durch: einfacher zu machen, als zu beschreiben.

Pseudoringmuskel

• Stellen Sie sich die Augäpfel in den Augenhöhlen vor. Verwandeln Sie die Glaskörper in perfekte Kugeln aus elastischem Material, ich habe Kugeln aus Regenbogenhaut. Drehen und wenden Sie diese Zauberkörper in den Augenhöhlen in alle Himmelsrichtungen, links herum, rechts herum, diagonal, einwärts, auswärts, auf und ab.

Folgendes kann helfen, wenn Ihre Vorstellung noch nicht will: Legen Sie Ihre Hände butterweich ineinander, stellen Sie sich ein großes Auge in den Händen vor, drehen und wenden Sie die Hände um den Glaskörper. Ihre echten Augen werden den Handbewegungen folgen.

Glaskörper zur Ruhe kommen lassen. Um die Augen einen Muskelring legen, der den Raum zwischen Augapfel und Augenhöhle füllt. Übertreiben Sie die Vorstellung, stellen Sie sich einen Fahrradreifen aus Goldgummi vor. Oder einen Seidenschal in der Lieblingsfarbe. Oder den Teig Ihres Lieblingsbrotes.

- Ist das Auge in den Ringmuskel gebettet, drehen Sie die Augen in diesem Ring – rechtsherum, linksherum.

- Den Ringmuskel mit beiden Augen rechtsherum kreisen lassen.

- Linksherum kreisen.

- Von der Nase aus beide Muskelringe Richtung Ohren drehen. Obenrum. Untenrum.

- Von den äußeren Augenwinkeln aus beide Muskelringe Richtung Nasenwurzel drehen. Obenrum. Untenrum. Falls Sie aus lauter Lust am Tun übertreiben, bitte nicht erschrecken, wenn Sie morgen Muskelkater um die Augen spüren … Keine Bange, das geht schnell vorbei.

Augäpfel-Achterkreisen

- Zeichnen Sie mit den Augäpfeln Achter in den Höhlen, vertikale Achter, horizontale Achter, diagonale Achter. Sie können die Achter durch beide Augenhöhlen zeichnen. Das fühlt sich an, als würden die Augen die Höhlen tauschen. Sie können sich vorstellen, dass die Augen in ihren eigenen Höhlen Achter in alle möglichen Richtungen zeichnen.

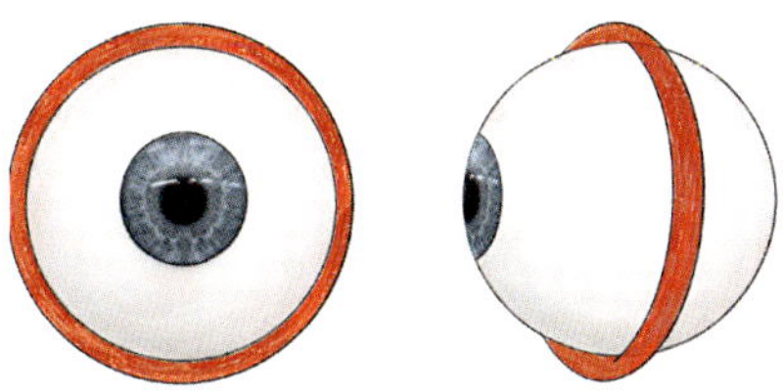

Der Pseudoringmuskel um das Auge.

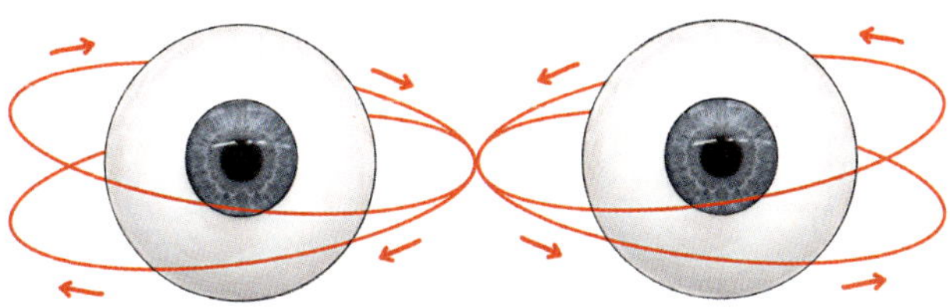

Die Augäpfel lieben Bewegung. Die Achterbewegungen lassen sich in alle Richtungen ausführen.

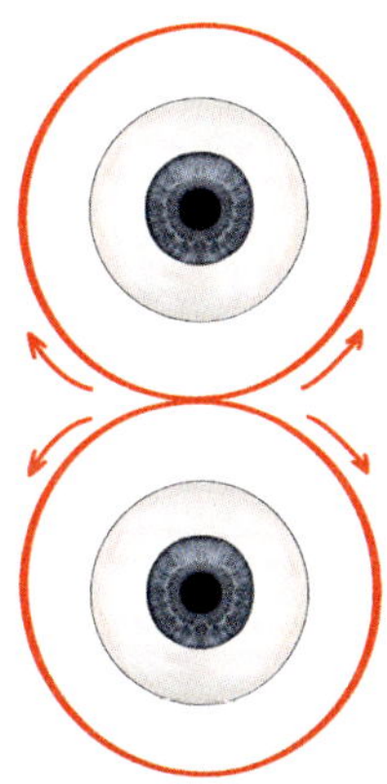

Die Vorstellungshilfe, um die Augäpfel an Ort in der Höhle zu »achtern«.

10

Abspann: »Ich will, ich will, ich will«

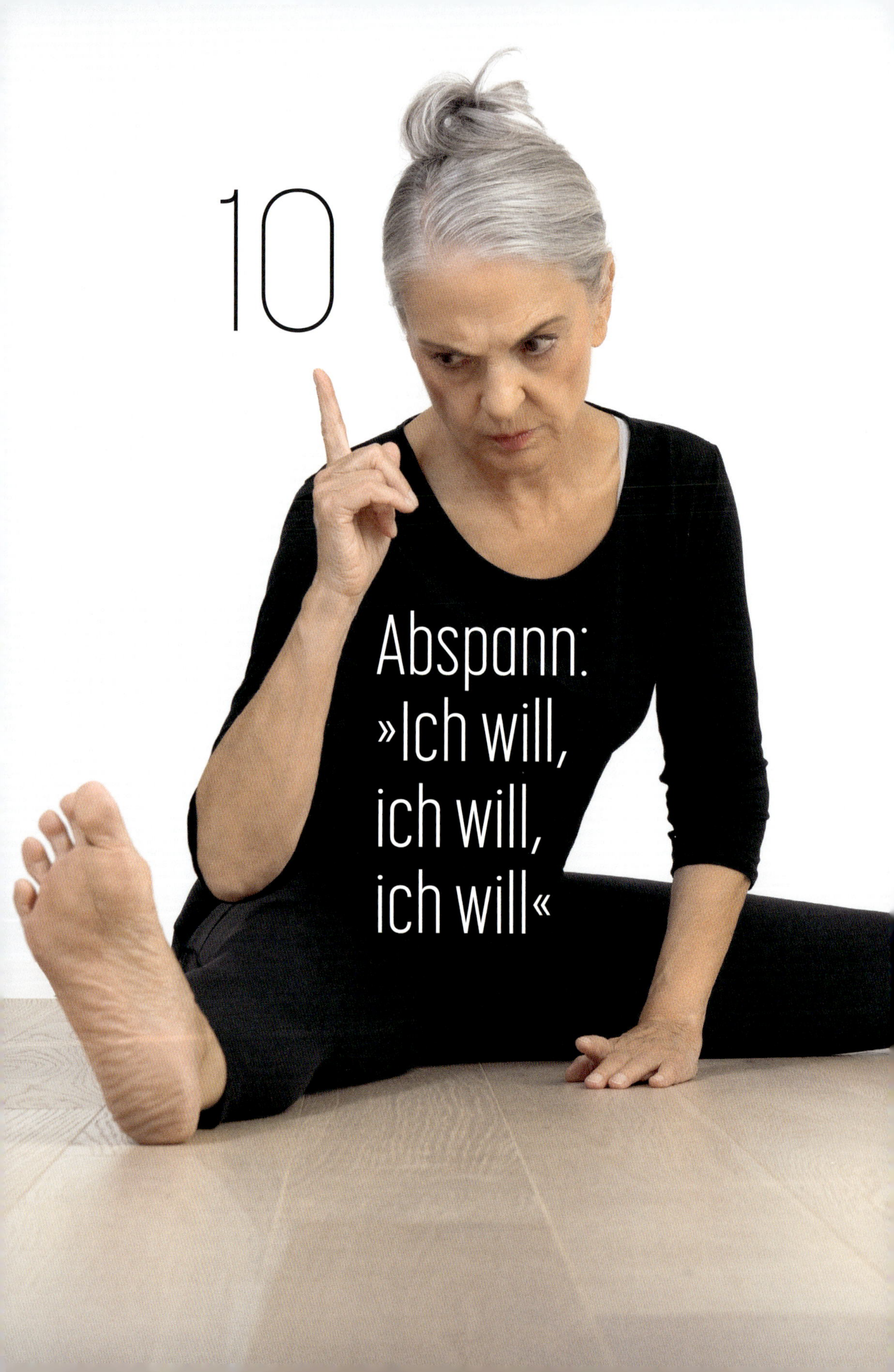

Wow! Sie haben alle Übungen durchgearbeitet. Jetzt kommt die große Arbeit: dranbleiben. Durchhalten. Nicht nachlassen. Weiter so.

Erklären Sie die Wartung Ihres Lebensinstruments Körper zur Priorität in Ihrem Leben. Damit Sie Kraft, Beweglichkeit, Energie haben für ...

- die Arbeit im schönen Garten,
- die Reisen, die Sie noch machen möchten,
- das Spiel mit den Enkelkindern,
- das Bridge mit den Freund*innen,
- die Oper, das Konzert, das Theater,
- die Volkshochschule,
- das Geigenspiel (Klavier, Cello, Flöte, Harfe, Gitarre),
- die Spaziergänge (mit oder ohne Hund),
- das Sprachenlernen,
- das Mathematikstudium,
- die Pflege geliebter Menschen,
- die wertvolle Arbeit in der Gemeinschaft.

Neigen Sie zu Ausreden? Fangen Sie ein Körpertagebuch an. Schreiben Sie auf, was Ihnen als Ausrede alles einfällt. Schreiben Sie auf, was Sie zum Trainieren motiviert. Schreiben Sie vor allem auf, wie Sie sich vor und nach dem Training fühlen. Ich weiß: Nach dem Training fühle ich mich besser als vorher. Immer. Jedes Mal. Entspannt und energiegeladen zugleich. Schmerzfrei und leicht. Das ist für mich die Motivation.

Wenn Sie Ihr Rendezvous mit sich selbst verschieben müssen: nicht ausfallen lassen. Holen Sie das Training sofort nach. Bei der allernächsten Gelegenheit. Sie wissen, wie das ist mit dem Ausfallenlassen. Einmal macht man es aus gutem Grund, dann passt es gerade nicht, bei der nächsten Gelegenheit haben Sie keine Lust.

Und schön sind drei Wochen vorbei. Das ist die magische Frist für den Weg in den Abgrund, ins Vergessen, ins Schleifenlassen. Drei Wochen, und schon haben Sie vergessen, wie gut es Ihnen ging, als Sie trainierten, wie fit und lebendig Sie sich fühlten. Geben Sie dem Fluch der drei Wochen keine Chance. Ich habe in den letzten 30 Jahre genau einmal eine Woche ausgelassen: Blinddarm-Notoperation. Am zweiten Tag nach der OP hing ich schon am Bettgestell und dehnte vorsichtig, was sich dehnen ließ. Ein grippaler Effekt? Sanft trainieren im Bett, und ich fühle mich besser. Husten? Trainieren, vor allem die Atmungen. Rückenschmerzen? Sofort auf die Matte. Ich verspreche Ihnen: Die gute Gewohnheit wird auch zur Gewohnheit.

Bleiben Sie gesund!

Danksagung

Dank an mein Körperuniversum, das mir ohne Unterbrechung neues Körperwissen einspeist. Ich ließ mich vor 30 Jahren ahnungslos darauf ein, in der Hoffnung auf etwas Erleichterung in meinem Schmerzkörper. Der Körper nahm mich wohl als gelehrig wahr, und so lässt er mich nicht mehr los. Ich empfinde das, was ich an körperlicher Freiheit vom Zehennagel bis zur Schädeldecke erfahren darf, als Evolution – meine Evolution. Ich gebe mein Wissen weiter in der Hoffnung, Ihre Lust auf Ihre persönliche Evolution zu wecken: Es ist Ihre Entscheidung, wie Sie altern. Ich danke von Herzen Simon Stauber und Chiara Pajarola. Sie haben mir die Zeit geschenkt, dieses Buch zu schreiben.

Dank an die Ü-65-Frauen in meinen Mittwoch-Lektionen, die mich seit Jahren inspirieren und alles umsetzen, was im Buch steht: Anita W., Esther VA, Rosmarie B., Elisabeth G., Eva S.-G., Beatrice L., Nina B., Heidemarie O., Ingrid H., Doris S., Dorothee A.

Dank auch an die jüngeren Menschen, die sich früh auf die eigene Körperevolution einlassen, die Stammkund*innen Rita O., Nicole L., Paula C., Susanne O., Taimi P., Franziska K., Markus S. und alle anderen, die unregelmäßig zu mir kommen können. Ihr alle seid mir Inspiration und Ansporn.

Nicole Looser noch einmal und mit ganzem Namen: Danke für das genaue Lesen und Checken der Übungen, einmal auf Anhieb ein Buch ohne Links-rechts-Verdreher – das ist, das wäre schön.

Dank an Nina Poelchau für die liebevolle Skepsis und die Kommentare und das zauberhafte Vorwort.

Dank an Harald Kämmerer für die Umsetzung. Du hast die brutale Sparschraube im Verlag persönlich gedreht und nebst der sorgfältigen Redaktion auch Fotoregie geführt.

Dank an Christian Martin Weiss und Sylwia Makris für die einfühlsame Atmosphäre und die professionell perfekte Umsetzung in Bilder. Das war auch ein Stück Selbstheilung: mich wohlfühlen vor einer Kamera.

Und schließlich: Sandra Cantieni für die Begleitung während der Entstehungsgeschichte und für die Illustrationen. Ohne die Vorstellungen für die Vorstellungen, denen Körper folgen sollen, wäre das alles nur die Hälfte.

IMPRESSUM

Hinweis: Die Ratschläge/Informationen in diesem Buch sind von Autorin und Verlag sorgfältig erwogen und geprüft, dennoch kann eine Garantie nicht übernommen werden. Eine Haftung der Autorin beziehungsweise des Verlags und seiner Beauftragten für Personen-, Sach- und Vermögensschäden ist ausgeschlossen.

Projektleitung: Dr. Harald Kämmerer
Textredaktion: Susanne Schneider
Alle Fotos sind von Christian Martin Weiß, außer:
Thomas Rabsch (S. 9) und Claudia Larsen (S. 5 Mitte, S. 7, S. 52)
Alle Illustrationen sind von Sandra Cantieni
Umschlaggestaltung, Innenlayout: Christian Martin Weiß
Satz und Gestaltung: kreativsatz, Nadine Thiel
Herstellung: Timo Wenda
Reproduktion: Mohn Media Mohndruck GmbH, Gütersloh
Druck & Bindung: TBB, a.s., Banská Bystrica

FSC www.fsc.org MIX Papier | Fördert gute Waldnutzung FSC® C022120

Printed in Slovakia
Penguin Random House Verlagsgruppe FSC® N001967

ISBN 978-3-517-10230-6

Weiterführende Links
CANTIENICA® Körper in Evolution: cantienica.com
CANTIENICA®-Studiofinder: https://cantienica.com/training
CANTIENICA®-Workshops: https://cantienica.com/studiozuerich/#workshops
CANTIENICA®-Ausbildungen: https://cantienica.com/ausbildung/